肩部手术精要

Synopsis of Shoulder Surgery

主　编　［美］乌玛·斯里库马兰（Uma Srikumaran）
主　译　石仕元　汪翼凡

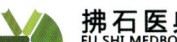

图书在版编目（CIP）数据

肩部手术精要 /（美）乌玛·斯里库马兰（Uma Srikumaran）主编；石仕元，汪翼凡主译 .— 沈阳：辽宁科学技术出版社，2022.3
ISBN 978-7-5591-2429-6

Ⅰ . ①肩… Ⅱ . ①乌… ②石… ③汪… Ⅲ . ①肩—外科手术 Ⅳ . ① R684

中国版本图书馆 CIP 数据核字 (2022) 第 025231 号

Copyright © 2021 of the original English language edition by Thieme Medical Publishers, Inc., New York, USA.
Original title:
Synopsis of Shoulder Surgery by Uma Srikumaran

著作权登记号 06-2021-287　　　　　　　　　　　　　　　　　　　　　　　　版权所有　侵权必究

出版发行：辽宁科学技术出版社
　　　　　北京拂石医典图书有限公司
地　　址：北京海淀区车公庄西路华通大厦 B 座 15 层
联系电话：010-57262361/024-23284376
E－mail：fushimedbook@163.com
印　刷　者：北京天恒嘉业印刷有限公司
经　销　者：各地新华书店

幅面尺寸：185mm×260mm
字　　数：362 千字　　　　　　　　　　　　　印　　张：15
出版时间：2022 年 4 月第 1 版　　　　　　　　印刷时间：2022 年 4 月第 1 次印刷

责任编辑：李俊卿　　　　　　　　　　　　　　责任校对：梁晓洁
封面设计：潇　潇　　　　　　　　　　　　　　封面制作：潇　潇
版式设计：天地鹏博　　　　　　　　　　　　　责任印制：丁　艾

如有质量问题，请速与印务部联系联系电话：010-57262361

定　　价：128.00 元

——谨以此书献给所有的医学生、住院医师及给予我很多帮助的同事们。

Uma Srikumaran

翻译委员会名单

主　译　石仕元　汪翼凡
副主译　祖　罡　金阳辉　徐　睿　章　鹏
译　者　（以姓氏笔画排序）
　　　　　沈　健　张丽娟　郑铭锋　郑　琦
　　　　　费　骏　赖　震

译者单位均为浙江省中西医结合医院（杭州市红十字会医院）

主译介绍

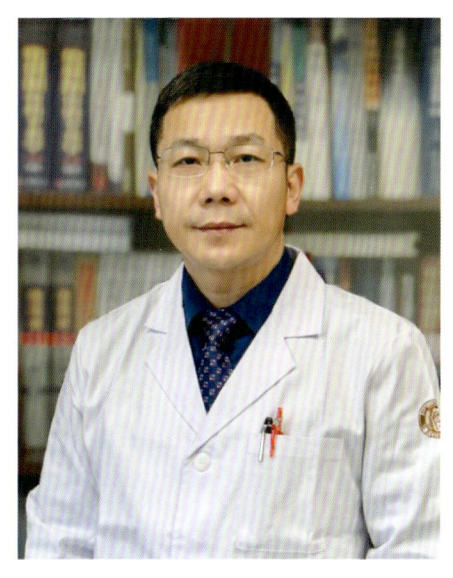

石仕元　骨科主任医师，浙江省中西医结合医院副院长，浙江省医学会运动医学专业委员会副主任委员，中国防痨协会骨关节结核分会副主任委员，中华医学会结核病学分会骨科专业委员会副主任委员，浙江省中西医结合学会骨伤专业委员会副主任委员，浙江省防痨协会副理事长，浙江省结核病临床质量控制中心主任。

致力于关节外科、骨关节结核的临床治疗和科研工作30年，在国内较早开展了关节镜手术和关节结核早期人工关节置换手术，通过改良、创新形成了脊柱结核的系列手术方式、方法，大大降低了脊柱结核的手术风险，并主编《脊柱结核外科治疗学》，主译《个体化髋关节和膝关节置换术》等专著。发表医学论文120余篇。

原著前言

《肩部手术精要》对各种肩部疾病进行了简明扼要的总结。

本书章节以病理学类型为基础，分章节对各种肩部疾病的流行病学、病理生理学、解剖、临床表现、影像学、手术与非手术治疗等进行论述。

书中内容以提纲形式呈现，便于读者在大章节内能快速找到感兴趣的版块。本书合理的编排结构适合感兴趣的读者一气呵成完成阅读，也可以对特定专题进行快速查阅参考。医学生、规培期的骨科医生、临床医生、其他保健领域的同行及运动医学治疗领域的专家等都可通过阅读本书使自己的专业知识获得提升。

我希望本书能够成为帮助读者深入理解肩部常见病变及治疗策略的宝贵资源。

Uma Srikumaran, MD, MBA, MPH

中文版导读

肩关节是上肢最大的关节，与下肢膝关节一样，功能重要、解剖复杂、病变类型较多，同时，由于我国不同地域、不同医院、不同资历的医生对其专业知识的掌握差距较大，在肩部疾患诊断和治疗方面依然存在诸多的难点。

《肩部手术精要》一书以一种条纲式的表述形式，简明清晰地将肩部手术需要掌握的各个方面知识贯穿起来，能很好地提升医生的专业知识水平，增进共识。本书的篇幅不大，但可读性强，可以帮助您快速查阅到您想要参考的知识。

全书共分为 22 章，由来自美国各大医学中心、医院、大学的 17 位专家共同编撰完成。内容基本涵盖了肩部运动创伤疾病为主的专业知识，条理清晰、简明扼要。从流行病学、病理生理学、解剖学、影像学、临床表现、体格检查、疾病分型分级、非手术和手术治疗的要点、疗效评价，特别是手术方式策略、手术并发症等各方面予以描述，同时也鼓励读者进一步查阅推荐的参考文献，可以作为运动医学医生、骨科医生、规培医生和全科医生的临床工具用书。

准确地翻译骨科专业书籍并非易事，需要有足够的专业理论和中文水平，在为时近一年的翻译、校稿中，我们查阅了大量的专业书籍及文献，尽可能避免差错，在尽量保持原著原貌的情况下以最通俗易懂的形式呈现给读者，但译者对某些词句的理解可能仍有偏颇，供同道参考，并请批评指正。

浙江省中西医结合医院　石仕元
2022 年 4 月 3 日

原著编委会

Uma Srikumaran, MD, MBA, MPH
Associate Professor of Orthopaedic Surgery
Shoulder Fellowship Director
Johns Hopkins School of Medicine;
Chair, Orthopaedic Surgery at Howard County General Hospital
Columbia, Maryland, USA

Clayton Alexander, MD
Orthopaedic Hand Surgeon
The Shoulder, Elbow, Wrist, and Hand Center
Division of the Orthopaedic Specialty Hospital
Mercy Medical Center
Baltimore, Maryland, USA

Matthew Baker, MD
Orthopaedic Surgeon
Department of Orthopaedics
Southeast Orthopaedics and Sports Medicine
Cape Girardeau, Missouri, USA

Ankit Bansal, MD
Orthopaedic Surgeon
Department of Orthopaedic Surgery
Mercy Health Physicians
Cincinnati, Ohio, USA

Matthew Binkley, MD
Clinical Assistant Professor
Shoulder and Elbow Surgery Specialist
Department of Orthopaedics and Sports Medicine
University at Buffalo
Buffalo, New York, USA

Alexander Bitzer, MD
Sports Medicine and Shoulder/Elbow Surgeon
Department of Orthopaedic Surgery
Johns Hopkins Hospital
Baltimore, Maryland, USA

Joseph Ferraro, MD
Orthopaedic Surgery Resident
Department of Orthopaedics and Sports Medicine
University at Buffalo
Buffalo, New York, USA

Nickolas G.Garbis, MD, FAAOS
Associate Professor
Department of Orthopaedic Surgery and Rehabilitation
Loyola University Medical Center
Maywood, Illinois, USA

Eric G.Huish Jr, DO
Orthopaedic Surgeon
Department of Orthopaedic Surgery
San Joaquin General Hospital
French Camp, California, USA

Kelly G.Kilcoyne, MD
Associate Professor
Uniformed Services University of the Health Sciences
Shoulder and Elbow Surgery Specialist
Department of Orthopaedics
Walter Reed National Military Medical Center
Bethesda, Maryland, USA

Alexander E. Loeb, MD
Resident
Department of Orthopaedics
John Hopkins Medicine
Baltimore, Maryland, USA

Suresh K. Nayar, MD
Resident
Department of Orthopaedics
John Hopkins Medicine
Baltimore, Maryland, USA

Ian S. Patten, MD, MPH
Resident
Department of Orthopaedic Surgery
John Hopkins Medicine
Baltimore, Maryland, USA

Paul S. Ragusa, DO
Orthopaedic Surgeon
Orthopedic Surgery and Sports Medicine of New York
Yonkers, New York, USA

Andrew Schneider, MD
Resident Physician
Department of Orthopaedic Surgery
Loyola University Medical Center
Maywood, Illinois, USA

Uma Srikumaran, MD, MBA, MPH
Associate Professor of Orthopaedic Surgery
Shoulder Fellowship Director
Johns Hopkins School of Medicine;
Chair, Orthopaedic Surgery at Howard County General Hospital
Columbia, Maryland, USA

Scott Wagner, MD
Assistant Professor
Department of Orthopaedics
Walter Reed National Military Medical Center
Uniformed Services University of the Health Sciences
Bethesda, Maryland, USA

Diana Zhu, MD
Resident Physician
Department of Orthopaedics
John Hopkins Medicine
Baltimore, Maryland, USA

目 录

第 1 章 肩部解剖学 ··· 1
- I. 概述 ··· 1
- II. 骨骼与关节 ··· 1
- III. 胸骨 ··· 2
- IV. 锁骨 ··· 3
- V. 肩胛骨 ··· 3
- VI. 肱骨 ··· 5
- VII. 胸锁关节 ·· 6
- VIII. 肩锁关节 ··· 7
- IX. 盂肱关节 ··· 8
- X. 肩峰下间隙 ··· 11
- XI. 肩胛胸壁滑囊 ··· 13
- XII. 肌肉 ·· 14
- XIII. 神经血管解剖学 ·· 15

第 2 章 肩关节镜的并发症 ································· 17
- I. 发病率和患者的风险因素 ··································· 17
- II. 患者体位 ·· 18
- III. 解剖和神经损伤 ·· 19
- IV. 感染 ··· 21
- V. 静脉血栓栓塞事件 ·· 22
- VI. 关节纤维化和僵硬 ··· 22

第 3 章 肩部外科手术入路 ································· 25
- I. 概述 ··· 25

II. 胸大肌三角肌间沟入路 ·· 25
III. 三角肌劈开入路 ·· 32
IV. 肩锁关节入路 ·· 33
V. 肩关节后侧入路 ··· 33

第 4 章　肩 – 脊柱综合征 ··· 36
I. 概述 ··· 36
II. 诊断 ··· 37
III. 诊断试验 ·· 38
IV. 鉴别诊断 ·· 40
V. 治疗 ··· 41

第 5 章　肩部影像学检查 ··· 43
I. X 线平片 ··· 43
II. 计算机断层扫描（CT） ··· 49
III. 磁共振成像（MRI） ··· 51

第 6 章　肩部超声检查 ··· 55
I. 概述 ··· 55
II. 常规肩部检查 ··· 57
III. 病理改变 ·· 65

第 7 章　诊断性和治疗性注射 ······································· 69
I. 概述 ··· 69
II. 肩锁关节病变 ··· 71
III. 肩袖和肩峰下间隙病变 ··· 72
IV. 盂肱关节病变 ··· 73
V. 肩胛上神经损伤 ··· 73
VI. 肱二头肌肌腱病变 ··· 74

第 8 章　肩袖疾病 ··········76

- I. 概述 ··········76
- II. 流行病学 ··········76
- III. 病理生理学 ··········76
- IV. 解剖 ··········77
- V. 分类 ··········78
- VI. 临床表现 ··········78
- VII. 影像学检查 ··········80
- VIII. 关注要点 ··········81
- IX. 自然病程 ··········81
- X. 非手术治疗 ··········82
- XI. 手术治疗 ··········82
- XII. 肩胛下肌撕裂 ··········83

第 9 章　关节镜下肩袖修复术：单排、双排和经骨等效修复 ··········84

- I. 概述 ··········84
- II. 单排修复 ··········84
- III. 双排修复 ··········85
- IV. 经骨等效（TOE）修复 ··········85
- V. 生物力学结果 ··········86
- VI. 功能结果 ··········86
- VII. 相关研究成果 ··········88
- VIII. 再撕裂类型 ··········88
- IX. 结论 ··········90
- X. 肩胛下肌修复术 ··········90
- XI. 肩袖修复后的康复 ··········91

第 10 章　肩袖重建 ··········98

- I. 概述 ··········98
- II. 相对适应证 ··········99
- III. 禁忌证 ··········99

肩部手术精要

    IV. 巨大肩袖撕裂的重建选择 ········· 99

    V. 边缘聚合的部分修复术 ········· 99

    VI. 生物增强修复 ········· 100

    VII. 细胞外基质（ECM）增强修复 ········· 100

    VIII. 肌腱转位术 ········· 102

第 11 章　冻结肩 ········· 105

    I. 概述 ········· 105

    II. 风险因素 ········· 105

    III. 分期 ········· 106

    IV. 解剖 ········· 106

    V. 临床表现 / 体格检查 ········· 106

    VI. 影像学检查 ········· 107

    VII. 治疗 ········· 108

    VIII. 结果 ········· 108

第 12 章　肩关节前方不稳定 ········· 110

    I. 概述 ········· 110

    II. 解剖 ········· 110

    III. 发病机制 ········· 112

    IV. 影像学检查 ········· 115

    V. 评估 ········· 116

    VI. 治疗 ········· 117

    VII. 并发症 ········· 119

第 13 章　肩关节后方不稳定 ········· 121

    I. 概述 ········· 121

    II. 解剖 ········· 121

    III. 病理 ········· 124

    IV. 影像学检查 ········· 125

    V. 评估 ········· 126

Ⅵ. 治疗 ……………………………………………… 128

　　Ⅶ. 并发症 …………………………………………… 129

第 14 章　肩关节稳定术 …………………………………… 131
　　Ⅰ. 前方不稳定 ……………………………………… 131

　　Ⅱ. 后方不稳定 ……………………………………… 136

第 15 章　骨关节炎 ………………………………………… 140
　　Ⅰ. 概述 ……………………………………………… 140

　　Ⅱ. 解剖 ……………………………………………… 141

　　Ⅲ. 盂肱关节炎 ……………………………………… 142

　　Ⅳ. 肩锁关节（ACJ）炎 …………………………… 145

第 16 章　全肩关节置换术 ………………………………… 150
　　Ⅰ. 适应证 …………………………………………… 150

　　Ⅱ. 禁忌证 …………………………………………… 150

　　Ⅲ. 临床表现 / 评估 ………………………………… 151

　　Ⅳ. 体格检查（PE）………………………………… 151

　　Ⅴ. 影像学检查 ……………………………………… 152

　　Ⅵ. 手术入路 ………………………………………… 152

　　Ⅶ. 结果 ……………………………………………… 153

　　Ⅷ. 并发症 …………………………………………… 154

　　Ⅸ. 翻修 ……………………………………………… 155

　　Ⅹ. 失败原因 ………………………………………… 155

　　Ⅺ. 影像学随访 ……………………………………… 156

第 17 章　反肩关节置换术 ………………………………… 158
　　Ⅰ. 适应证 …………………………………………… 158

　　Ⅱ. 禁忌证 …………………………………………… 159

　　Ⅲ. 评估 ……………………………………………… 160

　　Ⅳ. 手术入路 ………………………………………… 162

V. 假体类型 ··· 162
　　VI. 结果 ··· 164

第 18 章　锁骨骨折 ·· 170
　　I. 流行病学 ··· 170
　　II. 解剖学 ··· 170
　　III. 分型 ··· 171
　　IV. 影像学检查 ··· 172
　　V. 治疗 ·· 172
　　VI. 预后 ··· 173
　　VII. 并发症 ··· 174

第 19 章　肱骨近端骨折 ·· 176
　　I. 概述 ··· 176
　　II. 肱骨头骨折 Neer 分型 ·· 177
　　III. 外展嵌插型骨折 ··· 178
　　IV. 肱骨头的血供 ·· 178
　　V. 肱骨近端骨折的处理 ··· 180
　　VI. 方法比较 ·· 182

第 20 章　翼状肩胛 ·· 185
　　I. 概述 ··· 185
　　II. 解剖学 ··· 186
　　III. 内侧翼状肩胛 ·· 187
　　IV. 外侧翼状肩胛 ·· 189

第 21 章　胸廓出口综合征 ·· 192
　　I. 概述 ··· 192
　　II. 解剖 ·· 193
　　III. 神经型胸廓出口综合征（nTOS） ··· 196
　　IV. 血管型胸廓出口综合征（vTOS） ··· 198

第 22 章　肩部手术围手术期疼痛管理 …… 202

- I. 概述 …… 202
- II. 解剖 …… 202
- III. 区域麻醉 …… 205
- IV. 需要考虑的患者因素 …… 206
- V. 药物 …… 207
- VI. 并发症 …… 208

索引 …… 211

第 1 章

肩部解剖学

Nickolas G.Garbis

摘要

本章节旨在对肩部解剖学做一个系统的概述，以方便实习医生和外科医生在需要参考时能快速查找到相关信息。

【关键词】肩；解剖学；肌肉；神经；肌腱

I . 概述

A. 肩关节是一个复杂的关节

B. 协助手臂在空中做运动

C. 扩大肢体活动范围，是人体与外部环境互动不可或缺的一部分

D. 将上肢与脊柱相连。

II. 骨骼与关节

A. 肩胛带由四块骨组成：

    1. 胸骨

    2. 锁骨

    3. 肩胛骨

    4. 肱骨。

B. 三个主要的关节

    1. 胸锁关节（Sternoclavicular，SC）

    2. 肩锁关节（Acromioclavicular，AC）

    3. 肩肱关节（Glenohumeral，GH）。

C. 其他的关节和间隙

    1. 肩峰下间隙

2. 肩胛胸壁滑囊。

III. 胸骨

A. 胸骨和肋骨参与构成胸腔

B. 由三部分组成：

　1. 胸骨柄

　2. 胸骨体

　3. 剑突

C. 胸骨切迹是两个胸锁关节之间的凹陷

D. 胸锁关节是位于胸骨柄上外侧角的浅槽（图1.1）

E. 胸骨柄和胸骨体是第 1～7 肋软骨的附着点

F. 了解胸锁关节在肩部生物力学中的作用非常重要。

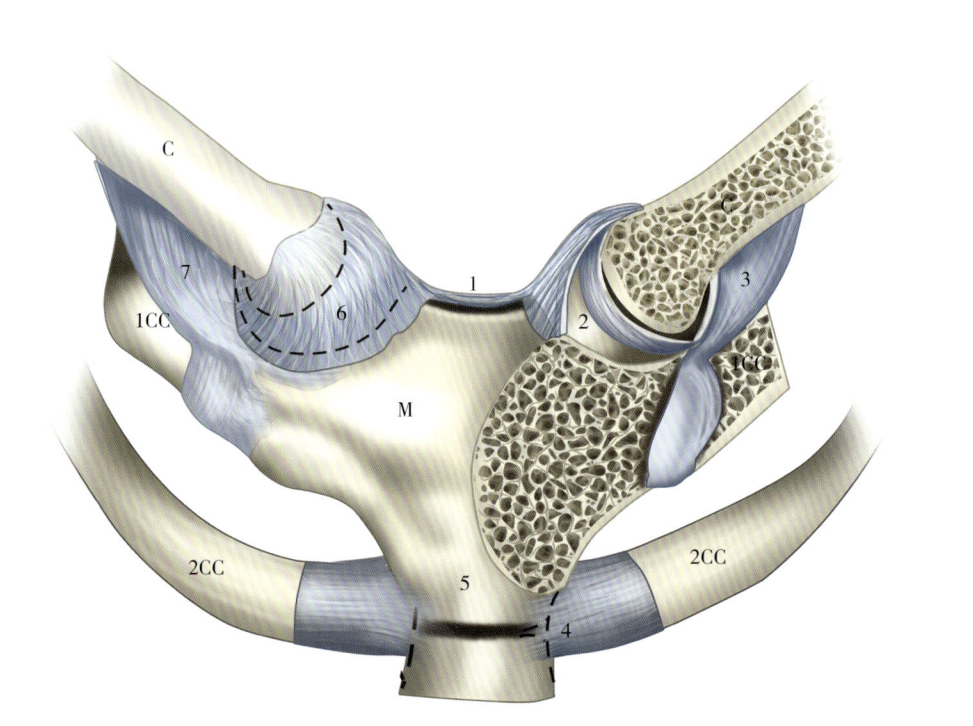

图1.1　胸锁关节示意图。1CC，第一肋软骨（骨化）；2CC，第二肋软骨；M，胸骨柄；1，锁骨间韧带；2，关节盘；3，肋锁韧带（后侧薄层）；4，胸肋关节；5，胸骨柄关节；6，胸锁前韧带；7，肋锁韧带（前侧薄层）。

IV. 锁骨

A. 从胸骨到肩峰的骨组织

B. 靠近外侧 1/3 的部分扁平，内侧 2/3 呈三棱形向前凸出

C. 在妊娠 5 周时开始骨化

D. 锁骨内侧骨骺在大约 23～25 岁时闭合

E. 锁骨的大小在不同部位的横截面上有所变化

　　1. 胸骨末端处 23mm × 22mm

　　2. 骨干处 12mm × 12 mm

　　3. 远端 21mm × 11mm

F. 喙锁韧带和肩锁韧带稳定锁骨（图 1.2）

　　1. 由喙锁韧带分出的锥状韧带和斜方韧带在头尾向的方向上提供主要的约束力

　　2. 肩锁韧带在前后向的方向上提供约束力。

G. 从生物力学上讲，锁骨起撑杆作用，使手臂能够在离开躯干的情况下进行活动

H. 对潜在的神经血管结构起到保护作用：

　　1. 能为其周围的肌筋膜鞘提供力学保护。

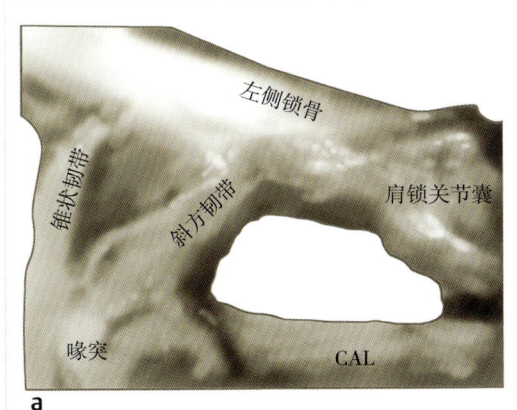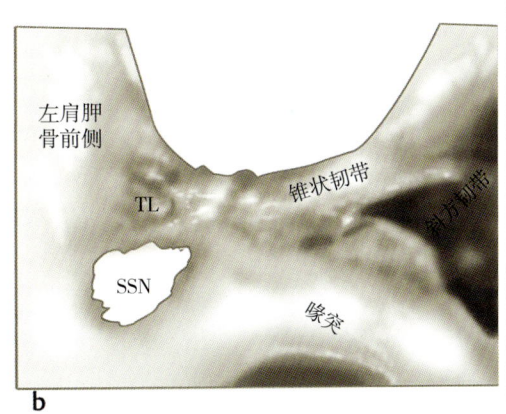

图 1.2　喙锁韧带的大体解剖。(A) 正面视角。(B) 前内侧切面。TL，横韧带；SSN，肩胛上神经；CAL，喙肩韧带。

V. 肩胛骨

A. 三角形扁骨

B. 有多个凸起部分

C. 一些上肢肌肉的附着处

D. 呈一定曲度，与胸腔相连接

E. 肩胛冈将冈上窝和冈下窝分隔开（图1.3）

F. 喙突是一个前方突起，也是一个重要的外科标志：

    1. 有时被称为肩部的"灯塔"

    2. 喙肱肌和肱二头肌短头联合肌腱起源于喙突

    3. 胸小肌附着于喙突内侧（图1.4）

    4. 喙锁韧带和喙肩韧带也附着在喙突上。

G. 肩峰通常在肩胛骨外侧的皮下组织中很容易被触摸到：

    1. 在肩锁关节处，锁骨与肩胛骨相连接

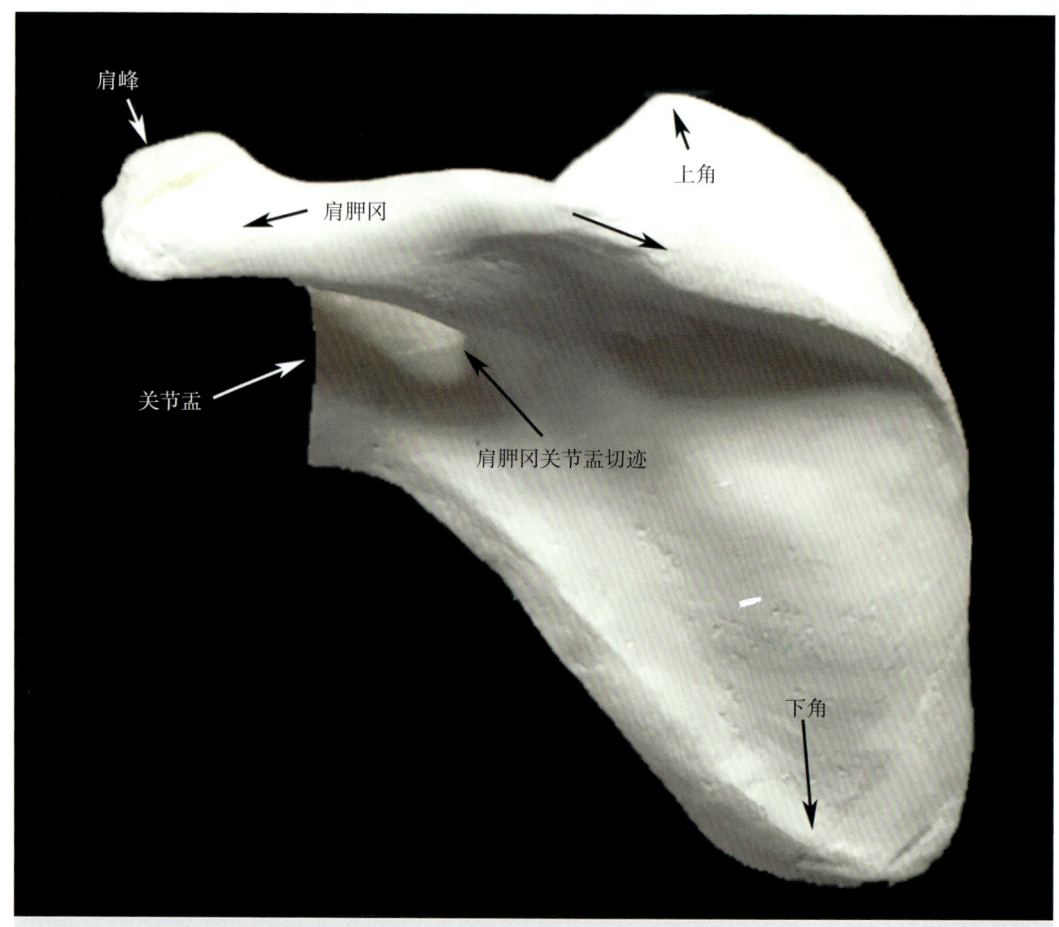

图1.3　左肩胛骨后面观。

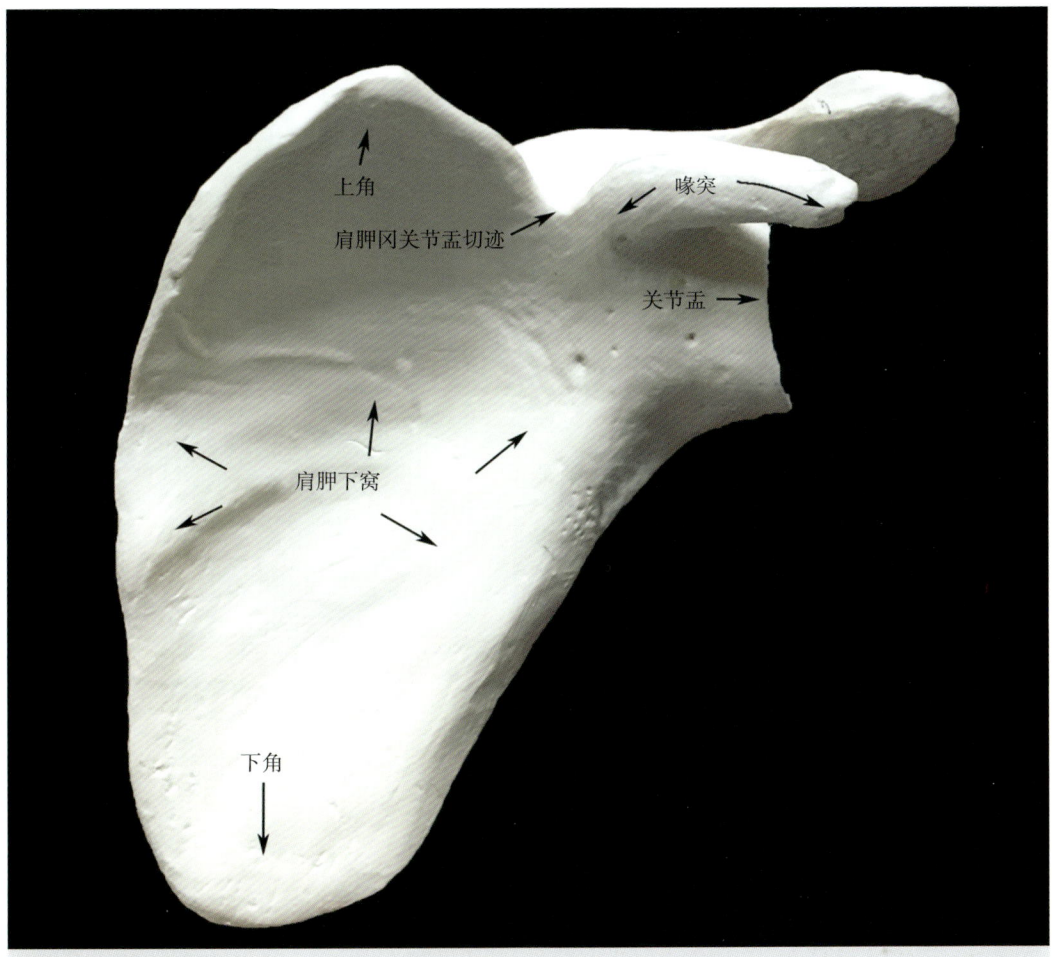

图 1.4 左肩胛骨前面观。

2. 肩峰是三角肌中束的起点。

H. 肩胛骨向外侧延伸逐渐变宽，成为肩胛颈和关节盂

1. 关节盂的解剖结构因人而异，但通常情况下，角度从前倾 9.5°到后倾 10.5°不等
2. 关节盂的平均倾斜度通常为上倾 4°
3. 男性关节盂大小通常为 27.8mm × 37.5mm，女性 23.6mm × 32.6mm。

VI. 肱骨

A. 肱骨和肩胛骨是肩关节的延伸部分，能让手臂在空间里活动。

B. 肱骨头与关节盂相连接：

1. 肱骨冠状面的平均曲率半径为 24mm
2. 据报道，其平均厚度为 19mm
3. 关节面的平均直径为 43mm。

C. 大结节和小结节是肩袖的附着点（图 1.5）

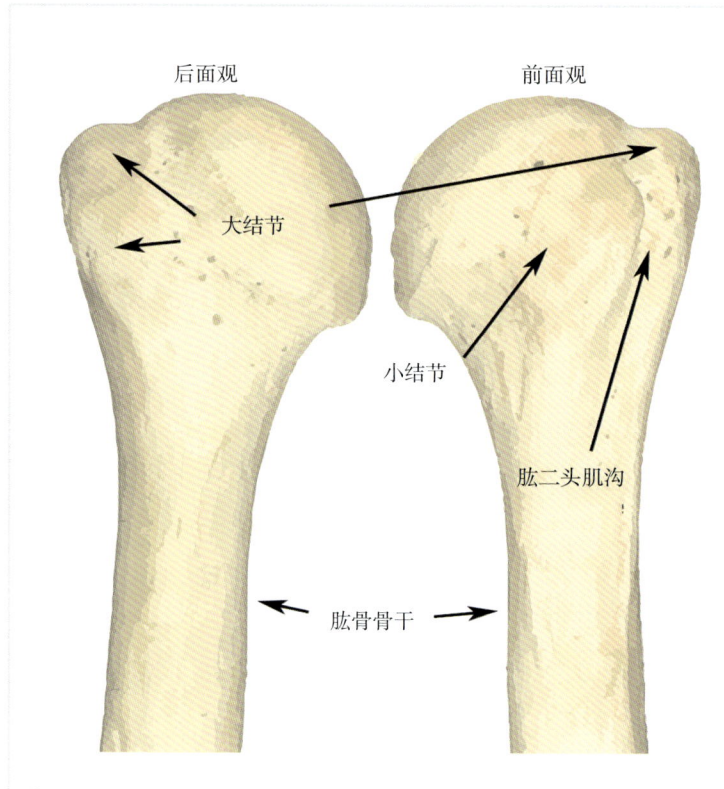

图 1.5 肱骨近端的前后面视图，显示结节和肱二头肌沟。

1. 肩胛下肌附着于小结节
2. 冈上肌、冈下肌和小圆肌与大结节相连
3. 结节间沟位于大小结节之间，可作为手术中有用的标志物。

D. 肱骨近端的后倾角是因人而异的，它的平均后倾角约为 30°，变异范围从 ±5° 到 10° 不等。

VII. 胸锁关节

A. 锁骨内侧端和胸骨上外侧端之间的关节
B. 被描述为"球窝"关节和"鞍状"关节

C. 第一肋软骨位于胸锁关节的下方

D. 上肢与轴向躯干骨之间唯一的骨连接

E. 增厚的关节囊提供了韧带的约束力

   1. 胸锁后韧带为胸锁关节提供主要约束力

   2. 锁骨内侧端通过肋锁韧带与第一肋骨相连，这有助于限制其向上方移位

   3. 在胸锁关节内有一个连接关节高低两端的关节盘。

F. 胸锁关节的活动度大约为上抬 30°～35°，屈伸 35°

G. 胸锁关节的大部分运动发生在手臂上举的最初 90° 内

VIII. 肩锁关节

A. 肩锁关节是肩峰内侧端与锁骨外侧端之间的关节

B. 肩锁关节中锁骨端与肩峰端都覆盖有纤维软骨（图 1.6）

   1. 还有一个半月板状关节盘，主要覆盖在关节的上部。

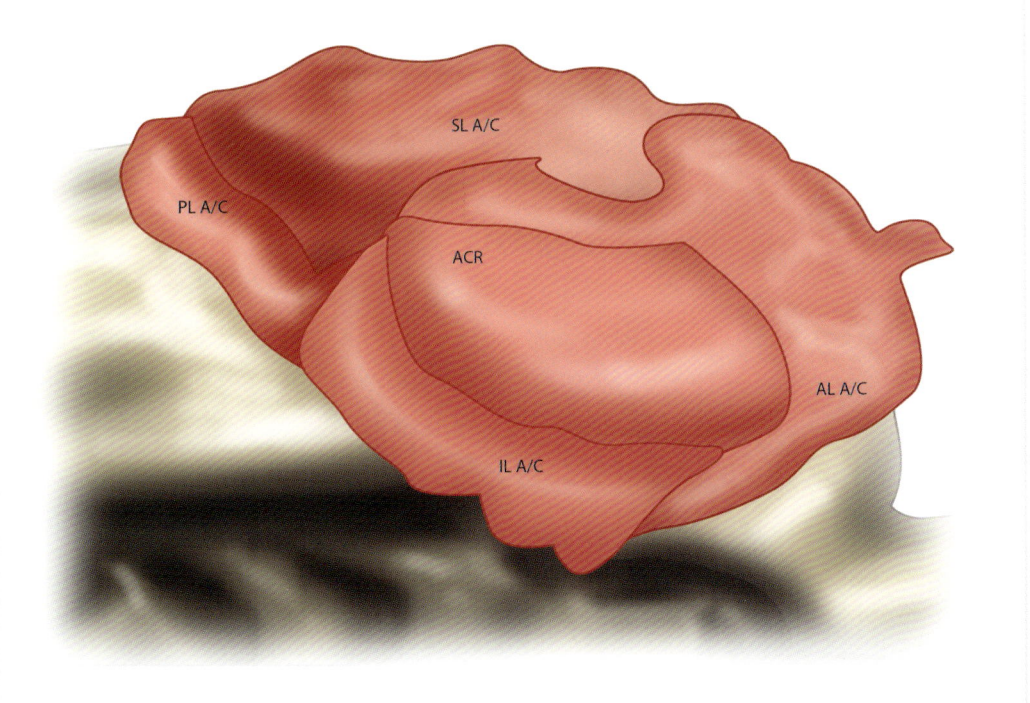

图 1.6　左肩：AC 关节的肩峰侧。整个关节囊从锁骨侧分离，仍然附着在肩峰侧，使肩锁韧带清晰可见。ACR，肩峰，关节侧；AL A/C，肩锁前韧带；IL A/C，肩锁下韧带；PL A/C，肩锁后韧带；SL A/C，肩锁上韧带。

C. 肩锁关节的活动度比较多变，在进行术前计划时应加以考虑
D. 肩锁韧带为肩锁关节提供了大部分的前后稳定性
E. 喙锁韧带提供了大部分的垂直稳定性，并有助于维持锁骨和喙突之间的关系：
  1. 由斜方韧带（前外侧）和锥状韧带（后内侧）组成。

IX. 盂肱关节

A. 盂肱关节作为肱骨与肩胛盂之间关节，被称为"球窝状关节"或"高尔夫球座"关节（图 1.7）
B. 提供相当大的活动度来协助手臂在空间中的运动
  1. 提供运动中的部分动、静态约束力
  2. 在任意位置下，只有一小部分肱骨头表面与肩胛盂接触。
C. 关节窝周围有纤维软骨唇，提供稳定性并加深关节面
D. 盂唇是关节囊、肱盂韧带和肱二头肌腱长头的附着点
E. 盂唇撕裂会增加盂肱关节不稳定性

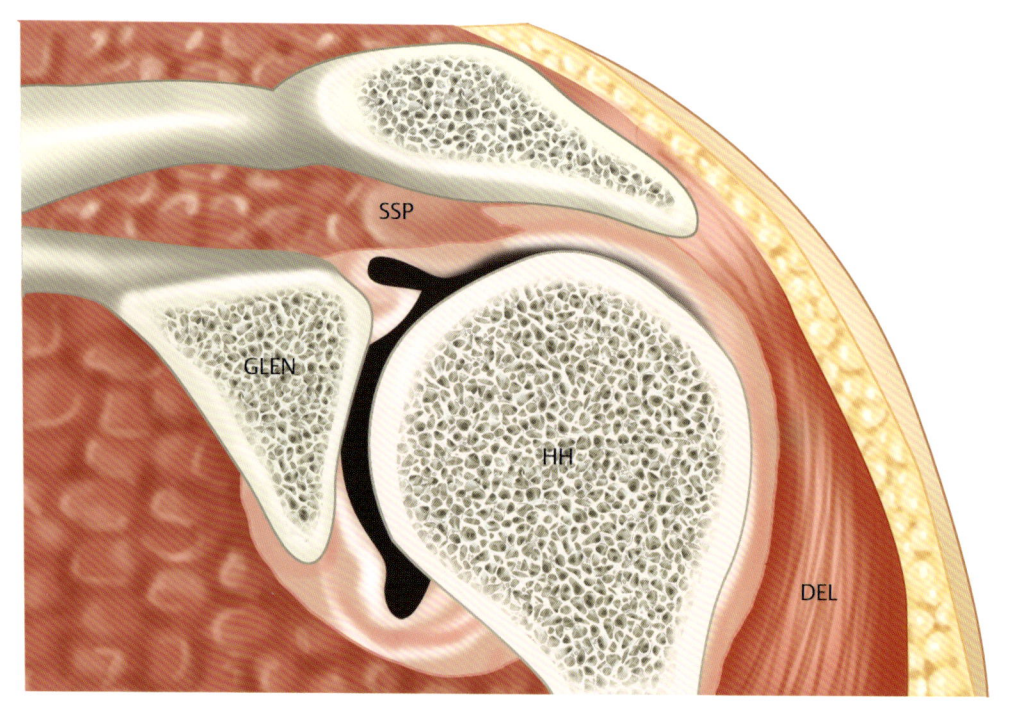

图 1.7　左肩，正面观。DEL，三角肌；GLEN，肩胛盂；HH，肱骨头；SSP，冈上肌。

F. 关节盂处的骨丢失会减少关节面的大小，导致不稳定程度增加

G. 多条韧带覆盖并增厚关节囊，为盂肱关节提供静态约束力（图1.8）

H. 盂肱下韧带类似于肩关节下方的"吊床"（悬吊装置）：

1. 前束（AIGHL）

2. 后束（PIGHL）

3. 腋囊（AxIGHL）

4. 当手臂处于外展状态时，进一步的外旋将会收紧韧带，并使肱骨头保持在关节盂的中心。

I. 盂肱中韧带（图1.9）限制手臂外旋：

1. 盂肱中韧带通常起源于盂唇前上方，移行入肩胛下肌，止于小结节

2. 盂肱中韧带有几种解剖变异：

a. 12%的人可见盂唇下孔

b. 18%的人出现条索状盂肱中韧带

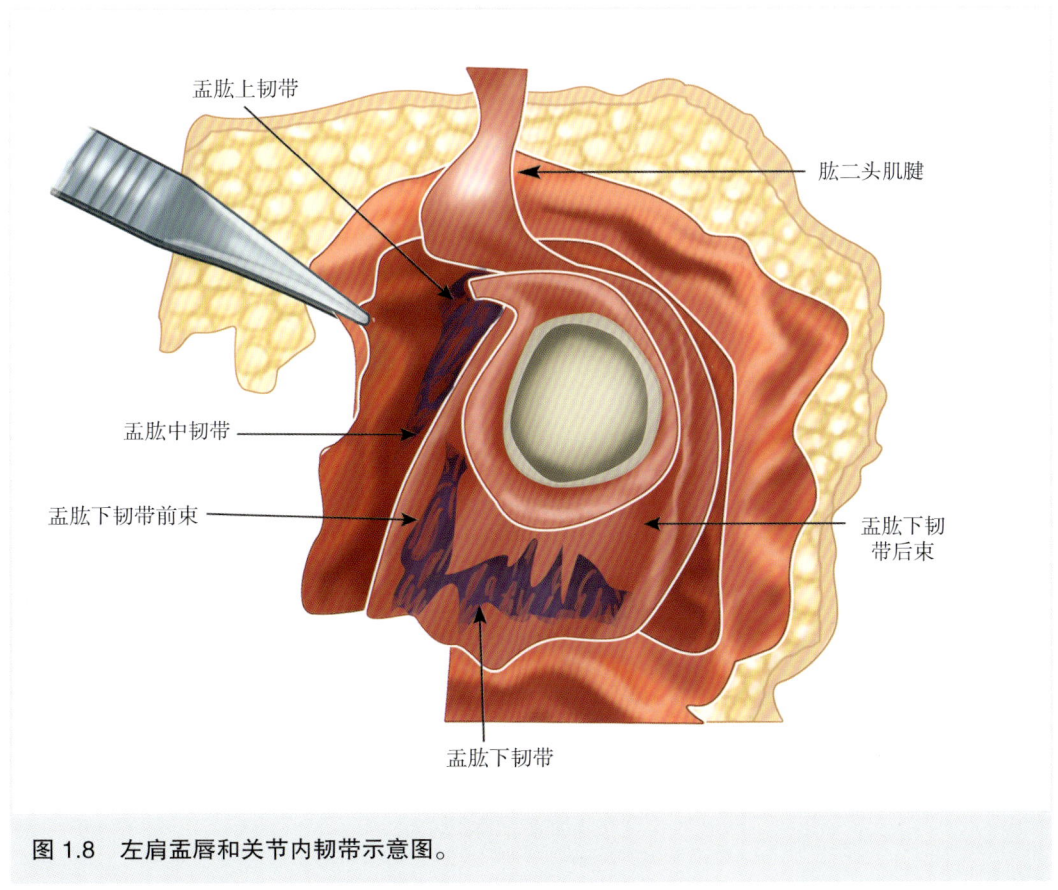

图1.8 左肩盂唇和关节内韧带示意图。

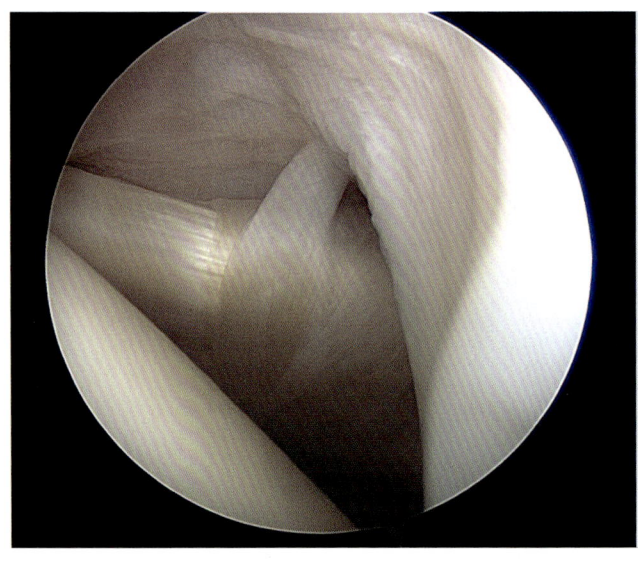

图 1.9 关节镜下显示盂肱中韧带 (MGHL) 与肩胛下肌腱呈 90° 角。患者取沙滩椅位（从后路拍摄的图像）。

  c. 在 1%～2% 的人中会出现 Buford 复合体：

    i. 前上盂唇缺如，上唇有一条索状的盂肱中韧带。

J. 盂肱上韧带限制关节外旋和向下移位：

  1. 起源于肱二头肌前面的肩胛骨上结节，但这个起点是可变的。

K. 关节囊后侧可病理性增厚，限制整个肱骨头向后方移位及内收

L. 喙肩韧带、肩峰和喙突都起到提供静态稳定性的作用，它们可以防止肱骨头向上移位

M. 盂肱关节是通过动态稳定结构在特定范围内保持稳定：

  1. 该动态稳定结构由肩袖和肩关节周围肌肉组成（图 1.10 和图 1.11）

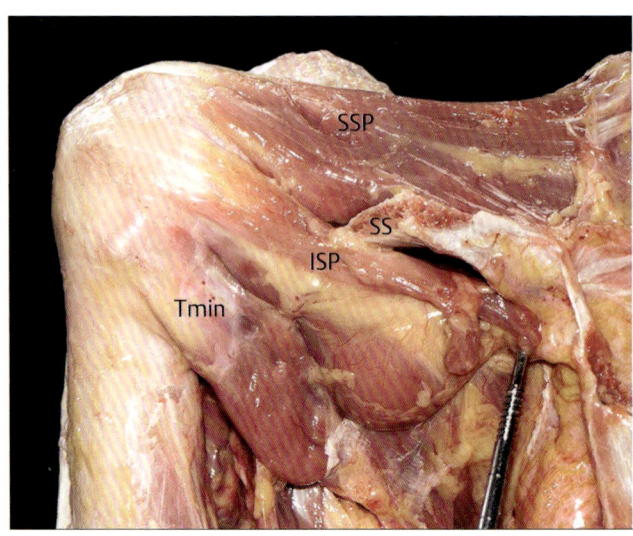

图 1.10 肩部后面观，显示肩袖肌肉结构。SSP，冈上肌；SS，肩胛冈；ISP，冈下肌；Tmin，小圆肌。

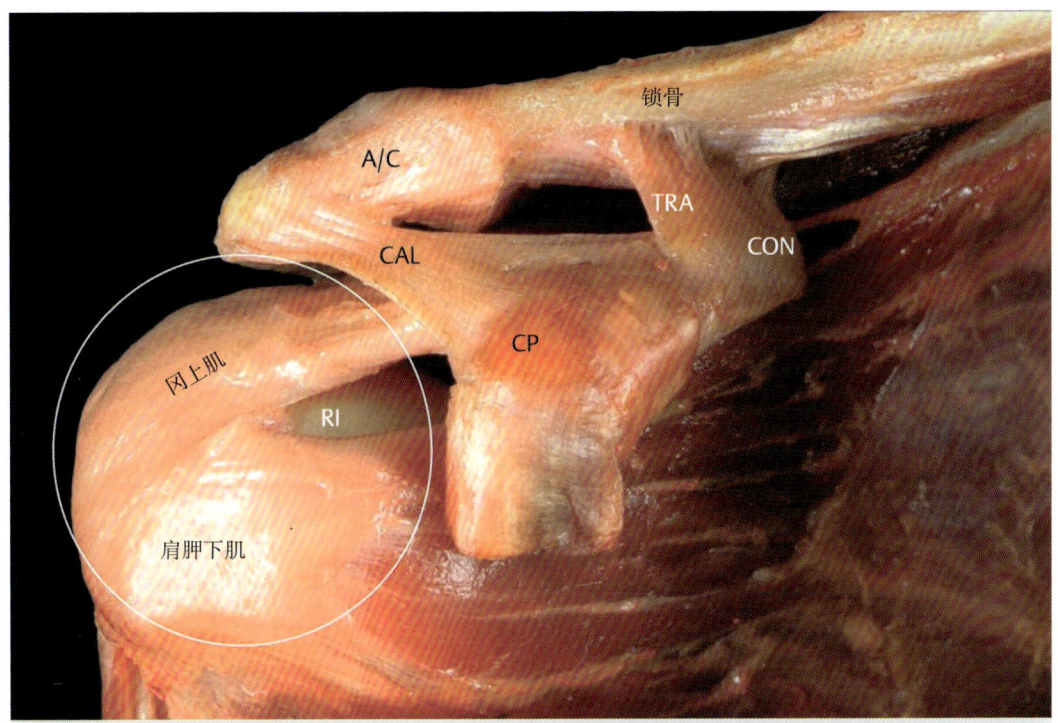

图 1.11 肩部正面观,显示肩胛下肌与冈上肌的关系。RI,肩袖间隙;CP,喙突;A/C,肩锁关节;CAL,喙肩韧带;TRA,斜方韧带;CON,锥状韧带。

2. 肱二头肌长头可能有助于下压肱骨头,但其作用一直有争议
3. 肩袖将肱骨头限制在盂窝内,从而进一步增加稳定性。

X. 肩峰下间隙

A. 它是指肩峰下表面和三角肌与肩袖间的间隙

B. 几种结构可以用来作为评估指标(图 1.12):

1. 肩袖
2. 喙肩韧带
3. 肩锁关节
4. 肩峰
5. 肱二头肌。

C. 肩峰的形态可以分为Ⅰ型(扁平型)、Ⅱ型(弧型)或Ⅲ型(钩型)(图 1.13)。

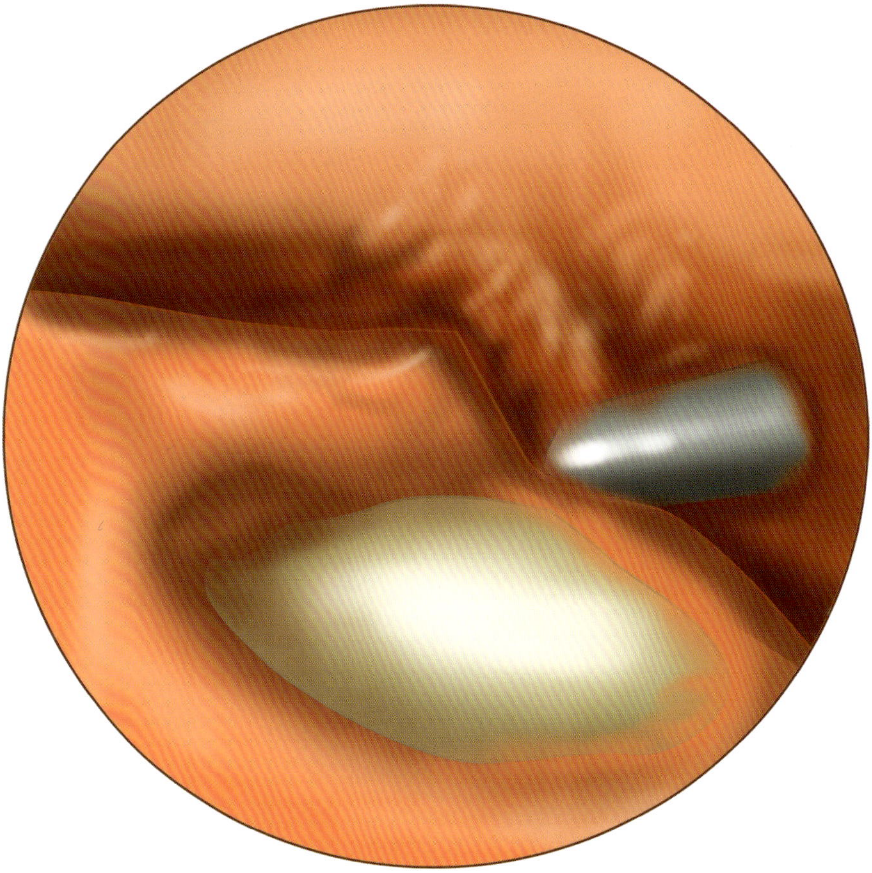

图1.12 沙滩椅位，后路俯瞰右侧肩峰下间隙，显示冈上肌撕裂。

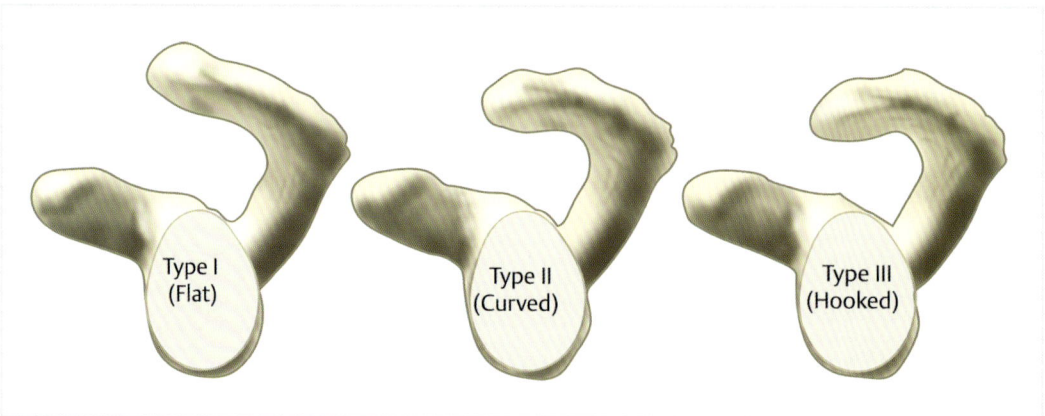

图1.13 肩胛骨正面观，显示肩峰形态。
Type Ⅰ（Falt）：Ⅰ型（扁平型）；Type Ⅱ（Curved）：Ⅱ型（弧型）；Type Ⅲ（Hooked）：Ⅲ型（钩型）

第 1 章 肩部解剖学

XI. 肩胛胸壁滑囊

A. 肩胛骨和胸壁之间有数个滑囊

B. 两个主要的滑囊分别为：

 1. 肩胛滑囊

 2. 肩胛下滑囊。

C. 还有四个生理状态下不易辨认出来的小滑囊，通常只出现在病理性肩胛胸壁关节的病例中（图 1.14）。

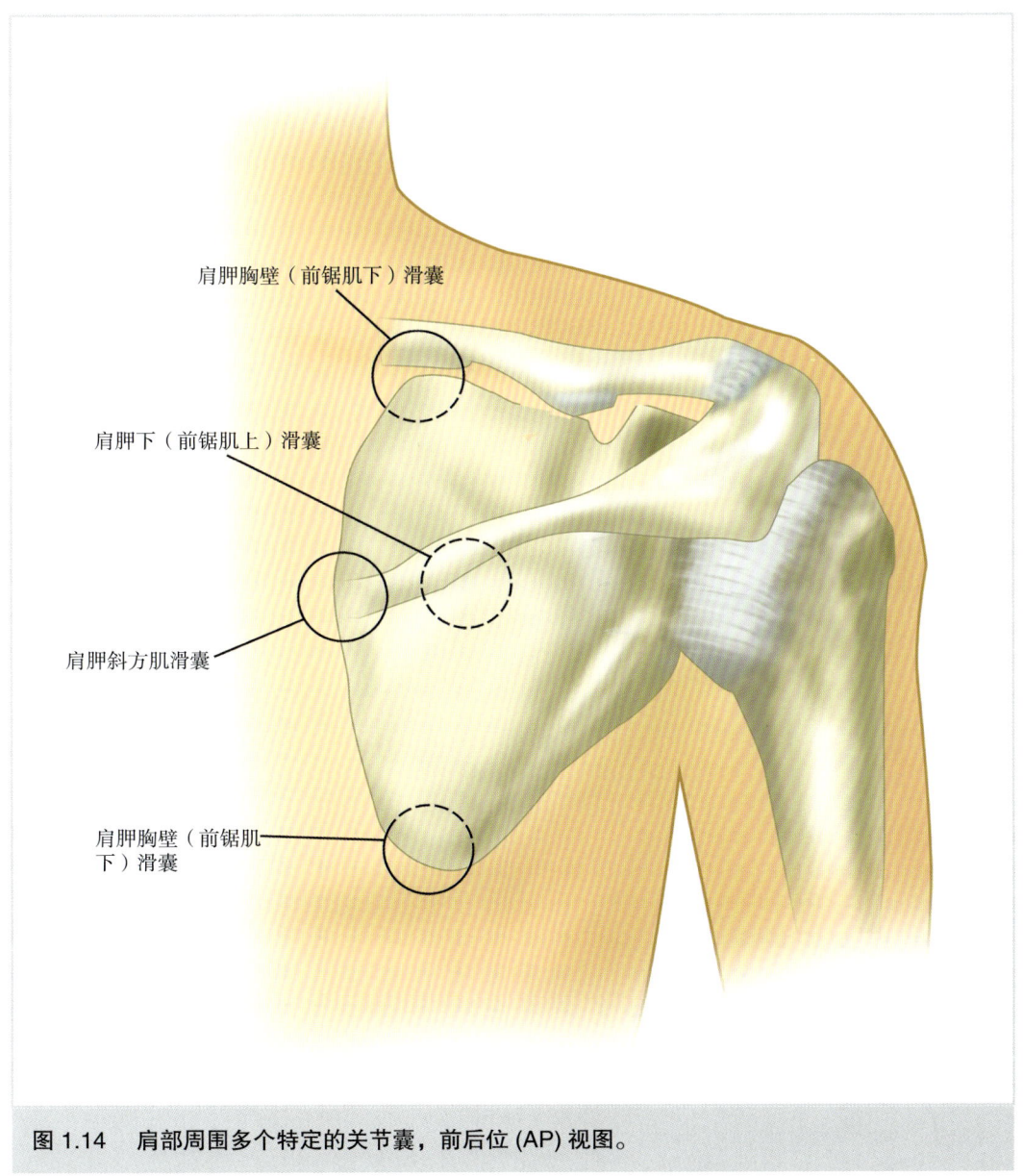

图 1.14　肩部周围多个特定的关节囊，前后位 (AP) 视图。

XII. 肌肉

A. 肩部周围有几块肌肉发挥重要作用：
   1. 将肩部肌肉分成不同的区域或根据肌肉的起始点或附着点进行分类会很有帮助。
   2. 肩部的肌肉通常起源于肩胛骨、肋骨和胸壁，或者棘突
   3. 更多细节见表 1.1。

表 1.1　肩部的肌肉起始点、附着点和神经支配

肌肉	起点	终点	功能	神经支配
胸小肌	第 3～5 肋骨	喙突内侧面	拉伸肩胛骨	胸内侧神经
胸大肌	胸骨、锁骨、肋骨	肱二头肌沟外侧	内收和内旋手臂	胸内侧神经和胸外侧神经
背阔肌	胸腰椎和髂骨的棘突	肱二头肌沟内侧	外展、内收、内旋肱骨	肩胛背神经
斜方肌	C7～C12 棘突	锁骨、肩峰、肩胛骨后 1/3 外侧	内旋肩胛骨	脊髓副神经（颅神经 XI）
菱形肌	T2～T5 棘突	肩胛骨内侧缘	内收肩胛骨	肩胛背神经
菱小肌	C7～T1 棘突	肩胛骨内侧缘下方	内收肩胛骨	肩胛背神经
肩胛提肌	C1～C4 横突	肩胛骨上角	上提肩胛骨并使肩胛骨下回旋	C3 和 C4
锁骨下肌	第一肋骨	锁骨肩峰端	向下向内拉锁骨	臂丛上干
前锯肌	第一至第九肋骨	肩胛骨内侧缘	提拉肩胛骨向前紧贴胸壁	胸长神经
三角肌	锁骨、肩峰和肩胛骨侧面	肱骨三角肌结节	内收手臂	腋神经
大圆肌	肩胛骨下界	肱二头肌沟内侧	内收、内旋、伸展手臂	肩胛下神经下支
肩胛下肌	肩胛骨腹侧	小结节	内旋手臂	肩胛下神经上支和下支
冈上肌	冈上窝	大结节	内收和内旋手臂	肩胛上神经
冈下肌	冈下窝	大结节	外旋手臂	肩胛上神经
小圆肌	肩胛骨背外侧	大结节	外旋手臂	腋神经
肱二头肌	盂上结节（长头）和喙突（短头）	桡骨粗隆	弯曲和后旋肘	肌皮神经

XIII. 神经血管解剖学

A. 须了解的臂丛解剖学的重要内容

1. 由 C5～T1 神经根组成
2. 臂丛的根、干、股、束、支如图 1.15 所示
3. 臂丛分支可根据其发出的局部位置分为锁骨上、下两部分：

   a. 锁骨上部

      i. 肩胛背神经

      ii. 胸长神经

      iii. 肩胛上神经。

   b. 锁骨下部

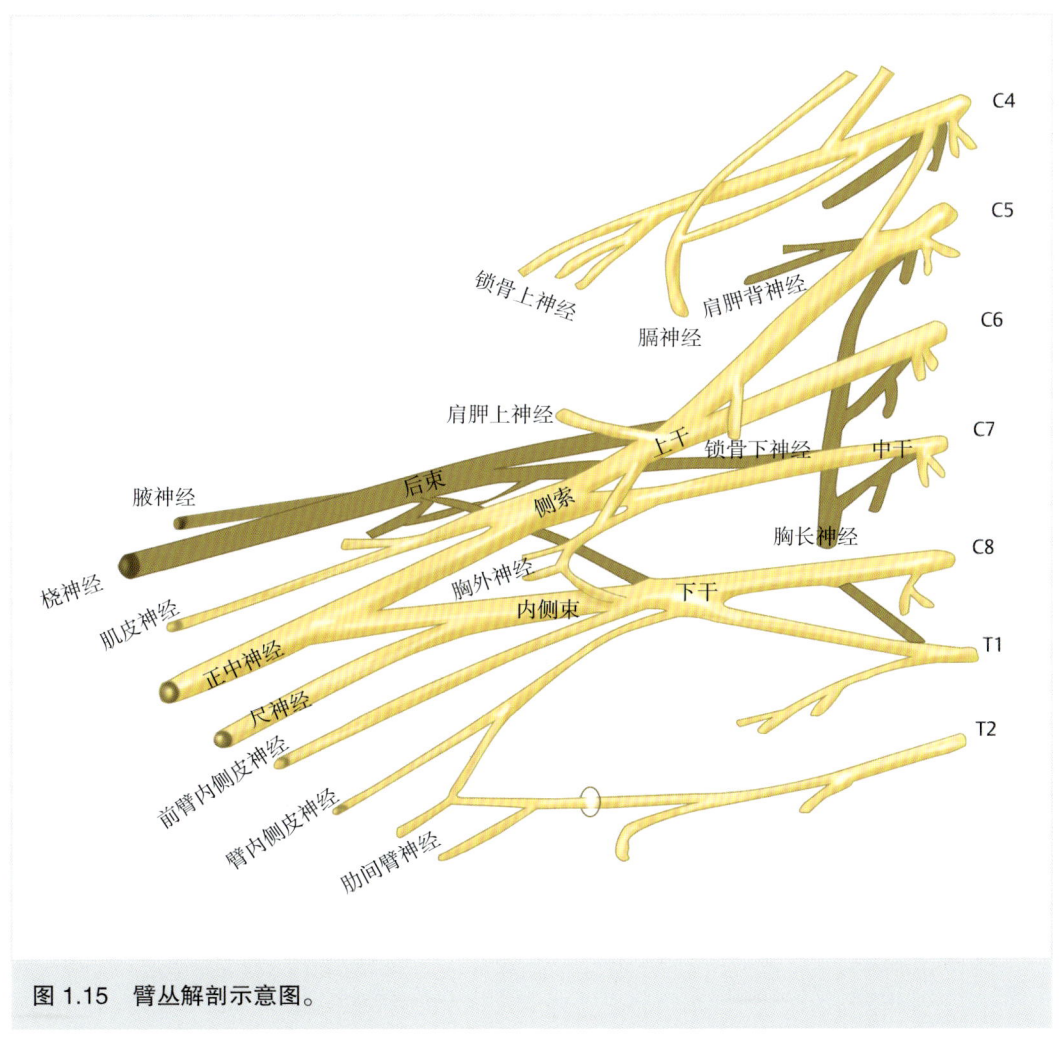

图 1.15　臂丛解剖示意图。

i. 肩胛下神经

   ii. 胸内侧神经

   iii. 胸外侧神经

   iv. 胸背神经

   v. 腋神经

   vi. 肌皮神经

   vii. 正中神经

   viii. 尺神经

   ix. 桡神经

   x. 臂内侧皮神经

   xi. 前臂内侧皮神经。

B. 腋动脉分支的血管系统是按其与胸小肌的关系来命名的：

   1. 腋动脉是锁骨下动脉的延续

   2. 锁骨下动脉从右侧头臂干发出

   3. 锁骨下动脉在第一肋外侧移行为腋动脉

   4. 胸上动脉是唯一起源于胸小肌内侧的腋动脉分支

   5. 胸小肌深部发出分支至胸肩峰动脉和胸廓外侧动脉：

      a. 胸肩峰动脉有四个分支：

         i. 肩峰支

         ii. 锁骨支

         iii. 胸肌支

         iv. 三角肌支。

   6. 腋动脉在胸小肌的远侧分为旋肱后动脉、旋肱前动脉和肩胛下动脉。

推荐读物：

Hoppenfeld S, de Boer P, Buckley R.The shoulder.In: Surgical Exposures in Orthopaedics: The Anatomic Approach.Philadelphia, PA: Lippincott Williams & amp; Wilkins; 2009

Jobe CM, Phipatanakul WP, Petkovic D.Gross anatomy of the shoulder In: Rockwood CA et al, eds. Rockwood and Matsen's The Shoulder.Philadelphia, PA: Elsevier; 2017

O'Brien SJ et al.Developmental anatomy of the shoulder and anatomy of the glenohumeral joint.In: Rockwood CA et al, eds.Rockwood and Matsen's The Shoulder.Philadelphia, PA: Elsevier; 2017

第 2 章
肩关节镜的并发症

Clayton Alexander, Uma Srikumaran

摘要

尽管肩关节镜手术的并发症较为罕见，然而也有文献报道其并发症发生率高达 10.6%。因此，有必要对这些并发症的发生率、严重程度和如何预防进行评估，以改善手术的预后。肩关节镜术后的常见并发症有周围神经损伤、感染、关节纤维化和血栓栓塞事件。仔细选择合适的患者、细心的手术操作和对肩部解剖学的细致了解可以预防这些并发症的发生。

【关键词】肩关节镜；并发症；神经损伤；关节纤维化；感染

I. 发病率和患者的风险因素

A. 肩部关节镜手术并发症比开放手术少[1]

B. 肩关节镜的手术并发症发生率从 1.0% 到 10.6% 不等[2-7]：

　1. 区间较大是因为对于并发症的定义和随访时间的长短不同。

C. 常见的并发症包括[8]：

　1. 关节纤维化 / 僵硬

　2. 感染

　3. 深静脉血栓 / 肺栓塞（DVT/PE）

　4. 周围神经损伤。

D. 患者风险因素：[1]

　1. 年龄＞ 80 岁

　2. 体重指数（BMI）＞ 35

　3. 患者处于功能依赖状态

　4. 美国麻醉学会分级＞ 2（Ⅲ级或Ⅳ级）

　5. 充血性心力衰竭

6. 播散性癌症病史

7. 手术时有开放伤口。

II. 患者体位

侧卧位和沙滩椅位之间的并发症发生率没有显著差异[8]。

A. 侧卧位（图 2.1）：

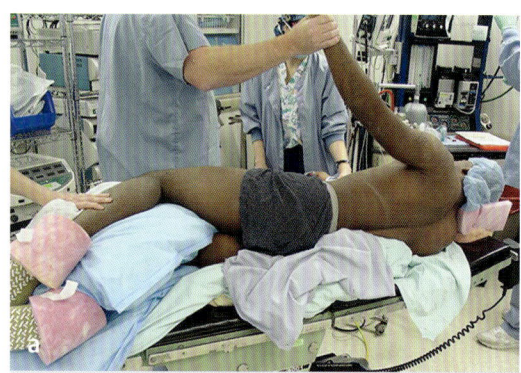
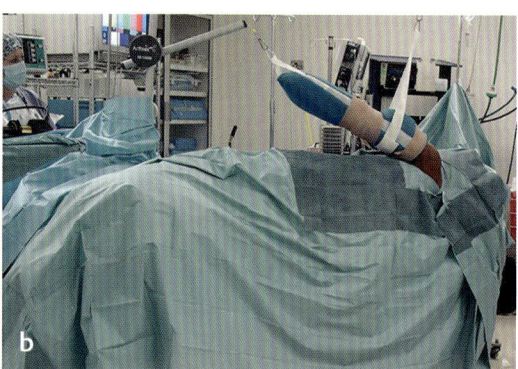

图 2.1 （a，b）患者处于侧卧位，手术臂处于外展位。

1. 理论上的优势：

   a. 有更好的可视化程度和更好的术野

   b. 可降低低血压、心动过速和脑灌注不足的风险。

2. 潜在的并发症：

   a. 手臂牵引所致的神经失用（10% ~ 30%）

   b. 较高的血栓栓塞率

   c. 放置前下方通道时，增加了损伤腋神经和肌皮神经的风险[9]。

B. 沙滩椅位（图 2.2）：

1. 理论上的优势：

   a. 更好的解剖学定位

   b. 更容易转换为开放手术

   c. 比侧卧位更能耐受区域麻醉

   d. 神经损伤风险更低

   e. 手术时间更少。

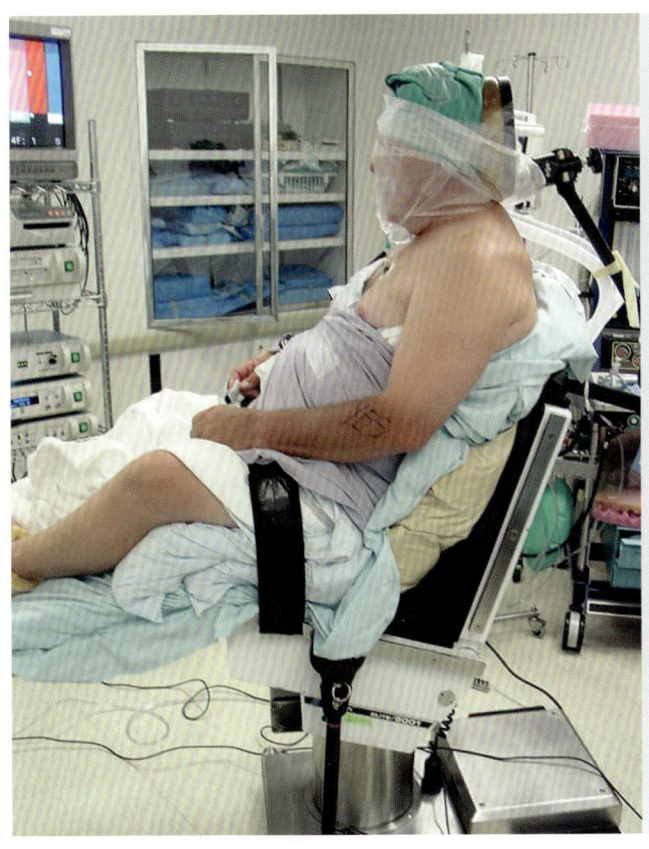

图2.2 患者术前处于沙滩椅位。

2. 潜在的低灌注并发症：

   a. 大脑低灌注：

      i. 可以用区域麻醉代替全身麻醉来减少其发生率

   b. 头颈错位引起的神经损伤[10]。

III. 解剖和神经损伤

医源性神经损伤是常见的并发症，因为标准入路与神经的分布位置非常接近，并且缺乏对神经解剖变异的认识[11]。

A. 腋神经：

   1. 腋神经距离[8]：

      a. 喙突尖：3.56 ± 0.51cm（在进入四边孔之前）

      b. 肩峰后外侧：7.46 ± 0.99cm

      c. 三角肌附着点：6.7 ± 0.47cm

d. 三角肌起点的上边界：

　　i. 前侧：4.94 ± 0.86cm

　　ii. 中间：5.14 ± 0.90cm

　　iii. 后侧：5.44 ± 0.95cm

2. 腋神经最接近关节囊的位置为关节盂的 5：30 ～ 6：30 点方向，最小距离为 10 ～ 25mm

3. 标准的后入路的位置通常距腋神经 2 ～ 3cm：

　a. 标准的后入路位置也在肩峰后外侧角的内侧 2cm 和下方 2cm。

4. 置入在"安全区"（位于肩峰外缘 3cm 内）的外侧入路可避开腋神经

5. 前入路，尤其是前下方入路比后侧入路有更大的神经血管损伤风险：

　a. 腋神经损伤的风险随着下移位置的增大而增加

　b. 通过肩袖间隙将关节镜置入喙突外侧是安全的。

6. 特殊的肩关节镜手术有较高的腋神经损伤风险：

　a. 盂肱关节囊松解术

　　i. 通过腋囊与腋窝的前下或后下入路有神经损伤的风险。

　b. 关节囊紧缩成形术

　c. 关节镜下稳定术：

　　i. 进行盂肱下韧带前下束缝合有特殊的危险性

　　ii. 在距离肩胛盂前缘 1cm 范围内缝合相对安全。

　d. 关节镜下腋神经松解术

　e. 关节镜下 Latarjet 术：

　　i. 手术器械与腋神经的紧密接触。

B. 肌皮神经：

1. 前侧入路的损伤风险（图 2.3）：

　a. 标准的入路为肩峰前外侧角和喙突之间的中间位置。

　b. 通道的位置越靠下或越靠内，损伤肌皮神经的风险就越高

　c. 在直视下置入关节镜会降低损伤的风险[8]。

C. 肩胛上神经：

1. 独特的神经解剖结构使其在各种肩部开放手术和关节镜手术中容易被损伤[8]；

　a. 经关节盂钻孔固定肩关节不稳：

　　i. 使用锚钉可降低这种风险。

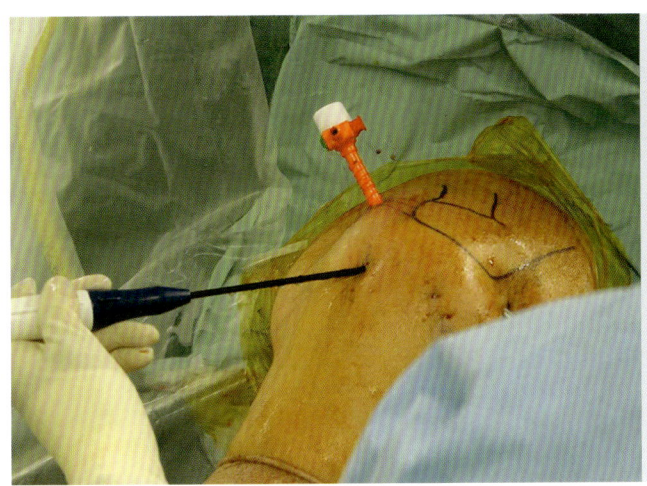

图 2.3 关节镜前侧入路位于喙突和肩峰前外侧之间的中线。

b. 肩袖撕裂回缩松解术

   i. 保持在距关节盂上缘 2cm 范围内，可将风险降至最低。

c. 关节镜下肩胛上和冈盂切迹减压术增加了神经损伤的风险

d. 关节镜下 Bankart 修复术[13]：

   i. 通常为暂时性损伤。

IV. 感染

A. 肩关节镜术后引发的深部感染比较罕见，但也是灾难性的：

   1. 总体发生率为 0～3.4%[7, 14, 15]。

B. 当中途转换为开放手术时，感染的风险急剧增加

C. 肩关节镜术后围手术期感染的风险因素有：

   1. 糖尿病

   2. 吸烟

   3. 肥胖

   4. 周围血管疾病

   5. 免疫功能低下

   6. 既往手术史

   7. 术前关节腔注射或抽吸。

D. 痤疮丙酸杆菌是肩部手术术后的常见致病菌群：

   1. 革兰阳性杆菌

2. 可能需要 2 周才能在培养物中生长

3. 初期表现温和，低毒性

4. 通常没有全身症状，实验室检查无异常，甚至没有局部反应

5. 通常青霉素（PCN）敏感

6. 需要保持警惕，及时发现这种感染[8]。

E. 手术消毒剂清除肩部细菌的效果[16]：

1. ChloraPrep（2% 葡萄糖酸氯己定 +70% 异丙酮）比 DuraPrep（0.7% 碘 +74% 异丙醇）和聚维酮碘更有效

2. DuraPrep 比聚维酮碘更有效

3. 预防性使用抗生素可显著降低肩关节镜手术后的感染发生率[14]。

F. 通过外科清创术和抗生素治疗能成功治疗深部感染[8]。

V. 静脉血栓栓塞事件

A. 肩关节镜术后静脉血栓栓塞（VTE）很少见：

1. 总体肺栓塞率：0.01%

2. 总体深静脉血栓形成（DVT）率：< 0.01%。

B. 血栓预防对防止肩关节镜术后 VTE 的发生不是特别有用[17]。

VI. 关节纤维化和僵硬

A. 关节镜术后关节纤维化：

1. 肩关节镜术后关节纤维化的发生率为 1% ～ 2.8%

2. 典型的关节纤维化是盂肱关节的关节内粘连：

   a. 也可能表现为关节周围多处关节外粘连。

3. 通常合并的疾病：

   a. 糖尿病

   b. 既往瘢痕形成史（瘢痕体质）。

4. 术后初期可采用物理疗法治疗：

   a. 与原发性粘连性关节囊炎相比，保守治疗对术后僵硬的治疗效果不明显

   b. 手术干预如关节囊松解术能取得非常好的效果[18]。

B. 关节镜下肩袖修复术（aRCR）：

1. aRCR 术后发生关节僵硬的风险很高，为 2.3% ～ 8.7%[5, 18]

2. 关节僵硬是首次 aRCR 术后最常见的并发症之一：

   a. 与总体并发症发生率 10.6% 相比，关节僵硬的发生率为 8.7%

   b. 术后 90 天以上仍有僵硬即可定义为关节僵硬：

      i. 手臂在侧方的被动外旋＜ 10°

      ii. 手臂外展 90° 时被动外旋＜ 30°

      iii. 被动上举＜ 100°。

   c. 大多数患者通过物理疗法可成功地治疗关节僵硬：

      i. 如果非手术治疗失败可以进行关节镜下松解术[5]。

3. aRCR 术后关节僵硬的危险因素[18]：

   a. 长时间制动

   b. 不适当的物理治疗

   c. 修复时过度紧缩

   d. 盂肱关节骨关节炎

   e. 伴发钙化性肌腱炎

   f. 有粘连性关节囊炎病史

   g. 单一肌腱修复或部分关节面损伤修复。

4. 如果有以下因素需预防 aRCR 术后关节僵硬[18, 19]：

   a. 较大的撕裂

   b. 多向撕裂

   c. 同时进行喙突成形术。

C. 关节镜下盂唇修补术：

1. 僵硬是盂唇自前向后撕裂修复术后最常见的并发症之一[20]

2. 文献中缺乏高质量的证据来指导关节镜下盂唇修补术后关节僵硬的成功治疗方法[20,21]：

   a. 保守治疗失败的可能性增加

   b. 术后僵硬的再手术治疗后复发僵硬也很常见。

参考文献

1. Rubenstein WJ, Pean CA, Colvin AC. Shoulder arthroscopy in adults 60 or older: risk factors that correlate with postoperative complications in the first 30 days. Arthroscopy 2017;33(1):49–54

2. Shields E, Thirukumaran C, Thorsness R, Noyes K, Voloshin I.An analysis of adult patient risk factors and complications within 30 days after arthroscopic shoulder surgery.Arthroscopy 2015;31(5):807–815

3. Berjano P, González BG, Olmedo JF, Perez-España LA, Munilla MG.Complications in arthroscopic shoulder surgery.Arthroscopy 1998;14(8):785–788

4. Marecek GS, Saltzman MD.Complications in shoulder arthroscopy.Orthopedics 2010;33(7):492–497

5. Brislin KJ, Field LD, Savoie FH III.Complications after arthroscopic rotator cuff repair.Arthroscopy 2007;23(2):124–128

6. Small NC; Committee on Complications of the Arthroscopy Association of North America.Complications in arthroscopy: the knee and other joints.Arthroscopy 1986;2(4):253–258

7. Weber SC, Abrams JS, Nottage WM.Complications associated with arthroscopic shoulder surgery. Arthroscopy 2002;18(2, Suppl 1):88–95

8. Moen TC, Rudolph GH, Caswell K.Espinoza C, Burkhead WZ Jr, Krishnan SG.Complications of shoulder arthroscopy.J Am Acad Orthop Surg 2014;22(7):410–419

9. Jinnah AH, Mannava S, Plate JF, Stone AV, Freehill MT.Basic shoulder arthroscopy: lateral decubitus patient positioning.Arthrosc Tech 2016;5(5):e1069–e1075

10. Mannava S, Jinnah AH, Plate JF, Stone AV, Tuohy CJ, Freehill MT.Basic shoulder arthroscopy: beach chair patient positioning.Arthrosc Tech 2016;5(4):e731–e735

11. Gurushantappa PK, Kuppasad S.Anatomy of axillary nerve and its clinical importance: a cadaveric study.J Clin Diagn Res 2015;9(3):AC13–AC17

12. Scully WF, Wilson DJ, Parada SA, Arrington ED.Iatrogenic nerve injuries in shoulder surgery.J Am Acad Orthop Surg 2013;21(12):717–726

13. Hayashida K, Yoneda M, Nakagawa S, Okamura K, Fukushima S.Arthroscopic Bankart suture repair for traumatic anterior shoulder instability: analysis of the causes of a recurrence.Arthroscopy 1998;14(3):295–301

14. Randelli P, Castagna A, Cabitza F, Cabitza P, Arrigoni P, Denti M.Infectious and thromboembolic complications of arthroscopic shoulder surgery.J Shoulder Elbow Surg 2010;19(1):97–101

15. Marrero LG, Nelman KR, Nottage WM.Long-term follow-up of arthroscopic rotator cuff repair. Arthroscopy 2011;27(7):885–888

16. Saltzman MD, Nuber GW, Gryzlo SM, Marecek GS, Koh JL.Efficacy of surgical preparation solutions in shoulder surgery.J Bone Joint Surg Am 2009;91(8):1949–1953

17. Jameson SS, James P, Howcroft DW, et al.Venous thromboembolic events are rare after shoulder surgery: analysis of a national database.J Shoulder Elbow Surg 2011;20(5):764–770

18. Vezeridis PS, Goel DP, Shah AA, Sung SY, Warner JJ.Postarthroscopic arthrofibrosis of the shoulder. Sports Med Arthrosc Rev 2010;18(3):198–206

19. Huberty DP, Schoolfield JD, Brady PC, Vadala AP, Arrigoni P, Burkhart SS.Incidence and treatment of post-operative stiffness following arthroscopic rotator cuff repair.Arthroscopy 2009;25(8):880–890

20. Brockmeier SF, Voos JE, Williams RJ, Altchek DW, Cordasco FA, Allen AA; Hospital for Special Surgery Sports Medicine and Shoulder Service.Outcomes after arthroscopic repair of type-II SLAP lesions.J Bone Joint Surg Am 2009;91(7):1595–1603

21. Katz LM, Hsu S, Miller SL, et al.Poor outcomes after SLAP repair: descriptive analysis and prognosis. Arthroscopy 2009;25(8):849–855

第 3 章

肩部外科手术入路

Nickolas G.Garbis, Diana Zhu

摘要

有几种基本的开放入路可用于肩部手术。选择适当的方法有助于达到手术目的。

【关键词】肩部；入路；外科技术；胸大肌三角肌间沟

I. 概述

A. 随着关节镜技术带来的舒适感增加，通过开放入路进行的肩部手术越来越少

B. 了解肩部解剖学和开放入路很重要。

II. 胸大肌三角肌间沟入路

A. 肩部较常见的前入路之一。

B. 广泛用于各种不同的手术。

C. 胸大肌（胸大肌内侧和外侧神经）和三角肌（腋神经）之间的神经间平面

D. 暴露喙突、肩胛下肌、肱骨前部、肱二头肌和肩胛盂

E. 可用作延展入路，并与肱骨前外侧入路联合运用（图 3.1）

F. 手术体位：

  1. 通常在半坐位（沙滩椅位）或仰卧位进行手术

  2. 可以在患者处于侧卧位时进行手术，但对外科医生来说可能更不舒服

  3. 可以使用商用头架或固定装置来辅助固定体位（图 3.2）：

   a. 可以改善进入肩关节后方的入口位置

   b. 有助于保持颈椎在中立位

   c. 有助于在关节成形术中使肱骨头脱位。

  4. 在关节镜检查过程中，患者更直立的姿势可能会使外科医生操作时手部位置更舒适

肩部手术精要

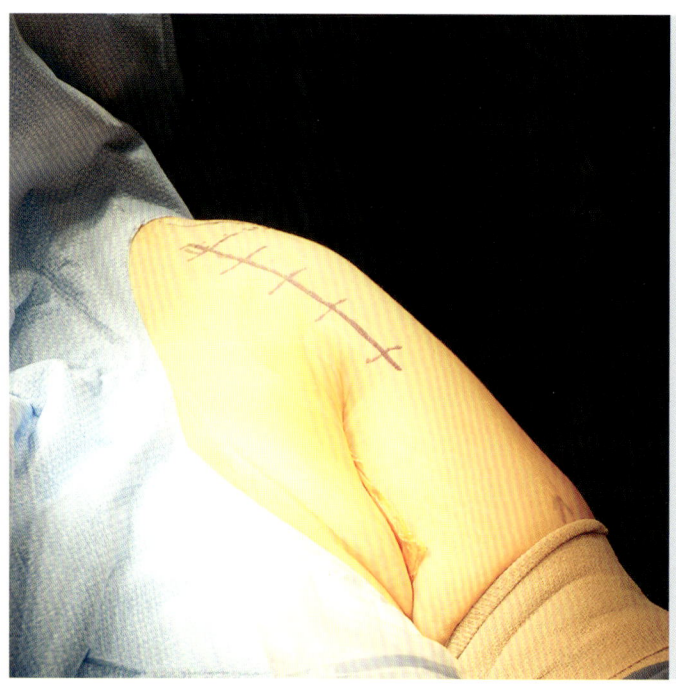

图3.1 肩部的胸大肌－三角肌间沟入路。切口始于喙突,延伸至肱骨上的胸大肌附着点。

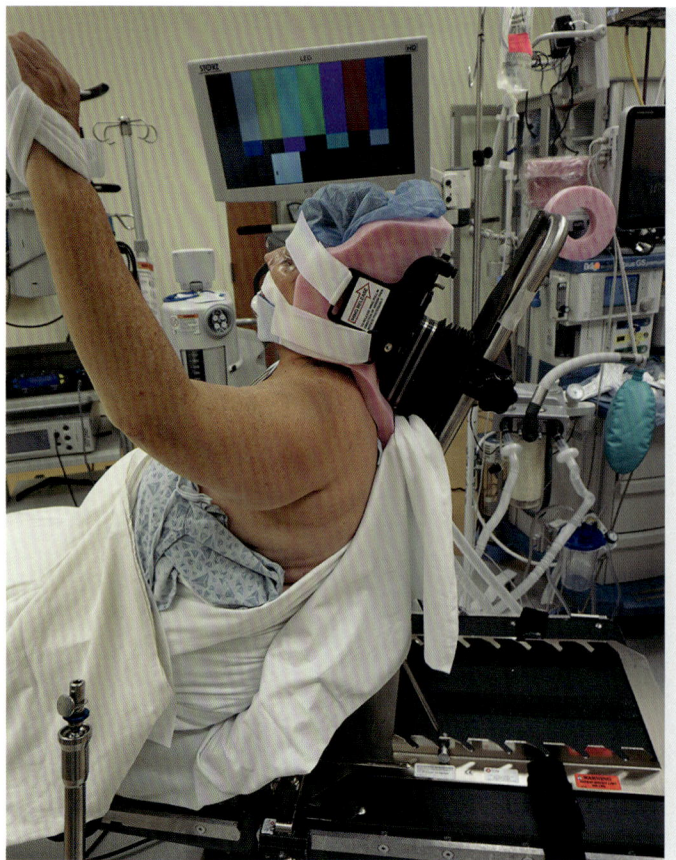

图3.2 手术室内设置沙滩椅位。注意颈椎应处于中立位,操作易于达到肩关节后方及气动固定臂架。

5. 仰卧位有助于肱骨头脱位
6. 沙滩椅位可能会有脑灌注不足的风险
7. 带衬垫的 Mayo 支架或手臂支架在固定和协助控制四肢远端的位置时也很有用

G. 切口和解剖：

1. 需要有足够的深度
2. 皮肤切口通常位于喙突上方和胸大肌远端附着点连线（图3.3和图3.4）
3. 在三角肌的内侧和胸大肌的外侧之间形成一个间隙：
   a. 在距离锁骨更近的地方可能更容易辨认这个间隙
   b. 通常能在覆盖间隙的脂肪中找到头静脉。
4. 分别向近端和远端松解游离头静脉，防止近端和远端拴系：
   a. 静脉可能在间隙的深处
   b. 在以前做过手术的情况下可能会不存在
   c. 在有瘢痕或拴系的情况下，将静脉向内侧移动可能有益于防止医源性撕裂导致三角肌萎缩。
5. 一旦在切口处分离形成间隙，可将胸大肌从下面的筋膜上抬起，以进一步形成更大的间隙（图3.5）。
   a. 这可以暴露喙突和远端联合肌腱
   b. 可看见或触及喙肩韧带

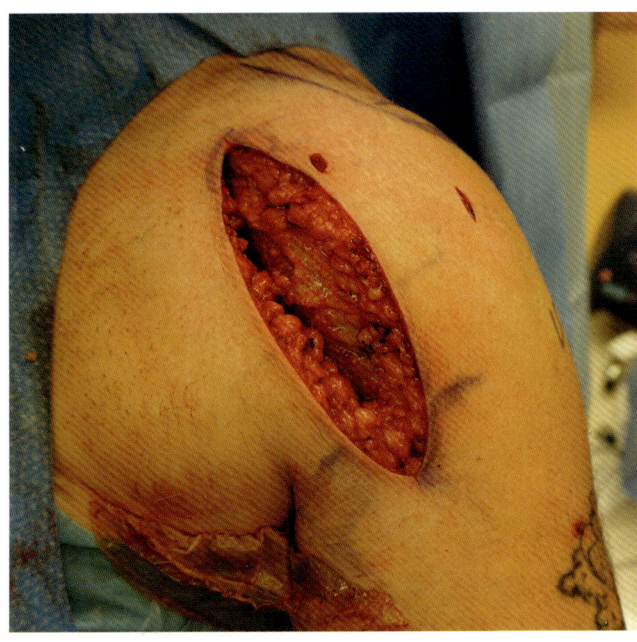

图 3.3 胸大肌 – 三角肌间沟入路的皮下解剖。

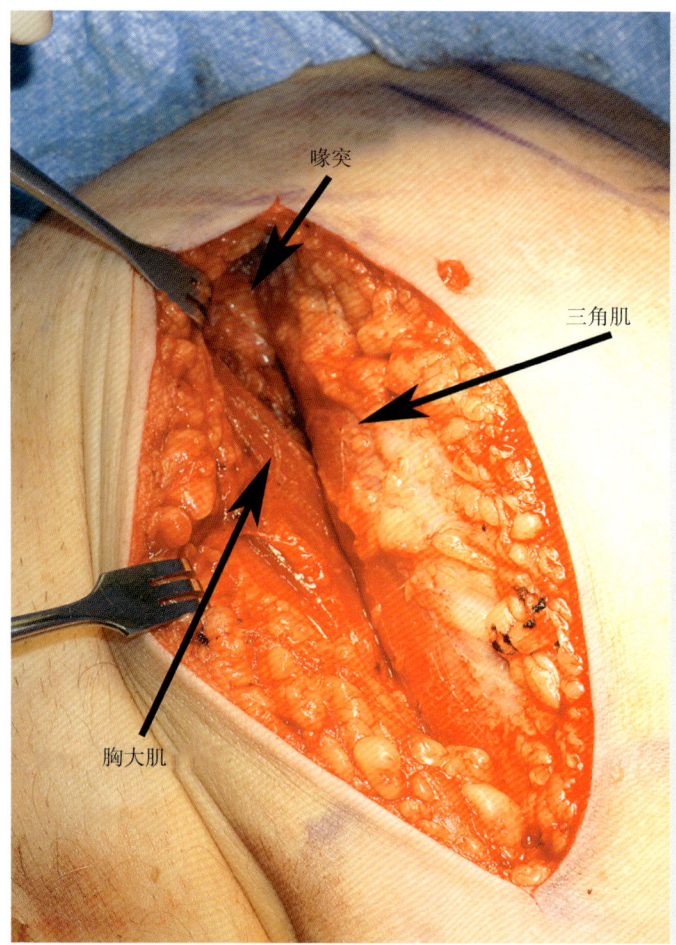

图3.4 喙突可见位于切口上方。在此水平上更容易区分胸大肌和三角肌纤维的不同走向。

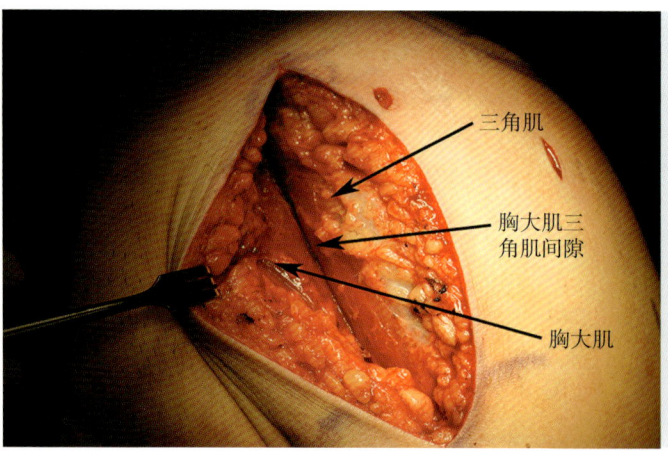

图3.5 注意三角肌和胸大肌之间的间隙。在这个病例中,头静脉在间隙中很深的位置,无法看见。

c. 也可以在胸大肌附着点水平的肱骨外侧扩大显露出肱骨干和三角肌之间的平面。

6. 胸锁筋膜可以在肱二头肌短头的外侧进行切开：

   a. 小心不要切得太深，以免损伤肩胛下肌

   b. 松解上方时保留喙肩韧带

   c. 可以在紧绷的肩膀上松解胸大肌的上缘部分。

7. 胸锁筋膜切开后，可钝性分离肩胛下间隙，暴露肩胛下肌：

   a. 触诊内侧时，可在肩胛下肌下方感觉到腋神经。

8. 三角肌下间隙可以通过在喙肩韧带下方、肩袖上方进行扩大显露

9. 一旦三角肌下间隙在近端和远端被辨别，三角肌的剩余部分可以从肱骨头和关节囊处牵开：

   a. 腋神经位于三角肌的深面，外科医生应注意不要损伤三角肌的深筋膜

   b. 旋肱后动脉的分支常与腋神经处于同一水平面，如不进行电凝可导致剧烈出血。

10. 如果需要，外科医生可以使用自动牵开器：

    a. 一端放置在联合肌腱下，一端放置在三角肌下（图3.7）

    b. 过度牵开会损伤肌皮神经。

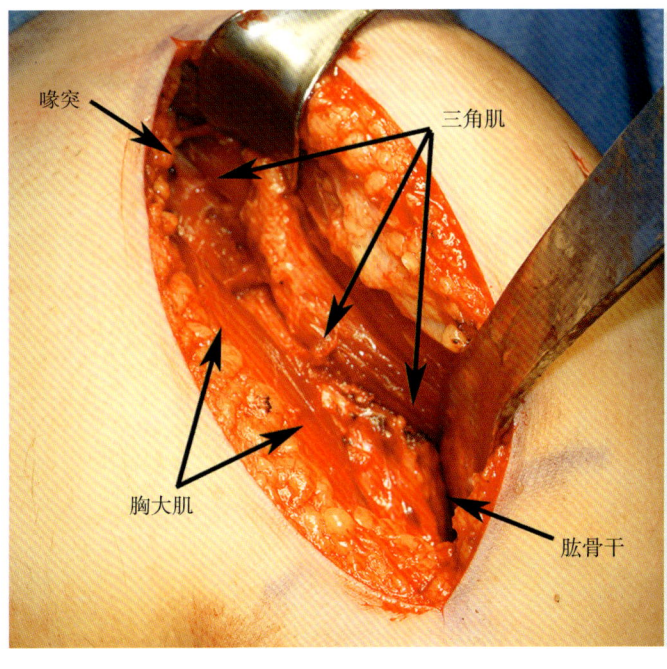

图3.6 远端牵引器放置在肱骨干周围，向外侧牵开三角肌。这暴露了胸大肌的附着点。肱骨近端仍被覆盖的三角肌所遮挡。

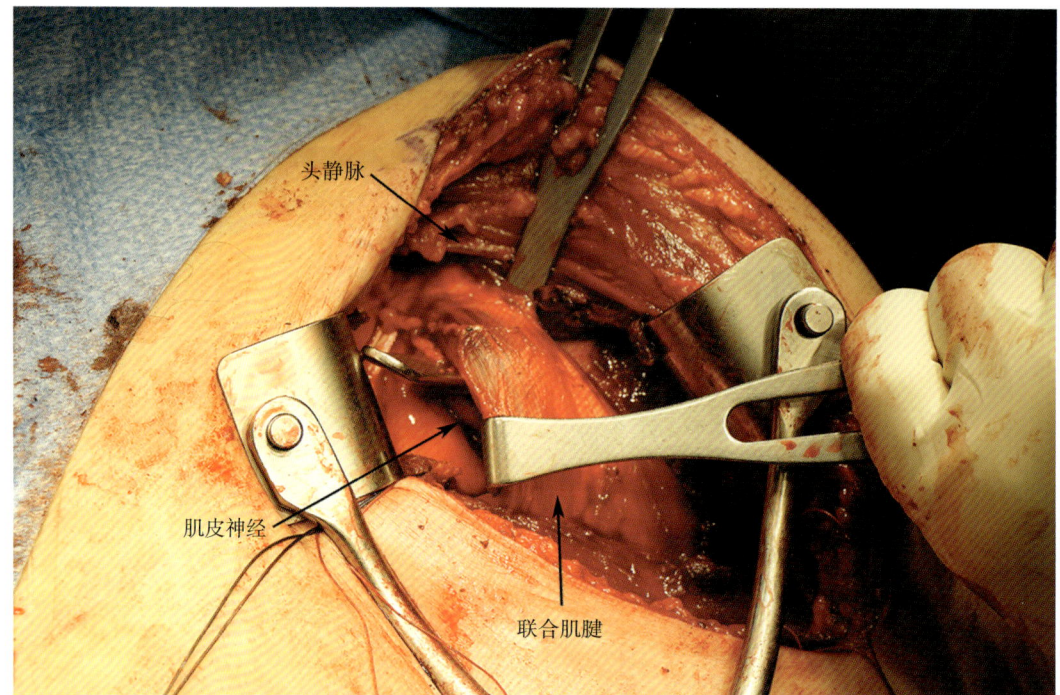

图 3.7　暴露联合肌腱内侧时可见肌皮神经进入喙肱肌。这位特殊的患者因为肩胛下肌功能不全正在接受胸大肌转位术。

11. 在罕见的严重疤痕或难以剥离的情况下，可以选择三角肌锁骨起点的前内侧入路。三角肌的细致缝合对于维持术后的功能非常重要
12. 如果需要对神经丛或血管进行更多的内侧显露，外科医生可以进行喙突截骨术或联合肌腱切断术。

H. 深层解剖：

1. 关节囊切除术可以扩大手术视野
2. 肱二头肌沟通常很容易识别，可以作为外科解剖的标志：
   a. 肱二头肌的长头位于肱二头肌沟中，可以从胸大肌的上缘一直延伸到肩袖间隙
   b. 当肱二头肌接近关节间隙时，它转向内侧进入关节。
3. 肩胛下肌的上缘通常可以在肩袖间隙触摸到
4. 肩胛下动脉的下缘可以通过旋肱前动脉及其两个静脉丛的存在来识别，这几个静脉丛通常被称为"三姐妹"
5. 根据不同的术式，此时可以采取不同的策略

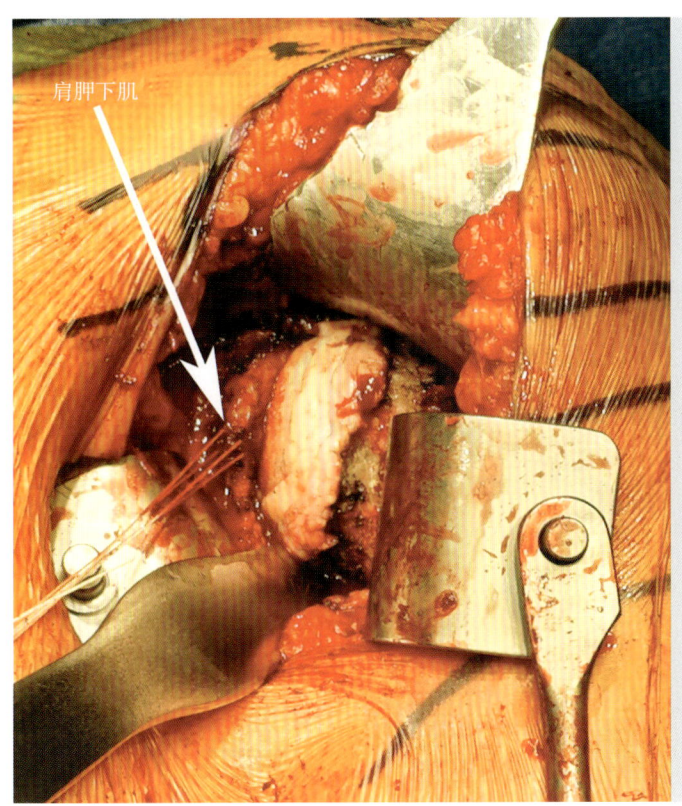

图 3.8 全肩关节置换术的肱骨近端显露。自持式牵引器的一片在联合肌腱后面，另一片在三角肌后面。布朗牵引器正向上拉开三角肌。圆钝的霍曼拉钩保护腋神经。肩胛下肌已从小结节处剥离，并做了标记以备后期修复。注意肱骨近端的骨赘。

肩胛下肌

6. 通过打开肩袖间隙或肩胛下肌可以方便地进入盂肱关节（图 3.8）

   a. 肩袖间隙可以切除，以便更好地进入关节和识别结构。

7. 肩胛下肌可以有不同的处理方法（图 3.9）

   a. 小结节截骨术：

      i. 从小结节取下一小块连带肩胛下肌的骨块，既可以保留 Sharpey 纤维，也可以在肩胛下肌缝合时促进骨愈合。

   b. 肩胛下肌剥离：

      i. 从肱二头肌沟开始，将整个肩胛下肌从骨骼起点向上剥离。

   c. 肩胛下肌劈开：

      i. 可用于开放性 Bankart 修复、喙突转移或前关节盂骨折固定。

   d. 结节内侧肌腱切开术：

      i. 进行左右腱修复以闭合。

   e. L 形下方肌腱切开术

8. 一旦将关节打开，可以进行任意的进一步的关节囊松解或关节内手术。

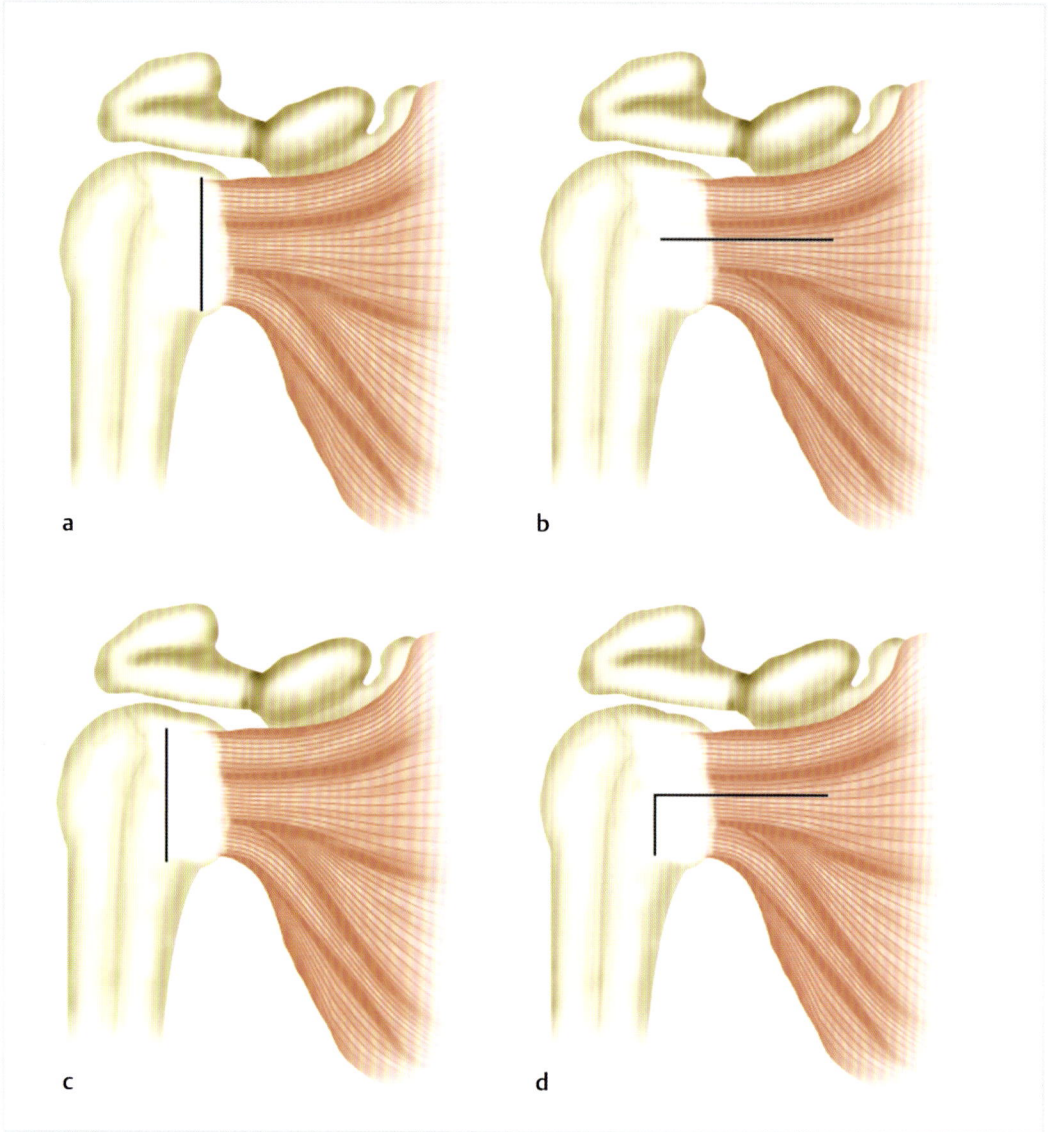

图 3.9 处理肩胛下肌切口线示意图。a. 肩胛下肌腱切断术。b. 肩胛下肌劈开。c. 肩胛下肌剥离。d. 肩胛下肌下移。

III. 三角肌劈开入路

A. 可用于肩袖修复、肱骨近端骨折固定和人工肩关节置换术

B. 腋神经在距肩峰外侧边缘 5cm 处，但在体型较小的患者中可以更近

C. 可以在肩峰的前外侧角沿着 Langer 线或三角肌纤维的方向切开

D. 三角肌的肩峰附着部分可以完整保留，也可以从前侧肩峰进行翻起

E. 如果需要进行远端暴露，可以触摸到腋神经，并在神经下方继续解剖。或者将神经暴露游离。

IV. 肩锁关节入路

A. 可用于锁骨远端切除或肩锁关节重建
B. 任何经肩锁关节的入路都应该保留较厚的三角肌斜方肌筋膜，以便在手术结束时进行闭合
C. 皮肤切口可以沿着Langer线与肩锁关节成一直线，或者平行于锁骨（图3.10）
D. 皮肤切开后，全层的皮瓣就可从肩锁关节的前面和后面向上翻起（图3.11）
E. 所需进行的手术操作完成后，将皮瓣做对合缝合或固定于经钻孔的骨质上。

V. 肩关节后侧入路

A. 可用于治疗后侧不稳定、关节盂截骨术、肿瘤手术、肩胛颈骨折、肩胛上神经开放减压术或后侧骨折脱位
B. 肩胛骨骨折可采用扩展的Judet入路，以显露肩关节后方

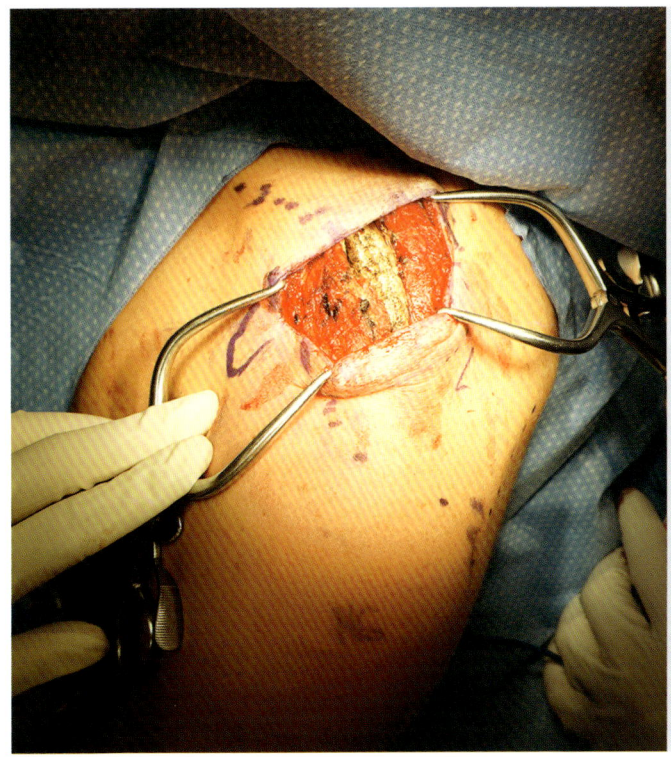

图3.10 开放入路重建肩锁关节脱位。皮肤切口与Langer线和皮瓣平行，分离以显露内侧和外侧。注意与锁骨吻合的肌骨膜瓣一起抬高。

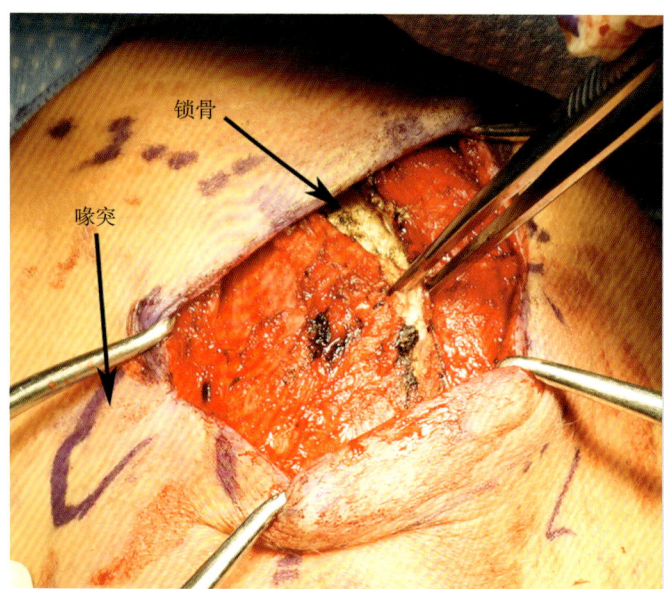

图 3.11 肌骨膜瓣应该是全厚层的,以便在手术结束时闭合。

C. 采用侧卧或俯卧位进行手术最容易

D. 皮肤切口可以平行或垂直肩胛冈

　1. 垂直切口可以沿着关节后部的软点进行,类似于关节镜后方的入口,或者仅在该点内侧做切口

　2. 平行切口可能会使进入关节变得困难。

E. 确认三角肌,并沿着肌纤维劈开,或者将其从肩胛骨上翻起:

　1. 三角肌纤维倾向于以更加接近水平面的方式向后延伸。

F. 如果三角肌被劈开,可以发现腋神经在小圆肌的水平上从四边孔穿出

G. 可以识别包裹冈下肌和小圆肌的深筋膜

H. 可以在朝向肱骨大结节附着点方向的这两块肌肉间隙做进一步钝性分离

I. 一旦这两块肌肉被拉开,后侧关节囊就可以根据需要进一步暴露并切开

J. 对于肩胛骨骨折,Judet 方法可以提供可延伸的暴露:

　1. 切口从肩胛冈开始,沿着肩胛骨体的内侧边缘向下方弯曲(图 3.12)

　2. 皮肤和皮下组织可以作为一整个大的皮瓣进行翻起

　3. 盂肱关节和肩胛颈可以通过与上述类似的方法进入

　4. 此外,这种方法可以进行肩胛骨内侧缘钢板的放置。

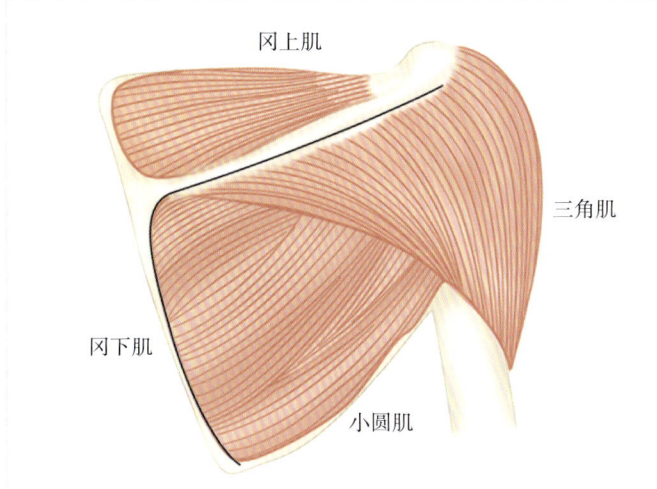

图 3.12 后方 Judet 入路暴露肩胛骨的皮肤切口标志线。一旦穿过皮下组织,三角肌后束就可以被暴露出来,并进一步暴露小圆肌和冈下肌在肱骨近端的附着点。

推荐读物

Chalmers PN, Van Thiel GS, Trenhaile SW.Surgical exposures of the shoulder.J Am Acad Orthop Surg 2016;24(4):250–25810.5435/JAAOS-D-14-00342

Hoppenfeld S; de Boer P, Buckley R.Surgical Exposures in orthopaedics: the anatomic approach.Chapter 1: The Shoulder.Lippincott Williams and Wilkins; 2009

Zlotolow DA, Catalano LW, Barron OA, Glickel SZ.Surgical exposures of the humerus.J Am Acad Orthop Surg 2006;14(13):754–765

第 4 章

肩 – 脊柱综合征

Scott Wagner, Kelly G.Kilcoyne

摘要

肩部和颈椎患者通常有重叠的症状、表现和主诉。脊柱和肩部外科医生，以及所有为颈椎和肩部病变患者治疗的医生，需要了解常见的肩部和脊柱病变、表现、检查和影像学表现。仔细阅读本章内容，利用本章中提出的诊治方案就可以避免不恰当的诊断及评估。

【关键词】肩；颈；痛；神经根病

I. 概述

A. 肩痛：

1. 常见主诉：患者可能难以描述确切的疼痛位置，转而描述为广泛的上肢肩颈痛
2. 可能是由盂肱关节、肩锁关节和/或肱二头肌腱病变引起
3. 可能与退变性颈椎疾病和神经根病有关，大约四分之一的神经根型颈椎病患者有肩部撞击综合征[1]：
   a. 也可称为颈源性疼痛[2, 3]。
4. 由于疼痛模式的复杂性和关节间的相互作用，通常难以将颈神经根病变与盂肱关节或肩峰下疼痛区分开来[4]
5. 此外，脊柱后凸和肩部撞击综合征之间可能存在联系[5]，研究表明胸椎后凸和脊柱倾斜角度的增加是限制肩关节活动[6]和引发肩胛骨运动障碍的危险因素；
   a. 目前尚不清楚有多少肩部手术是因为对颈椎病变（可能是产生疼痛的主要原因）的评估和检查不充分，或缺乏对颈部病变的判断或未确诊而进行的
   b. 目前尚不清楚颈椎和肩关节手术会如何影响肩关节的对线和力学改变
   c. 对于临床医生，特别是肩部及脊柱专科医生而言，现在还没有标准的方案来评估和区分由多重原因引起的，表现为多种重叠症状的"肩痛"。

6. 颈椎和肩部之间的相互作用与髋脊综合征中描述的相似[7, 8]。本章的目的是回顾肩-脊柱综合征患者的基本治疗方法，包括"肩痛"主诉的评估和诊断检查的方案。

II. 诊断

A. 病史：

1. 肩部疼痛的常见原因（图4.1a,b）：

    a. 手臂外展通常会增加疼痛[9]

    b. 肩锁关节（ACJ）和邻近外侧肩锁关节疼痛

    c. 肩袖（RTC）撕裂：

       i. 随着年龄的增长，有症状和无症状撕裂的发生率增加

       ii. RTC撕裂/肌腱炎和肩峰下滑囊炎患者会出现手肘部麻木和刺痛，甚至波及手掌。延伸到指尖的疼痛更常见于颈部病变。

    d. 肱二头肌/肩关节上盂唇损伤（SLAP），肩关节前部和深部疼痛

    e. 盂肱骨关节炎——肩关节周围广泛的疼痛，通常随着活动而加重

    f. 肩关节不稳

    g. 肩胛骨运动障碍/斜方肌疼痛——典型的后部和肩胛周围疼痛。

2. 常见的神经根型颈椎病主诉：

    a. 通常可通过手臂外展来缓解疼痛[9]

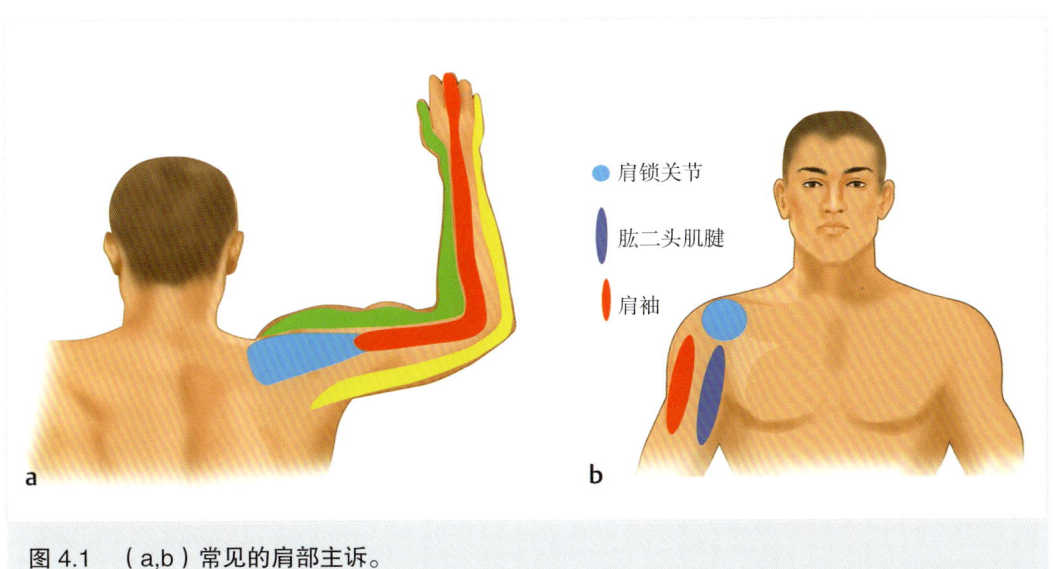

图4.1 （a,b）常见的肩部主诉。

b. 手臂、前臂和手麻木／刺痛

c. 皮肤／肌层的神经根支配：

　　i.C4：颈部／上肩的基底部

　　ii.C5：肩／三角肌，上臂侧面

　　iii.C6：肩部、上臂侧面、前臂桡侧、拇指／手指。

B. 体格检查：

1. 肩部：

　　a. 撞击试验——Neer/Hawkins 试验，交臂试验和肩锁关节触诊触痛

　　b. 肱二头肌／SLAP 损伤——Speed/Yergason 试验，O'brien 试验，动态盂唇和剪切试验

　　c.RTC——Strength 试验，Jobe 试验，空罐试验

　　　　i. 垂臂，疼痛弧。

　　d. 不稳定：

　　　　i. 前后移位

　　　　ii. 恐惧试验，Jerk 试验。

　　e. 活动范围。

2. 颈椎：

　　a. 椎旁／斜方肌疼痛

　　b. 运动检查

　　c.Spurling 征：对神经根病变的诊断特异性很高，但灵敏度只有 30%～50%。常因临床医生操作不规范而出现假阳性[10, 11]。

　　d. 挤压手臂试验：首次报道于 2013 年，该试验包括压迫症状手臂的上 1/3，肩锁关节（ACJ），肩峰下前外侧区域[12]：

　　　　i. 如果视觉模拟量表（VAS）疼痛水平达到或超过 3/10，则测试被视为阳性

　　　　ii. 如前所述，该试验对颈神经根病变的敏感性为 96%，特异性为 91%～100%。

III. 诊断试验

A.X 线平片：

1. 肩部：

　　a. 适用于体检结果显示肩部为主要疼痛来源的患者[4]

b. 前后位片（AP），前后斜位（Grashey AP），肩胛骨"Y"形位（冈上肌出口位），以及轴位片。

2. 颈椎：

a. 前后位、侧位以及屈/伸位：

i. 骨赘增生、椎间盘高度丢失、静态或动态脊椎前移

ii. 适用于有肩部不适的患者，主诉有轴性颈痛和/或神经根症状，或者在肌肉力量测试中有四肢无力症状。

B. 高级成像：

1. 肩部：

a. 磁共振成像（MRI）评估肩袖撕裂、上盂唇撕裂、肱二头肌异常、软骨损伤和/或关节炎关节改变。

2. 颈椎：

a. MRI：

i. 评估环形椎管狭窄还是椎间孔狭窄、脊髓软化、神经周围或关节突囊肿

ii. 如果无法进行核磁共振成像，请进行计算机断层扫描（CT）脊髓造影。

C. 诊断性/治疗性注射：

1. 肩部：只有在极少数情况下，才会在进行 MRI 之前进行注射，因为 MRI 能够指导治疗：

a. 肩峰下注射：用于有肩峰撞击或肩峰下滑囊炎或部分肩袖撕裂迹象的患者

b. 盂肱关节注射：解决任何潜在的关节内疼痛源，包括肱二头肌、盂唇和肩袖

c. 肩锁关节注射：可以用于有孤立的肩锁关节症状患者。

2. 颈椎：

a. 选择性神经根阻滞（SNRB），经椎间孔硬膜外类固醇注射：

i. 应注意与颈椎注射相关的危险因素

ii. 颈部 SNRB 疼痛缓解可能与手术干预后症状缓解相关，但注射后无效果的患者仍可通过手术缓解疼痛[13]：

- 可以作为一种诊断方法。

D. 电诊断：

1. 如果诊断仍不明确，但怀疑颈椎是主要病因，则可使用[4]

2. 在单纯感觉神经根病变中通常为阴性。

IV. 鉴别诊断

A. 需进行鉴别诊断的疾病：外周血管疾病、糖尿病神经病变和急性心脏病变

B. 神经痛性肌萎缩（帕森斯 - 特纳综合征）

C. 罕见的肩部疾病：缺血性坏死、转移、骨折和囊肿

D. 胸廓出口综合征：

   1. 颈肋（图 4.2）。

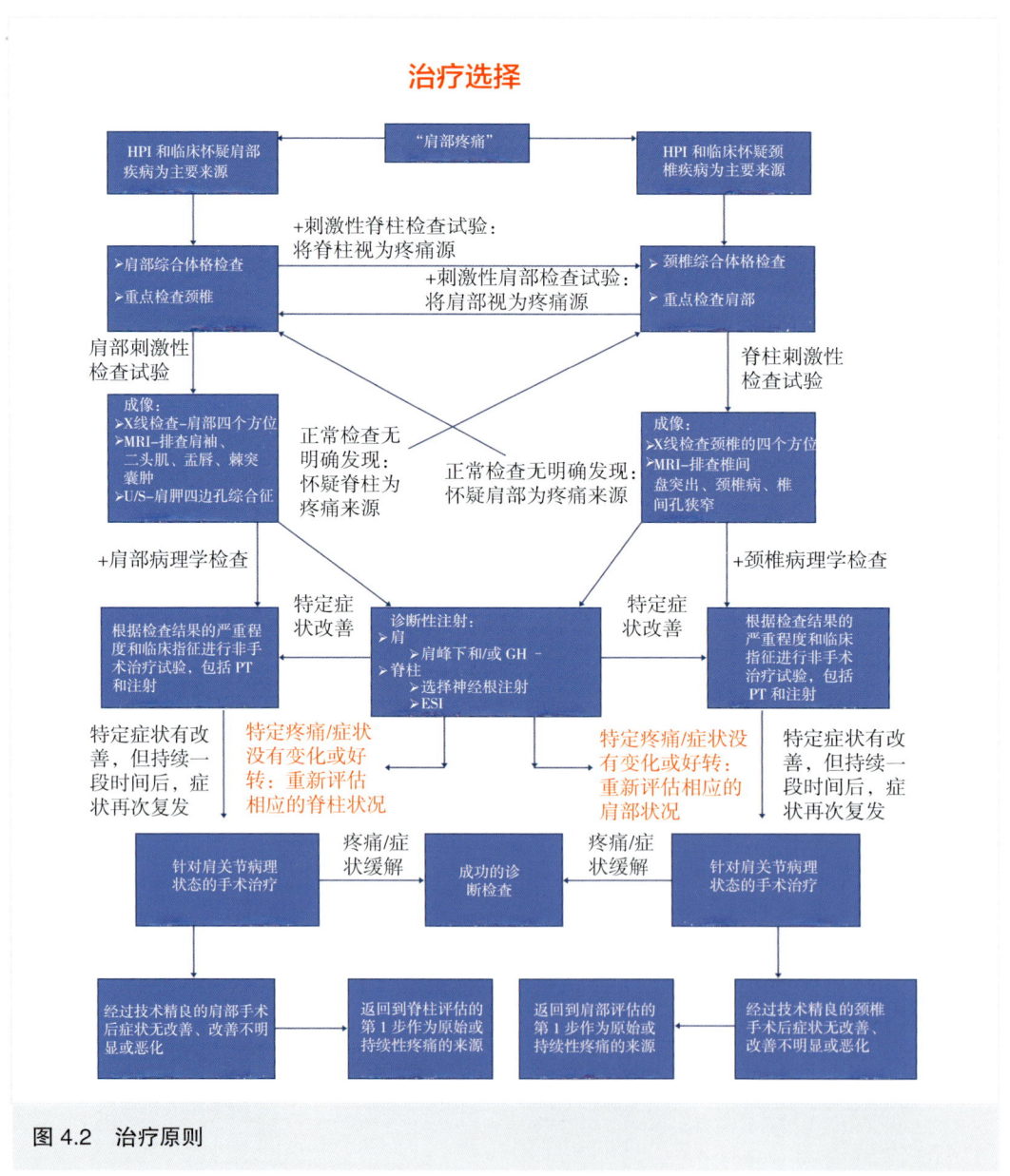

图 4.2 治疗原则

V. 治疗

A. 无论病因如何，在没有进行性神经功能缺损的情况下，在进行保守治疗无效后，才考虑手术治疗。对于同时并发多种病理改变的患者，应根据主要的主诉指导治疗。

   1. 肩部：

      a. 在有症状的全层或接近全层肩袖撕裂的患者中进行肩袖修复

      b. 可使用肩关节镜下肱二头肌腱固定术治疗上唇/肱二头肌复合体变性或撕裂患者

      c. 对复发性盂肱关节不稳定患者进行盂唇修复。

   2. 颈椎：

      a. 颈前路椎间盘切除融合术（ACDF）/颈椎间盘置换术（CDA）

      b. 颈椎后路钥匙孔镜手术。

参考文献

1. Date ES, Gray LA.Electrodiagnostic evidence for cervical radiculopathy and suprascapular neuropathy in shoulder pain.Electromyogr Clin Neurophysiol 1996;36(6):333–339
2. Dwyer A, Aprill C, Bogduk N.Cervical zygapophyseal joint pain patterns.I: A study in normal volunteers. Spine 1990;15(6)) ::453–457
3. Gerber C, Galantay RV, Hersche O.The pattern of pain produced by irritation of the acromioclavicular joint and the subacromial space.J Shoulder Elbow Surg 1998;7(4):352–355
4. Bokshan SL, DePasse JM, Eltorai AE, Paxton ES, Green A, Daniels AH.An evidence-based approach to differ-entiating the cause of shoulder and cervical spine pain.Am J Med 2016;129(9):913–918
5. Otoshi K, Takegami M, Sekiguchi M, et al.Association between kyphosis and subacromial impingement syndrome: LOHAS study.J Shoulder Elbow Surg 2014;23(12):e300–e307
6. Imagama S, Hasegawa Y, Wakao N, Hirano K, Muramoto A, Ishiguro N.Impact of spinal alignment and back muscle strength on shoulder range of motion in middle-aged and elderly people in a prospective cohort study.Eur Spine J 2014;23(7):1414–1419
7. Offierski CM, MacNab I.Hip-spine syndrome.Spine 1983;8(3):316–321
8. Devin CJ, McCullough KA, Morris BJ, Yates AJ, Kang JD.Hip-spine syndrome.J Am Acad Orthop Surg 2012;20(7):434–442
9. Mitchell C, Adebajo A, Hay E, Carr A.Shoulder pain: diagnosis and management in primary care.BMJ 2005;331(7525):1124–1128
10. Tong HC, Haig AJ, Yamakawa K.The Spurling test and cervical radiculopathy.Spine 2002;27(2):156–159
11. Wainner RS, Fritz JM, Irrgang JJ, Boninger ML, Delitto A, Allison S.Reliability and diagnostic accuracy of the clinical examination and patient self-report measures for cervical radiculopathy.Spine 2003;28(1):52–62

12. Gumina S, Carbone S, Albino P, Gurzi M, Postacchini F.Arm squeeze test: a new clinical test to distinguish neck from shoulder pain.Eur Spine J 2013;22(7):1558–1563
13. Antoniadis A, Dietrich TJ, Farshad M.Does pain relief by CT-guided indirect cervical nerve root injection with local anesthetics and steroids predict pain relief after decompression surgery for cervical nerve root compression? Acta Neurochir (Wien) 2016;158(10):1869–1874

第 5 章
肩部影像学检查

Joseph Ferraro, Matthew Binkley

摘要

除了彻底详尽的病史和体格检查，适当的影像学检查对于准确诊断和治疗肩部病变是不可或缺的。了解各种肩部成像选择有助于明确诊断，同时也可最大限度地减少了不必要的检查。本章节讨论了许多影像检查选择，并与相应的病理改变相结合，以供临床决策时参考。

【关键词】放射学；X线；MRI；CT；MR关节造影

I. X 线平片

A. 用于肩部评估的初始成像检查

B. 几乎不能提供有关肩部周围软组织的信息

C. 肩部平片检查应包含至少两个垂直的影像视图

D. 创伤评估包括：

1. 前后斜位又称 Grashey 位（图 5.1）

    a. 直立位、坐位或仰卧位，患者相对于射线肩关节后旋 30°～45°

    b. 评估盂肱关节、骨折（肱骨近端、锁骨、肩胛骨和肋骨）和肱骨近端移位。

2. 前后位（AP）（图 5.2）：

    a. 直立位、坐位或仰卧位，射线垂直于身体

    b. 可以显示处于解剖位置的肩部

    c. 功能类似于 Grashey 位平片视图，但盂肱关节视图效果较差。

3. 腋位（图 5.3）

    a. 仰卧位，手臂外展，射线与身体平行

    b. 评估关节的一致性、脱位方向和关节盂病理改变

    c. 对于不能外展手臂的患者，可采用 Velpeau 腋窝位 X 线检查：

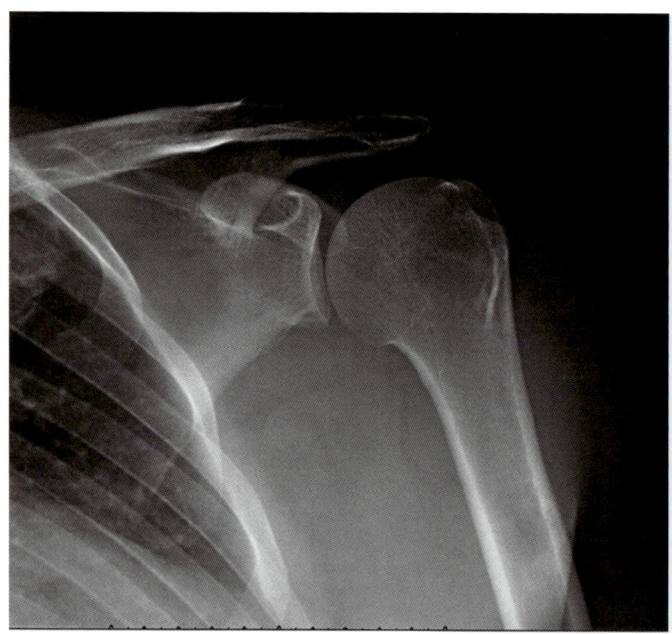

图 5.1 前后斜位（Grashey 位）

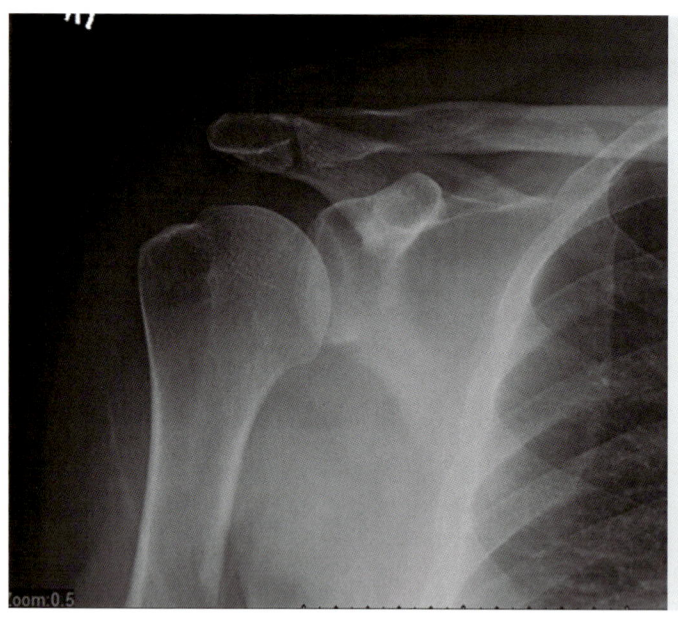

图 5.2 前后位（AP）

　　i. 患者取直立位，身体向后靠在暗盒上。

　4. 肩胛骨"Y"位片（图 5.4）：

　　a. 坐位或直立位，肩胛骨正侧位像

　　b. 评估是否有肩峰型肩胛骨骨折。

E. 其他视图：

第 5 章 肩部影像学检查

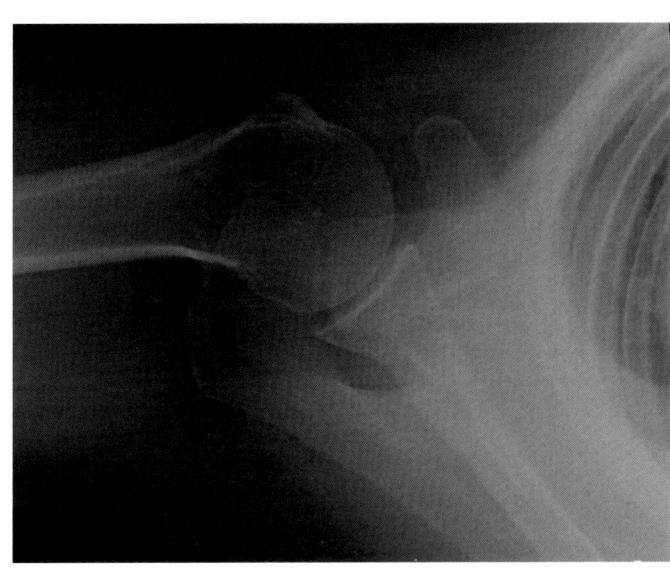

图 5.3 腋位片

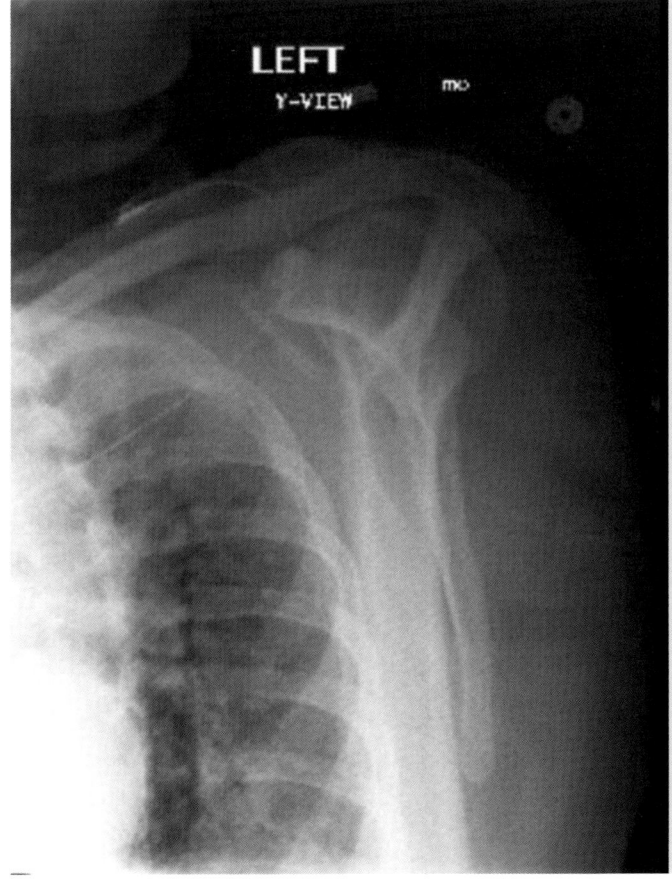

图 5.4 肩胛骨"Y"位片

1. 外旋或内旋正位（图 5.5a,b）：
   a. 在肱骨外旋或内旋体位下拍摄正位片
   b. 外旋：
      i. 可评估大结节。
   c. 内旋：
      i. 可评估小结节，也是评估 Hill-Sachs 损伤的最佳视角。
2. 喙突正位（图 5.6）：
   a. 手臂伸过头顶，肘部屈曲；射线指向腋中，尾部倾斜 10°
   b. 用于评估 Hill-Sachs 损伤，肱骨头后外侧具有极好的成像。
3. 冈上肌出口位又称 Neer 位（图 5.7）：
   a. 将患肩贴近 X 线机成像板，另一侧肩关节外旋 40°；PA 视图，射线尾部倾斜 10°
   b. 是评价肩峰类型和冈上肌撞击的理想视图。

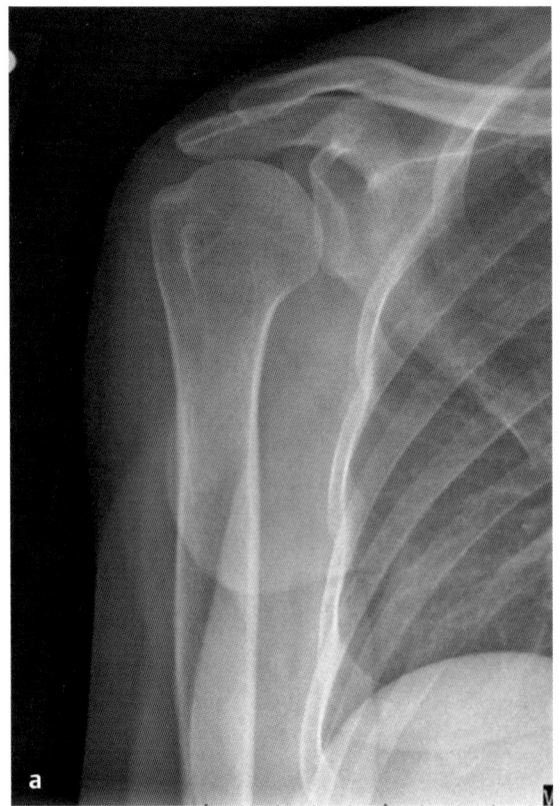
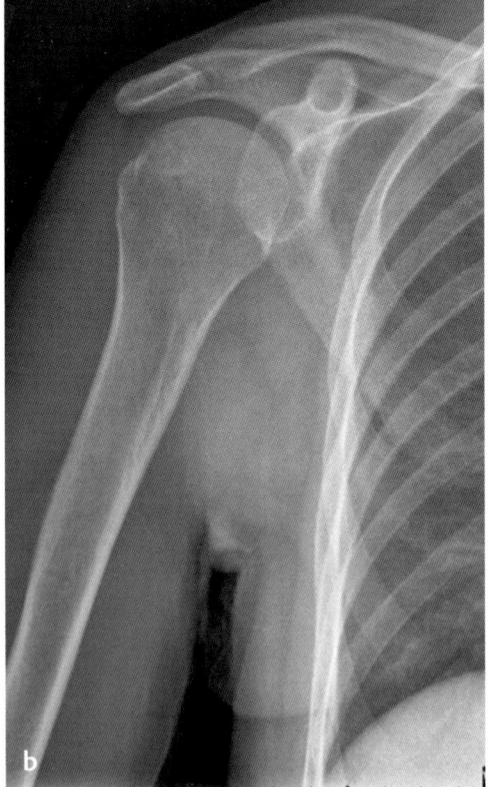

图 5.5 （a，b) 外旋或内旋的前后位（AP）片。

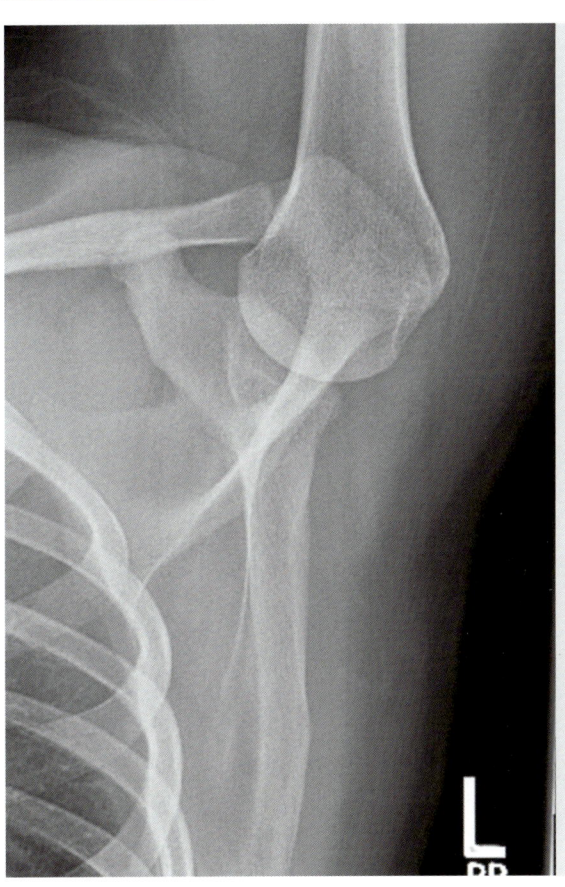

图 5.6　喙突正位片

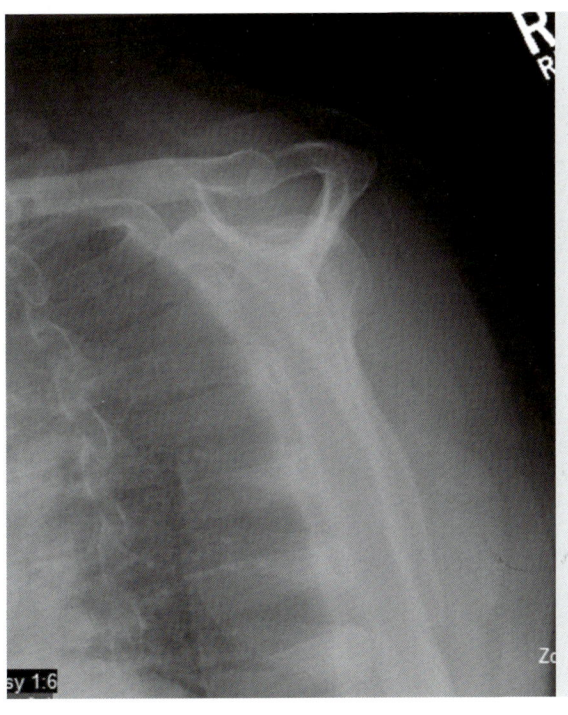

图 5.7　Neer 位片

4. 西点位（west point）：

   a. 患者俯卧，手臂外展 90°，前臂离开台面。射线瞄准腋中，距中线 25°，尾部倾斜 25°

   b. 可为评估骨性 Bankart 损伤提供更好的前下关节盂视图。

5. 尖斜位又称 Garth 位：

   a. 患者直立位或坐位，背靠暗盒，患侧的手放在健侧的肩上。射线在冠状面 30°～45°，尾部倾斜 45°

   b. 为评估 Bankart 和 Hill-Sachs 损伤提供更好的盂 - 肱关节视图

   c. 可以用来代替腋位或肩胛骨 Y 侧位来评估肩关节脱位。

6. Serendipity/Hobbs 投照位（图 5.8）：

   a. Serendipity 投照位 = 患者仰卧，射线水平倾斜 40°

   b. Hobbs 投照位 = 患者俯卧在暗盒上，双臂向前弯曲，头靠在手上

   c. 评估胸锁关节脱位。

7. Zanca 投照位（图 5.9）：

   a. 患者直立或坐位，背对暗盒；射线对准肩部，头部倾斜 10°～15°

   b. 评估肩锁关节面是否分离或存在关节炎。

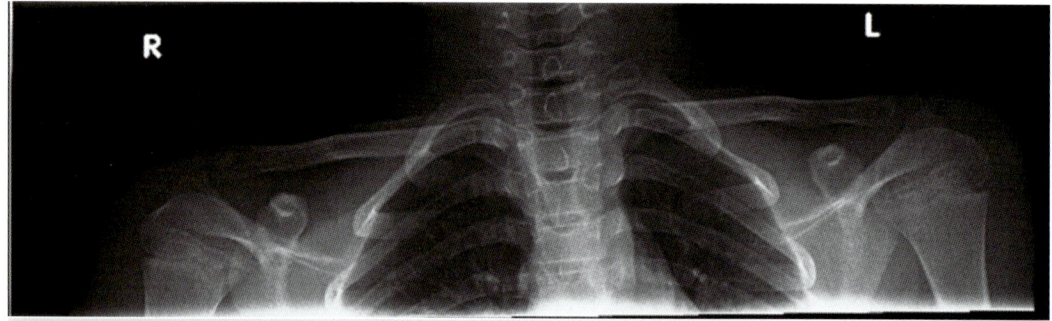

图 5.8　Serendipity 投照位。

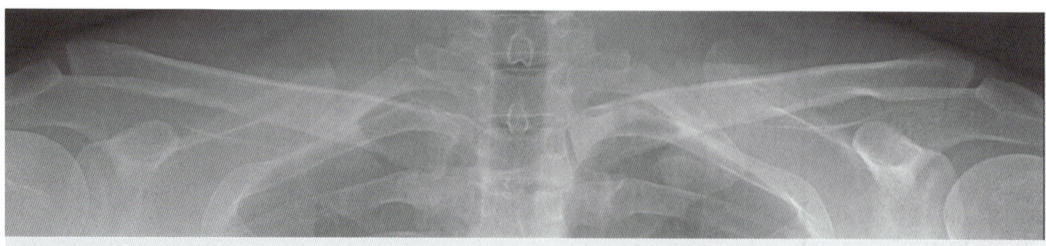

图 5.9　Zanca 投照位。

II. 计算机断层扫描（CT）

A. 与 X 线平片和磁共振成像（MRI）相比，CT 对骨骼细节的展示更好，但辐射负荷更高

B. CT 虽然仍逊色于 MRI，但软组织细节优于 X 线平片，尤其是在增加了对比度之后

C. 图像在多个平面上重建，为全肩关节置换、创伤和肿瘤手术计划提供有用的细节：

1. 轴位（图 5.10）：

    a. 适用于骨折、退行性疾病、关节盂形态、脱位和骨缺损（Hill-Sachs 损伤、反 Hill-Sachs 损伤、Bankart 损伤）的显示。

2. 矢状位（图 5.11）：

    a. 对骨折、关节盂形态和钙化性肌腱病的显示很有用。

3. 冠状位（图 5.12）：

    a. 对骨折、关节炎和肱骨近端移位的显示很有用。

D. 3D 重建（图 5.13）：

1. 对于全肩关节置换术手术计划中肩胛盂的显示，以及对复杂肩胛骨骨折类型的显示有很好的直观性。

E. 计算机断层扫描（CT）关节造影术（图 5.14）：

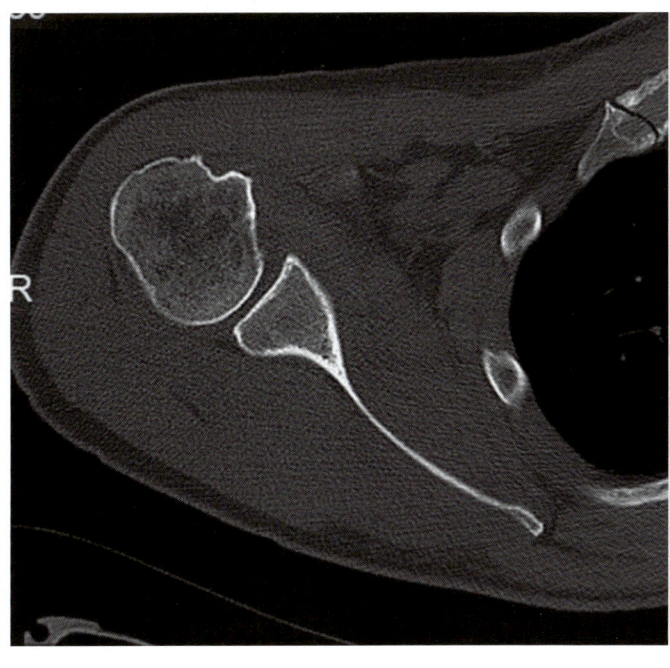

图 5.10 计算机断层扫描 (CT)，轴位。

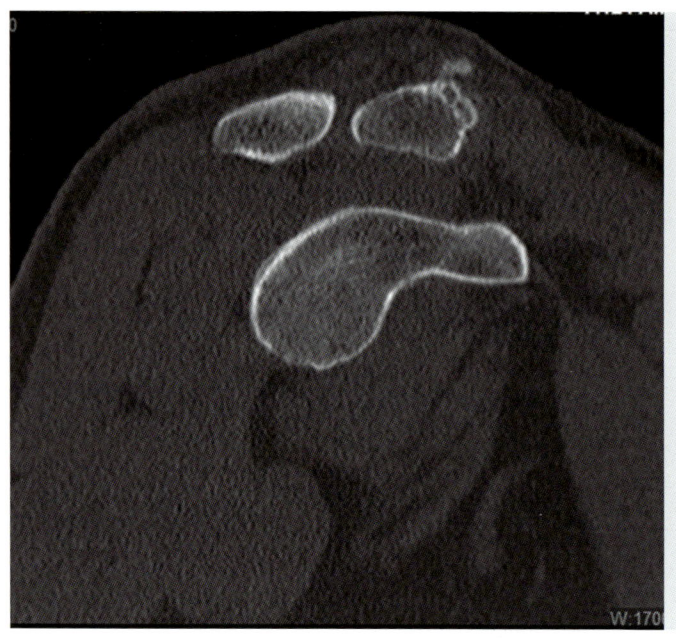

图 5.11　计算机断层扫描 (CT)，矢状位。

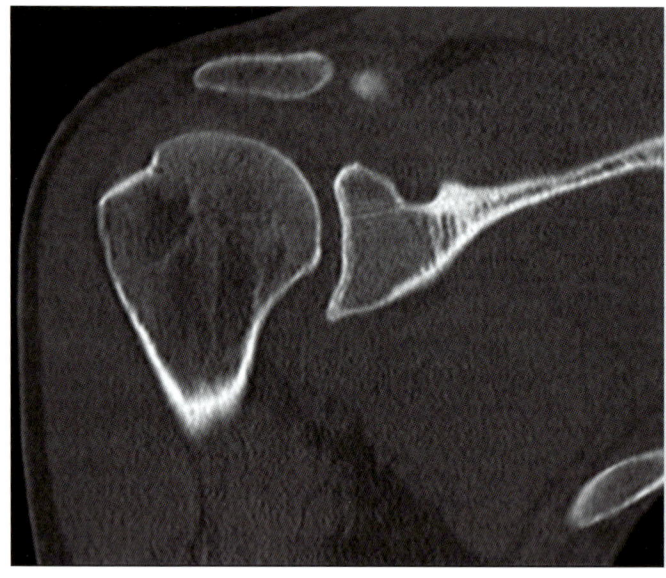

图 5.12　计算机断层扫描 (CT)，冠状位。

1. 关节内注射碘化对比剂
2. 可以更好地显示关节间隙，评估肩袖和盂唇部的完整性
3. 通常用于患者已做过手术或肩关节置换手术，或有盂唇部病变的评估

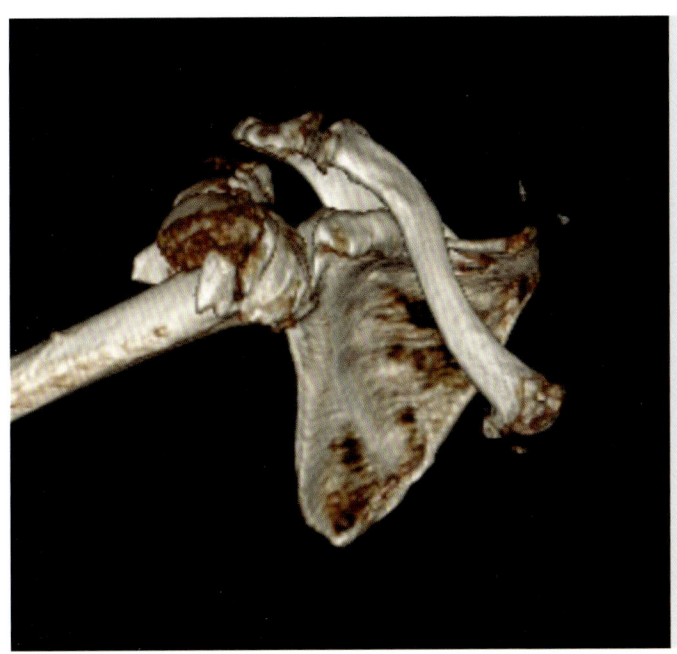

图 5.13 三维重建

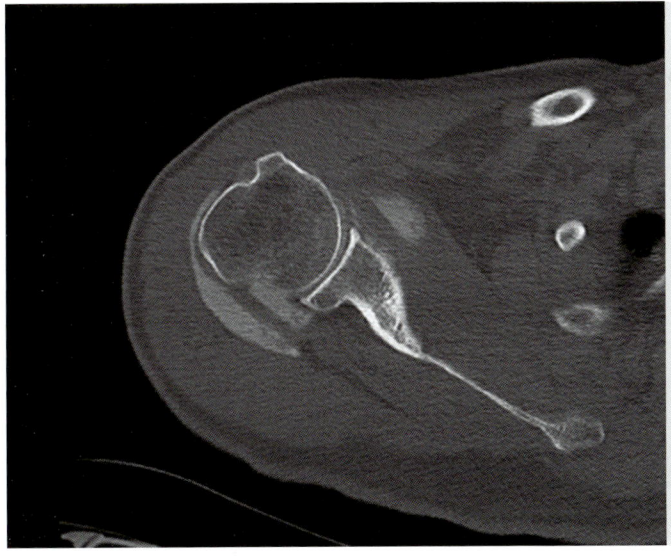

图 5.14 计算机断层扫描 (CT) 关节造影

III. 磁共振成像（MRI）

A. 评价软组织和骨挫伤的最佳影像方法

B. T1 加权（图 5.15）：

　1. 高信号 = 脂肪

　2. 低信号 = 液体、骨骼、肌腱、韧带、肌肉

　3. 通常被认为是最适合观察解剖学的检查方法

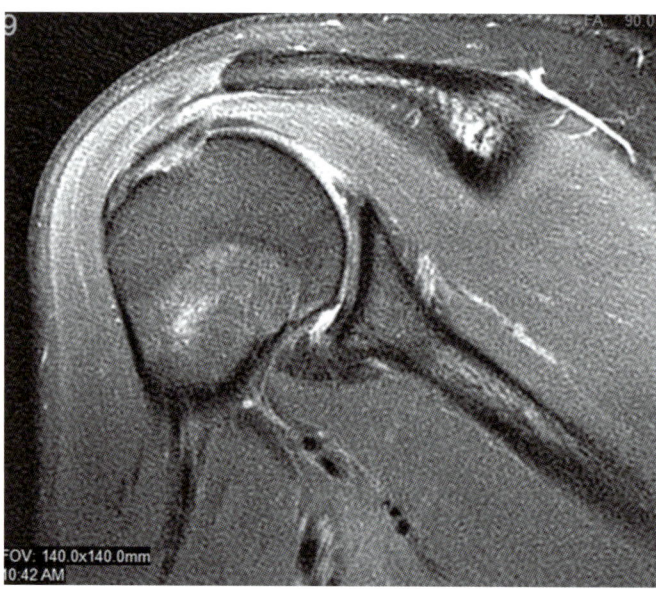

图 5.15　磁共振成像(MRI) T1 加权像

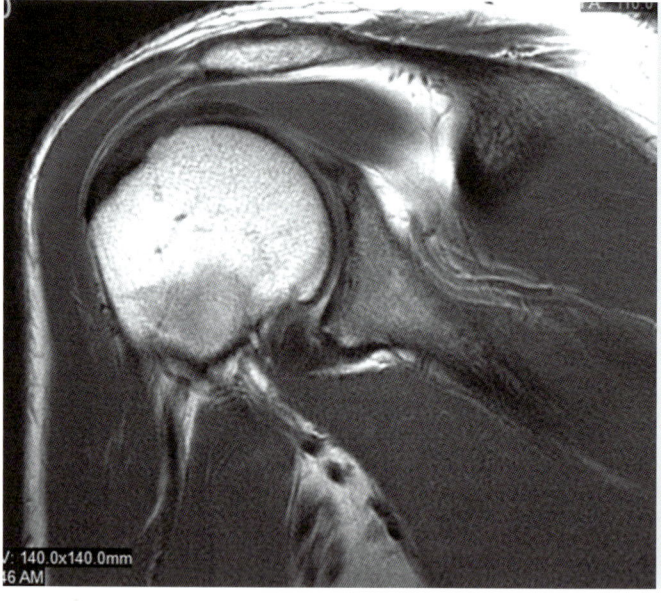

图 5.16　磁共振成像(MRI) T2 加权像

4. 对骨性 Bankart 损伤和 Hill-Sachs 损伤的显示很有用。

C．T2 加权（图 5.16）：

1. 高信号 = 液体，骨髓。
2. 低信号 = 骨骼、韧带、肌肉
3. 通常被认为最适合观察病理学改变
4. 对显示肩袖撕裂（特别是肩胛下肌腱）、细微的骨折和挫伤很有帮助。

D. 短时间反转恢复序列（STIR）（图 5.17）：

1. 脂肪被抑制，液体 / 水肿就会增强

2. 在评估肩袖撕裂的水肿和脂肪浸润方面很有帮助。

F. 磁共振关节造影（图 5.18）：

1. 在关节腔中注射钆对比剂

2. 对于上盂唇的前后方损伤（SLAP）、前下盂唇的关节囊内损伤（GREAD）、盂肱韧带肱骨侧撕脱（HAGL）和前下盂唇韧带骨膜袖撕脱（ALPSA）病变的显示极佳

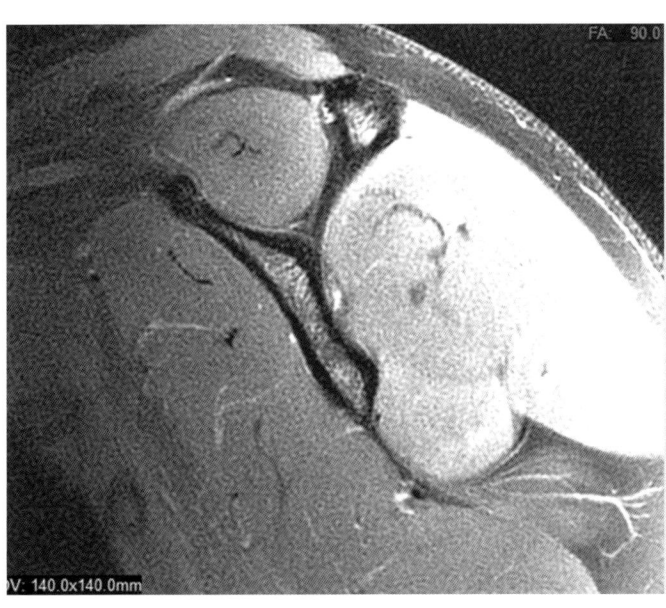

图 5.17 磁共振成像 (MRI) 短时间反转恢复序列 (STIR)

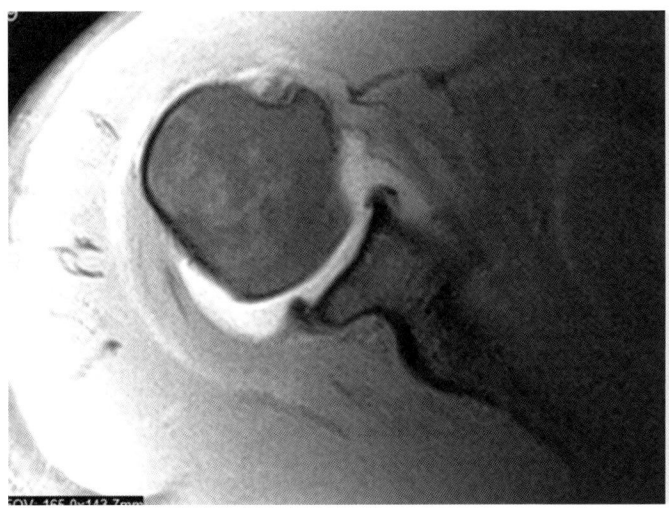

图 5.18 磁共振成像 (MRI) 关节造影

3. 与 CT 关节造影相比，软组织显示效果更好。

推荐读物

Goud A, Segal D, Hedayati P, Pan JJ, Weissman BN.Radiographic evaluation of the shoulder.Eur J Radiol 2008;68(1):2–15

Iannotti JP, Zlatkin MB, Esterhai JL, Kressel HY, Dalinka MK, Spindler KP.Magnetic resonance imaging of the shoulder: sensitivity, specificity, and predictive value.J Bone Joint Surg Am 1991;73(1):17–29

Jensen KL, Tirman P.Radiographic evaluation of shoulder problems.In: Matsen FA, Lippitt SB.Rockwood and Matsen's The Shoulder.5th ed.Elsevier; 2017:135–168:135–168

Lecouvet FE, Simoni P, Koutaïssoff S, Vande Berg BC, Malghem J, Dubuc JE.Multidetector spiral CT arthrography of the shoulder: clinical applications and limits, with MR arthrography and arthroscopic correlations.Eur J Radiol 2008;68(1):120–136

Murphy A, Gilcrease-Garcia B. "Shoulder Series | Radiology Reference Article." Radiopaedia.org, radiopaedia.org/articles/shoulder-series Murphy A, Gilcrease-Garcia B. "Shoulder Series | Radiology Reference Article." Radiopaedia.org, radiopaedia.org/articles/shoulder-series

Sanders TG, Jersey SL.Conventional radiography of the shoulder.Semin Roentgenol 2005;40(3):207–222

第6章

肩部超声检查

Paul S.Ragusa, Uma Srikumaran

摘要

　　肩部超声是一种安全、有效且经济的检查方法,可用于动态评估肩袖肌腱、肱二头肌肌腱和肩关节的其他结构。它能准确地检测出巨大肩袖撕裂,在敏感性和特异性方面与磁共振成像相当。

　　【关键词】肩部;超声检查;肩袖;有效性;诊断

I. 概述

A. 超声波基础:

1. 超声波的原理与为海上船舶开发的声呐原理相似
2. 超声换能器产生声波
3. 当声波遇到两个不同的传导声音组织边界时,一些声波会反射回来,产生回声
4. 换能器检测返回的回波,这些回波由计算机分析并转换成图像
5. 组织越致密,反射回来的信号越强,图像上的外观越亮。

B. 定义[1]:

1. 回声:

   a. 回声显示类型:无回声/低回声/高回声。

2. 无回声:

   a. 没有回声;黑色;一般为均质性流体;在肩部超声诊断中,无回声信号通常代表有病变(例如:渗出液、组织撕裂)。

3. 低回声:

   a. 带有低级回声;灰色;多为略致密的结构。

4. 高回声:

   a. 明亮的回声;白色;非常致密的组织结构。

5. 等回声：

    a. 同样的回声。

6. 衰减：

    a. 声音脉冲通过介质时能量的损失。

7. 长轴图像：

    a. 沿着结构的长度扫查。

8. 短轴图像：

    a. 横跨结构的宽度扫查。

9. 各向异性：

    a. 正常的高回声结构出现了假性低回声，这是由于换能器没有垂直于被成像的结构而导致的

    b. 您可以通过将探头与被检查部位保持在接近 90° 的角度来解决这一问题。

10. 频率：

    a. 换能器产生的声波范围（单位为 MHz）

    b. 频率越高，图像细节越好，但穿透力越小；高频换能器（12～15MHz）通常用于评估肩部

    c. 频率越低，图像细节越少，但穿透力越强；较低频率换能器（9MHz）有更强大的组织穿透力，这在评估深层结构时是很有必要的，例如评估体型较大的患者时。

C. 超声的优点：

  1. 性价比高

  2. 安全

  3. 提高肩袖疾病的治疗效率

  4. 动态

  5. 准确检测较大和巨大的肩袖撕裂 [3,6]

  6. 在灵敏度和特异性方面与磁共振成像相当 [7]

  7. 可用于有 MRI 禁忌证（起搏器、幽闭恐惧症等）的患者。

  8. 可以准确评估术后肩袖的情况：

      a. 对缝合锚钉伪影的敏感度较低。

  9. 能在图像引导下进行注射。

D. 缺点：

1. 学习曲线长：
    a. 临床应用前建议进行 100 次超声波检查训练[9,10]。
2. 取决于操作人员的操作水平
3. 对肥胖 / 肌肉发达的患者有困难
4. 对诊断肩袖部分撕裂和肱二头肌肌腱断裂不太敏感
5. 不能很好地评估关节内结构（盂唇、肱二头肌肌腱附着部位等）。

II. 常规肩部检查

A. 肱二头肌长头肌腱（LHBT）：
   1. 患者体位：
       a. 肩部呈中立位或轻微内旋，肘部弯曲 90°，患者前臂旋后并放在大腿上。
   2. 短轴图像（图 6.1a，b）：
       a. 相对于肱二头肌长头肌腱的纵轴，横向握住探头
       b. 图像相当于核磁共振成像的轴向视图
       c. 正常外观：
           i. 均匀、圆形或卵圆形高回声结构（2～4mm 厚），位于肱二头肌沟内，腱鞘内有微量液体。
   3. 长轴图像（图 6.1c，d）：
       a. 将探头旋转 90°，使其沿着 LHBT 的纵轴定向
       b. 图像相当于核磁共振成像上的矢状斜视图
       c. 此图像通常用于进行肱二头肌腱鞘注射
       d. 正常外观：
           i. 光滑且呈纤维状。

B. 肩胛下肌腱：
   1. 患者体位：
       a. 肩部外旋，肘部屈曲 90°，前臂旋后
       b. 外旋将肌腱从喙突下方显现出来。
   2. 长轴图像（图 6.2a，b）：
       a. 握住探头，使其与肩胛下肌纤维的纵轴对齐
       b. 图像相当于核磁共振成像的轴向视图
       c. 正常外观：

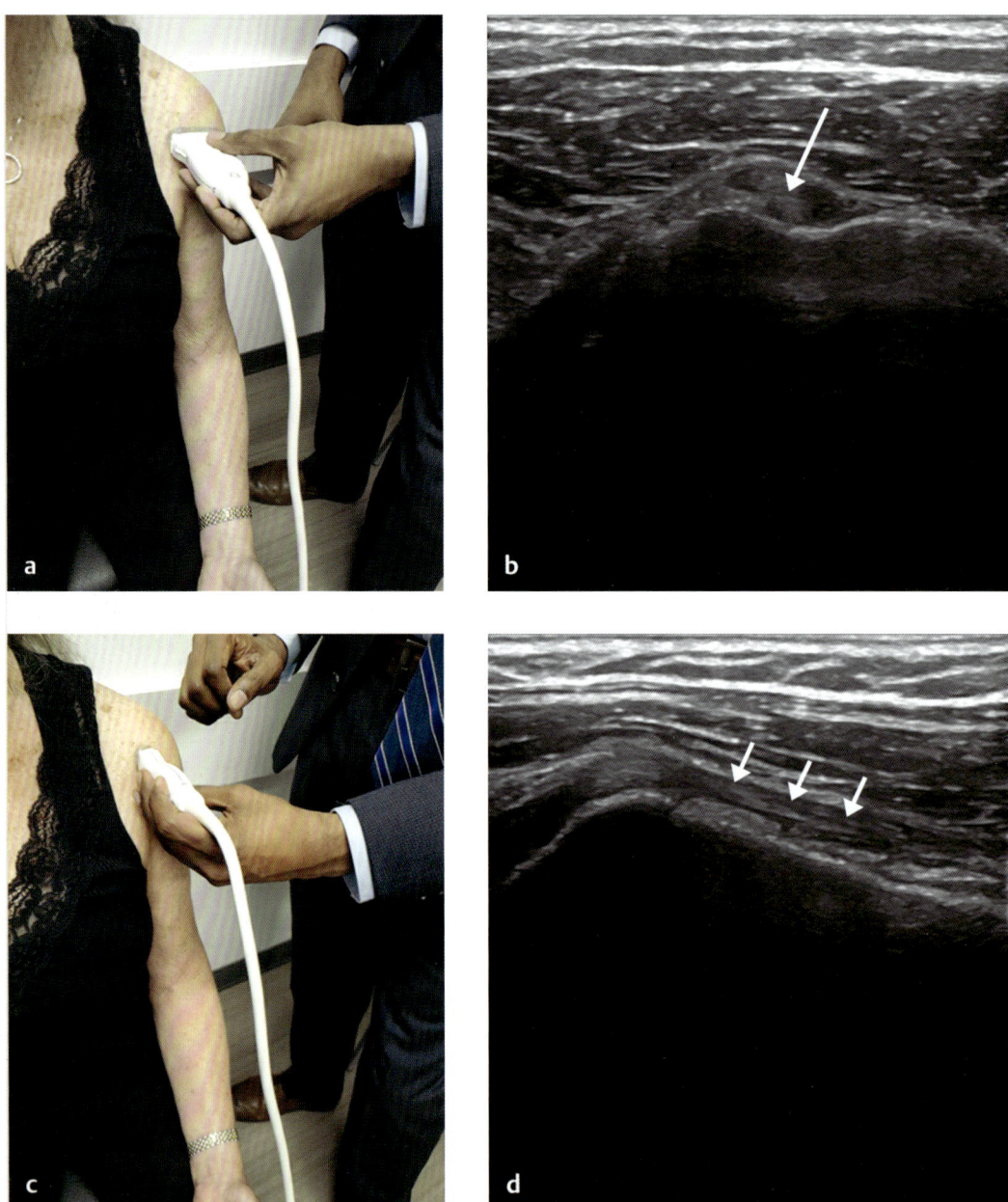

图6.1 LHBT超声检查。(a)用于短轴LHBT成像时,患者和探头位置。(b)LHBT的短轴图像(箭头)。(c)用于对LHBT进行长轴成像时,患者和探头位置。(d)LHBT的长轴图像(短箭头)。

  i. 肌腱呈强回声和凸形,在小结节处逐渐变细。注意:正常的低回声肌肉不应被误认为是液体。
3. 短轴图像(图6.2c,d):
  a. 将探头旋转90°,使其垂直于肩胛下肌纤维

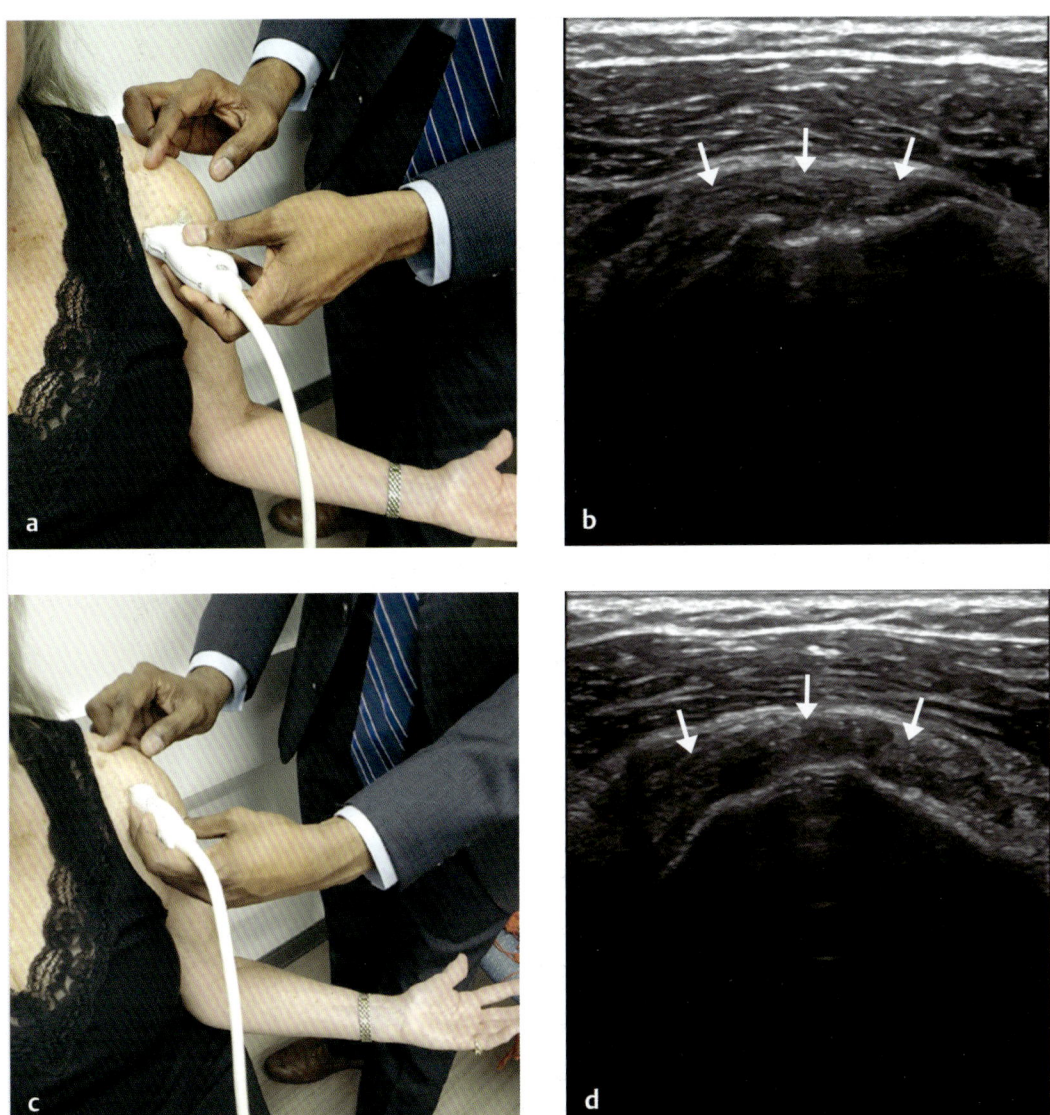

图6.2 肩胛下肌腱超声检查。(a)用于肩胛下肌长轴成像时，患者和探头位置。(b)肩胛下肌腱的长轴图像（箭头）。(c)用于肩胛下肌短轴成像时，患者和探头的位置。(d)肩胛下肌腱的短轴图像（箭头）。

  b. 图像相当于核磁共振成像上的斜矢状位视图

  c. 适用于评估肩胛下肌腱的上端撕裂。

C. 冈上肌腱：

  1. 患者体位：

    a. 指导患者将自己的手掌放在同侧的臀部，肘部屈曲并向身体内收

    b. 这样可使冈上肌腱从肩峰下伸出。

2. 长轴图像（图 6.3a，b）：

   a. 握住探头，使其沿着冈上肌纤维的纵轴扫查。冈上肌的肌纤维和肌腱的方向是前外侧

   b. 保持探头在同一轴线上，从前向后扫查

   c. 图像相当于核磁共振成像上的斜冠状位视图

   d. 肱二头肌肌腱标志着冈上肌的前部前缘。冈上肌后部的标志是大结节形状的变化，从突起到平坦。这个过渡区域是冈上肌后部和冈下肌前部纤维交错的地方，如果探头的方向不正确，可能会被误认为是撕裂。

   e. 正常外观：

      i. 光滑，强回声，纤维状，在嵌入处或附着处逐渐变细。

   f. 肩峰下囊：

      i. 肩峰下 - 三角肌下囊位于肩袖和上覆的三角肌和肩峰之间

      ii. 滑囊是一个潜在的空间，表现为一条直径小于 2mm 的低回声带，周围环绕着一条浅层和深层高回声线。它在超声检查中过程应该呈现为一个平滑的外观。

3. 短轴图像（图 6.4c，d）：

   a. 将探头旋转 90°，使其垂直于冈上肌纤维的纵轴

   b. 图像相当于核磁共振成像上的斜矢状位图

   c. 保持探头在同一轴上，从内侧到外侧扫查

   d. 正常外观：

      i. 肱骨头的高回声线和冈上肌的滑囊边界彼此平行。

D. 冈下肌腱：

1. 患者体位：

   a. 肩部呈中位旋转位，肘部屈曲 90°，患者前臂旋后并放在大腿上。

2. 长轴图像（图 6.4a，b）：

   a. 将探头放在肩胛骨下方，对齐，使其沿着冈下肌纤维的纵轴方向

   b. 图像相当于核磁共振成像的轴向视图

   c. 正常外观：

      i. 类似于冈上肌腱的纤维状形态；肌腱呈强回声，并向其在大结节上的附着处逐渐变细。在周围低回声冈下肌中可以识别出中央腱。

3. 短轴图像（图 6.4c，d）：

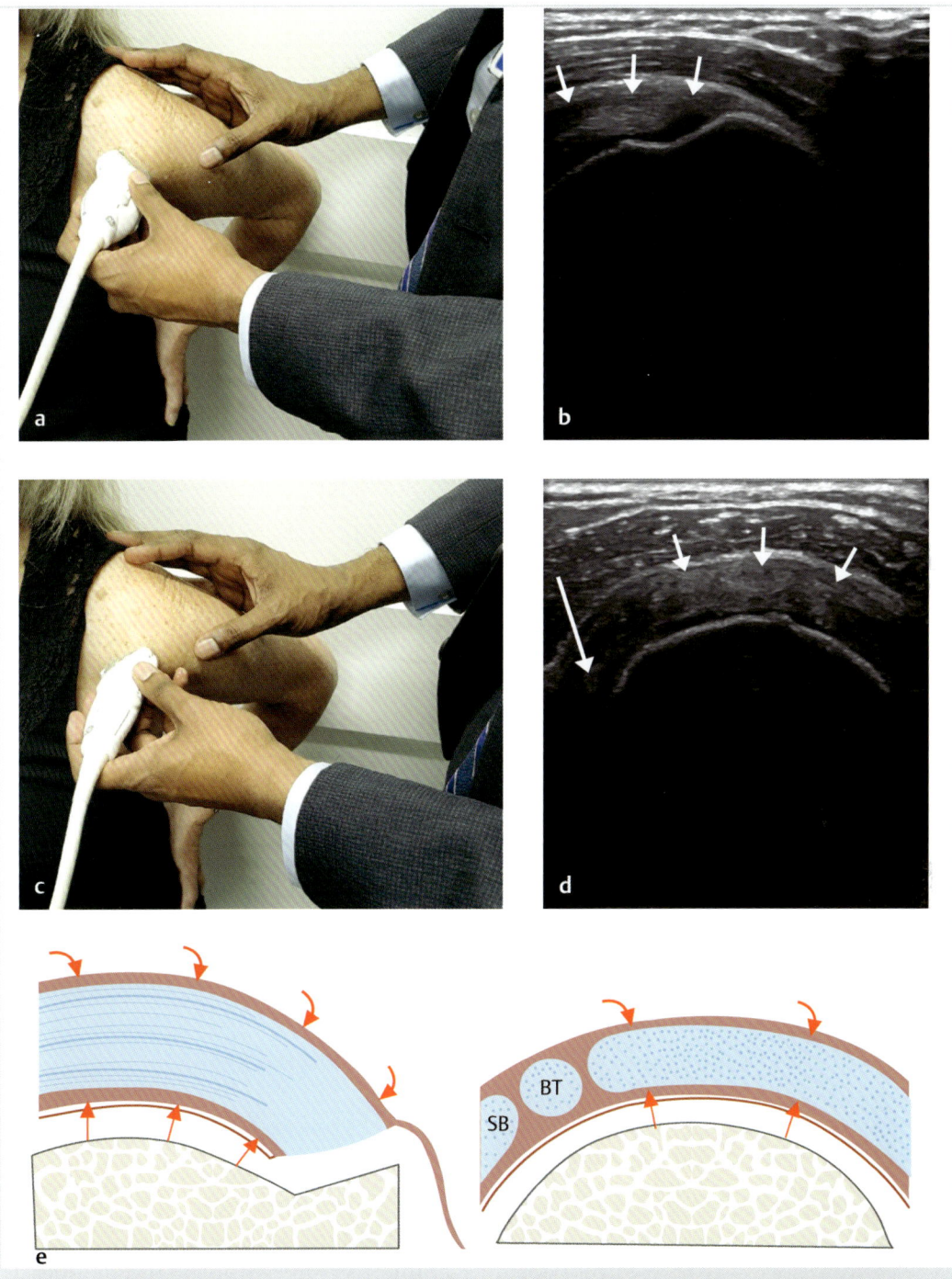

图6.3 冈上肌腱超声检查。（a）冈上肌长轴成像时，患者和探头位置。（b）冈上肌腱的长轴图像（箭头）。（c）冈上肌用于短轴成像时，患者和探头位置。注意肱二头肌长头肌腱（LHBT）在冈上肌腱（箭头）前方可见。（d）冈上肌腱的短轴图像（短箭头）。（e）冈上肌腱长轴（左）和短轴（右）示意图，显示冈上肌腱的关节面（箭头）和囊面（弯曲箭头）。BT，肱二头肌腱；ST，冈上肌腱。（改编自：Jacobson JA. Fundamentals of Musculoskeletal Ultrasound.）

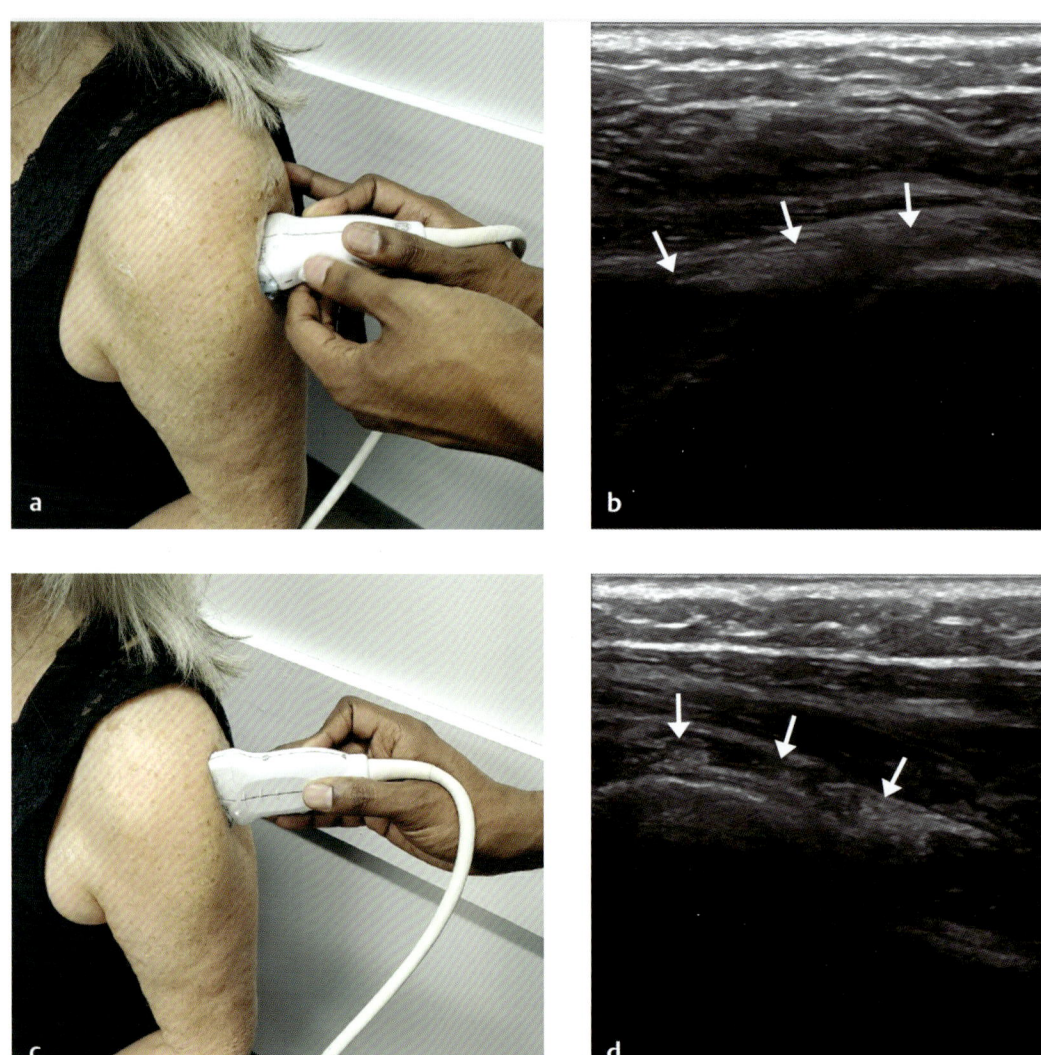

图 6.4 冈下肌腱超声检查。（a）棘下肌长轴成像时，患者和探头位置，。（b）冈下肌腱的长轴图像（箭头）。（c）冈下肌短轴成像时，患者和探头位置。（d）冈下肌腱的短轴图像（箭头）

    a. 将探头旋转 90°，使其与冈下肌纤维的纵轴垂直对齐

    b. 图像看起来类似于斜矢状位磁共振成像

    c. 保持探头在同一轴上，从内侧到外侧扫查

    d. 正常外观：

        i. 类似于冈上肌的回声。

E. 喙突和前盂肱关节：

    1. 患者体位：

a. 肩部外旋，肘部屈曲 90°，前臂旋后。
  2. 长轴图像（图 6.5a，b）：
    a. 将探头保持在与肩胛下肌腱长轴图像相同的位置（即：沿着肩胛下肌纤维的纵轴）。将探头保持在该轴上，同时向中间滑动探头
    b. 图像相当于核磁共振成像的轴向视图
    c. 通常用于测量喙肱间隙和进行盂肱关节前部注射
    d. 正常外观：
      i. 关节内应该没有液体。
F. 盂肱后关节：
  1. 患者体位：
    a. 肩关节呈中立旋转位，肘部屈曲 90°，患者前臂旋后并放在大腿上。
  2. 长轴图像（图 6.6a–c）：
    a. 将探头保持在与冈下肌长轴图像相同的位置（即：沿着冈下肌纤维的纵轴）。保持探头在该轴上，向内侧滑动
    b. 图像相当于核磁共振成像的轴向视图
    c. 通常用于盂肱关节后部注射，以治疗粘连性关节囊炎或退行性关节疾病

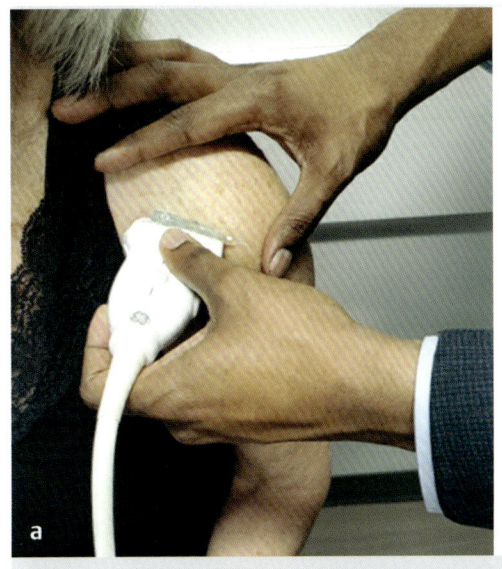 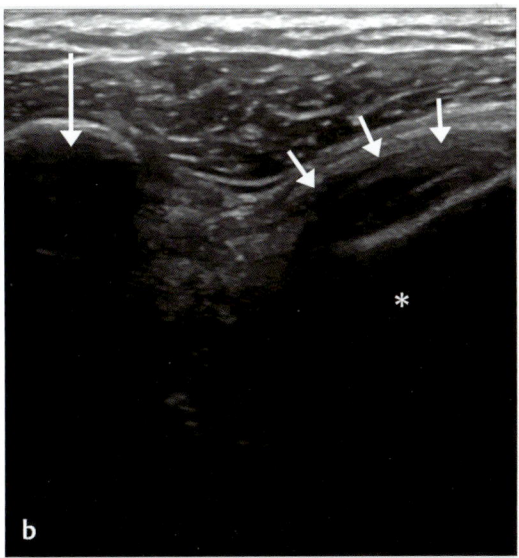

图 6.5 喙突和前盂肱关节超声检查。（a）喙突和前盂肱关节长轴成像时，患者和探头位置。（b）喙突（箭头）、肩胛下肌（短箭头）和肱骨头（星号）的长轴图像。

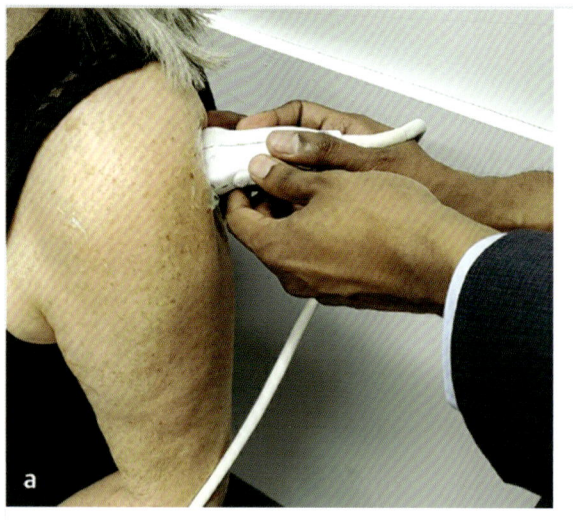
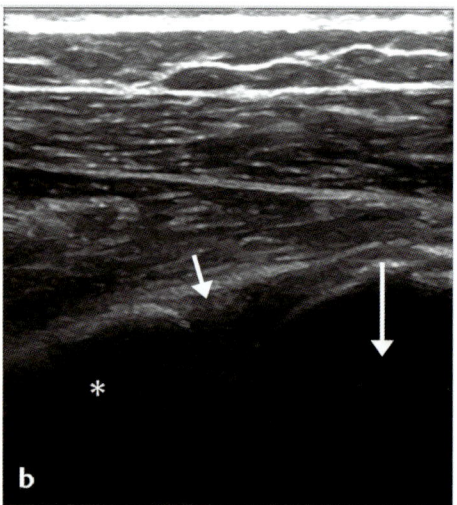
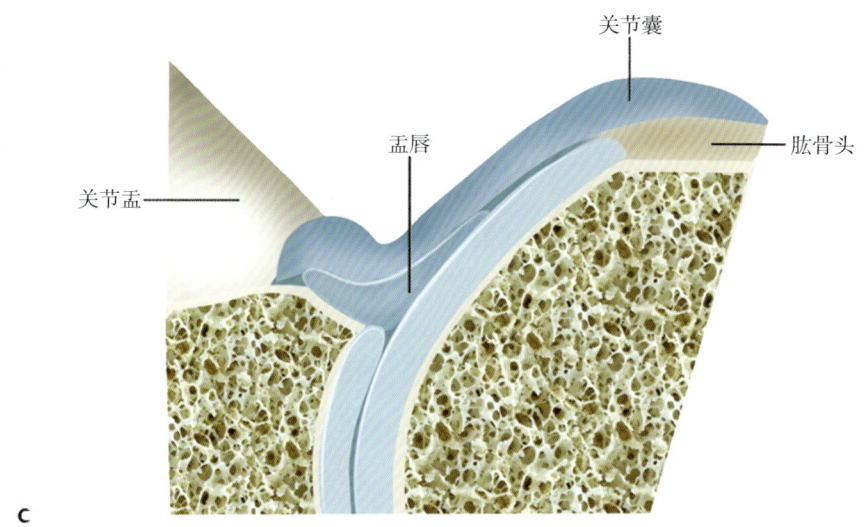

图6.6 后盂肱关节超声检查。（a）后盂肱关节长轴成像时，患者和探头位置。（b）后盂肱关节的长轴图像，显示肱骨头（长箭头）、关节盂（星号）和盂唇（短箭头）。（c）后盂肱关节示意图。

    d. 正常外观：

        i. 关节内应该没有任何液体。

G. 肩锁关节：

    1. 患者体位：

        a. 肩关节呈中立旋转位，肘部屈曲90°，患者前臂放在大腿上。

    2. 长轴图像（图6.7a，b）：

        a. 握住探头，使其沿着锁骨远端的纵轴扫查

第 6 章　肩部超声检查

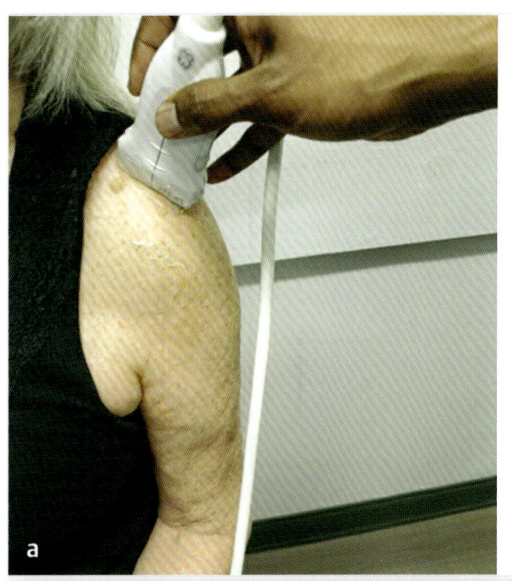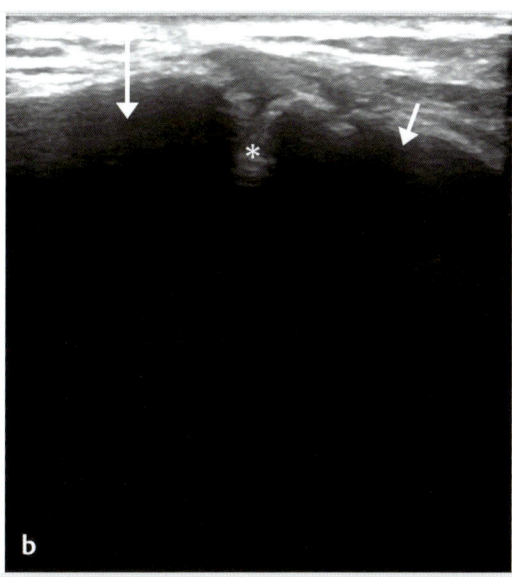

图 6.7　肩锁关节超声检查。（a）肩锁关节长轴成像时，患者和探头的位置。（b）肩锁关节（星号）、锁骨远端（长箭头）、肩峰（短箭头）的长轴图像。

  b. 图像相当于核磁共振成像的冠状面视图

  c. 用于引导关节注射

  d. 正常外观：

    i. 不应有异常的关节变宽或变窄、关节边缘不规则、错位或关节囊膨出。

III. 病理改变

A. 肱二头肌长头肌腱：

  1. 肱二头肌长头肌腱炎：

    a. 增厚，失去正常的回声，失去正常的纤维状形态。

  2. 部分（纵向基底内）撕裂：

    a. 可能因慢性肌腱炎而引起

    b. 导致肌腱内出现无回声空隙，没有完全不连续的情况

    c. 这些撕裂通常是纵向的。

  3. 全层撕裂：

    a. 完全撕裂并伴有远端回缩，其特征是在肱骨结节间沟内看不到肌腱（即："凹槽"征）

    b. 凹槽中可能存在回声物质

c. 临床上符合"大力水手"畸形

d. 如果出现凹槽，需评估肌腱是否有内侧脱位，这可能意味着肩胛下肌腱撕裂。

B. 肩胛下肌腱：

1. 喙突下撞击：

a. 动态扫描可以通过内外旋转肩部来确认喙突和下方肩胛下肌腱之间的撞击。

2. 全层撕裂：

a. 肱二头肌长头肌腱内侧脱位，位于肩胛下肌腱下方并进入盂肱关节，标志着肩胛下肌腱全层撕裂。

C. 冈上肌和冈下肌：

1. 肩袖肌腱炎：

a. 肌腱出现不均匀或低回声，肌腱增厚，失去正常的纤维形态。

2. 部分肩袖撕裂（图 6.8a–f）：

a. 涉及肌腱一侧的低回声或混合回声病灶区，但不延伸至整个厚度

b. 可以是囊侧、关节侧或基底内。

3. 全层肩袖撕裂（图 6.8g，h）：

a. 超声是诊断肩袖全层撕裂的可靠方法，敏感性和特异性均在 90% 以上

b. 超声对发现部分肩袖撕裂不太可靠

c. 全层撕裂可表现为肩袖内的低回声或无回声间隙

d. 在矢状面视图中，滑囊边缘和肱骨头的高回声线是相互平行的；在肩袖撕裂的情况下，由于三角肌覆盖肩袖缺损，滑囊边缘可能显示一个凹陷轮廓

e. 此外，严重回缩的撕裂会导致肩袖肌腱不可见

f. 动态收缩试验：要求患者抗阻力外展肩关节。这种等长收缩试验用于发现未移位的全层撕裂，或明显的部分撕裂。

4. 肩峰下囊：

a. 滑囊的异常表现为滑囊内的液体增加和膨胀，和／或滑囊壁增厚。

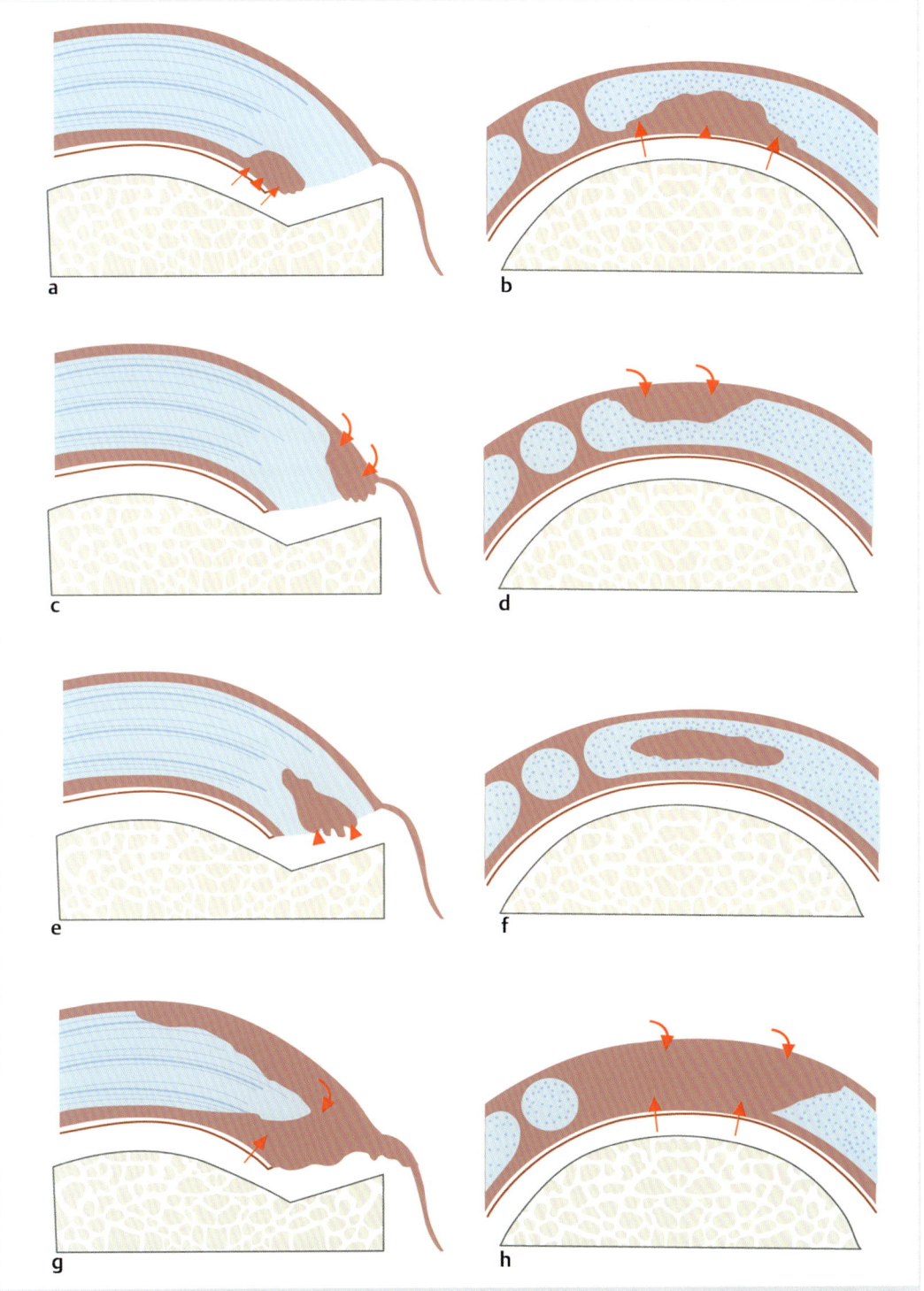

图 6.8 冈上肌腱的病理状态。如关节侧部分厚度肩袖撕裂的长轴（a）和短轴（b）视图。囊状部分厚度肩袖撕裂的长轴（c）和短轴（d）视图。间隙性部分厚度肩袖撕裂的长轴（e）和短轴（f）视图。全层肩袖撕裂的长轴（g）视图和短轴（h）视图。（改编自：Jacobson JA. Fundamentals of Musculoskeletal Ultrasound.）

参考文献

1. Jacobson JA.Chapter 1, Introduction.In: Fundamentals of Musculoskeletal Ultrasound.Saunders W.B.; 2017
2. Ziegler DW.The use of in-office, orthopaedist-performed ultrasound of the shoulder to evaluate and manage rotator cuff disorders.J Shoulder Elbow Surg 2004;13(3):291–297
3. Al-Shawi A, Badge R, Bunker T.The detection of full thickness rotator cuff tears using ultrasound.J Bone Joint Surg Br 2008;90(7):889–892
4. Roy JS, Braën C, Leblond J, et al.Diagnostic accuracy of ultrasonography, MRI and MR arthrography in the characterisation of rotator cuff disorders: a systematic review and meta-analysis.Br J Sports Med 2015;49(20):1316–1328
5. Iannotti JP, Ciccone J, Buss DD, et al.Accuracy of office-based ultrasonography of the shoulder for the diagnosis of rotator cuff tears.J Bone Joint Surg Am 2005;87(6):1305–1311
6. Teefey SA, Hasan SA, Middleton WD, Patel M, Wright RW, Yamaguchi K.Ultrasonography of the rotator cuff: a comparison of ultrasonographic and arthroscopic findings in one hundred consecutive cases.J Bone JointSurg Am 2000;82(4):498–504
7. de Jesus, Parker L, Frangos AJ, Nazarian LN.Accuracy of MRI, MR arthrography, and ultrasound in the diagnosis of rotator cuff tears: a meta-analysis.AJR Am J Roentgenol 2009;192(6):1701–1707
8. Prickett WD, Teefey SA, Galatz LM, Calfee RP, Middleton WD, Yamaguchi K.Accuracy of ultrasound imaging of the rotator cuff in shoulders that are painful postoperatively.J Bone Joint Surg Am 2003;85(6):1084–1089
9. Alavekios DA, Dionysian E, Sodl J, Contreras R, Cho Y, Yian EH.Longitudinal analysis of effects of operator experience on accuracy for ultrasound detection of supraspinatus tears.J Shoulder Elbow Surg 2013;22(3):375–380
10. Murphy RJ, Daines MT, Carr AJ, Rees JL.An independent learning method for orthopaedic surgeons performing shoulder ultrasound to identify full-thickness tears of the rotator cuff.J Bone Joint Surg Am 2013;95(3):266–272

推荐阅读

Jacobson JA.Chapter 3, Shoulder ultrasound.In: Fundamentals of Musculoskeletal Ultrasound.Saunders W.B.; 2017

第 7 章
诊断性和治疗性注射

Suresh K.Nayar, Uma Srikumaran

摘要

注射既可用作辅助诊断，也可为常见的肩锁关节、盂肱关节、肩袖、肱二头肌和肩胛上肌等肩部病变提供治疗，以缓解症状。

【关键词】注射；治疗；诊断；止痛；成像

I. 概述

A. 注射可以是诊断性的，以确定疼痛/损伤的来源，或者是治疗性的，使疼痛暂时的缓解：

1. 诊断性注射：

    a. 肩锁关节病变

    b. 肩袖撕裂

    c. 肩峰下撞击

    d. 前外侧疼痛综合征

    e. 盂肱关节病变

    f. 肩胛上神经卡压症

    g. 肱二头肌肌腱病变。

2. 治疗性注射：

    a. 缓解多种疾病的疼痛，包括但不限于：骨关节炎、类风湿性关节炎、粘连性关节囊炎、钙化性肌腱炎、肩袖撕裂、肩峰下滑囊炎、肱二头肌肌腱炎和撞击综合征

    b. 在其他保守疗法[非甾体抗炎药（NSAIDs）、物理疗法、抗类风湿关节炎药物]失败后使用

    c. 通常是选择皮质类固醇和麻醉剂的组合

d. 症状立即缓解意味着药物被准确地输送到疼痛部位

e. 数小时或数天的缓解表明皮质类固醇已全身吸收

f. 缓解时间可能长达 6 个月

g. 每年最多可接受三至四次注射：

　　i. 应避免对肱二头肌肌腱病变处进行多次重复注射，以避免肱二头肌长头腱断裂的风险。

h. 有助于辅助物理治疗（如钙化性肌腱炎）：

　　i. 常用注射制剂见表 7.1。

表 7.1　治疗性肩部注射的常用制剂

位置	注射器（ml）	麻醉剂 *（ml）	皮质类固醇 **（ml）
肩锁关节	3～5	0.5	0.25～0.5
肩峰下间隙	10	5～7	1～2
盂肱关节	10	5～7	1～2
肱二头肌腱区	3～5	0.5	0.25
肩胛胸壁关节	3～5	1～2	0.5～1.0

注：*1% 利多卡因或 0.25%～0.5% 布比卡因。

** 倍他米松磷酸钠和醋酸盐（Celestone Soluspan）或甲基强的松龙（Depo-Medrol，40mg/ml）或曲安奈德（Kenalog，40mg/ml）。

根据注射部位，建议使用 1.5 英寸的 21～25ml 规格的注射器。

B. 技术：

1. 超声引导可以提高注射准确性
2. 采用无菌技术和恒定压力进行
3. 注射前应回抽以避免注射入血管内
4. 注入关节间隙时，药剂应能进出自由流动
5. 可选择使用 25 号针头在关节上覆盖的软组织中注射麻醉剂
6. 注射后的被动活动有助于治疗药物的扩散
7. 注射后，患者应在治疗室内留观半小时以上
8. 注射后至少 48 小时内避免剧烈活动。

C. 禁忌证：

1. 绝对禁忌证：

a. 疑似有感染

b. 人工关节

c. 肌腱内注射。

2. 相对禁忌证：

a. 既往有不良反应

b. 注射部位有活动性皮肤病变

c. 患者在使用抗凝血剂或国际标准化比值（INR）升高。

D. 并发症和副作用

1. 注射部位皮肤萎缩或色素脱失

2. 注射后晶体沉积引起的红斑，通常在 48 小时内消退

3. 感染很少发生（1 : 2000 至 1 : 20 000 次注射），通常在 48 小时后开始

4. 单次关节内注射对血糖控制的影响可以忽略不计

5. 软组织注射或肌腱周围注射可能会使血糖升高（从 5～21 天不等），可能需要更密切地进行血糖监测。

E. 目前尚没有研究表明富血小板血浆注射对肩部病变有长期的益处

F. 肩部病变的诊断是通过体格检查、影像学检查和注射相结合的方式进行的。

II. 肩锁关节病变

A. 由于肩锁关节容易触及，与肩袖损伤相比，体格检查结果对诊断肩锁关节病变更为准确和可靠

B. 带有纤维囊的小关节使注射更具难度，关节内针头的精确置针率在 39%～67% 之间

C. 关节周围注射和关节内注射可能同样有效

D. 技术：

1. 触摸锁骨远端并向外移动直到触及软点

2. 将针头从头部垂直指向尾部方向，略微向内倾斜 5°（图 7.1）

3. 针头过深可能会将药剂注射到肩峰下间隙，应该避免这种情况的发生

4. 使用超声检查时，如果肩锁关节存在不稳定，可让病人屈肘并将手放在对侧肩上，从而使肩锁关节受力以显示不稳定的情况。

肩部手术精要

III. 肩袖和肩峰下间隙病变

A. 肩袖损伤由多个内因（退化）和外因（撞击、创伤）引起

B. 肩峰下滑囊纤维通常含有非常密集的痛觉神经纤维

C. 最有用的体格检查结果是外展或外旋无力，落臂征，外旋滞后征，以及疼痛弧征。

D. 因为体格检查和影像学检查往往是不明确的，所以治疗性和诊断性注射有很好的效用

E. 准确率在 56%～92% 之间

F. 由于肩峰下间隙很容易进入，通常不需要超声引导，但是通过精确的留置针可以帮助观察滑囊扩张情况

G. 必须避免直接对肩袖进行注射

H. 技术（图 7.1）：

  1. 患者应采用坐位，让手臂自由地垂在身旁或放在腿上：

    a. 前方注射：

      i. 喙肩韧带和/或前肩峰骨刺者，一般不推荐使用

      ii. 触诊肩峰前外侧下缘与肱骨头之间的软组织。

    b. 侧方注射：

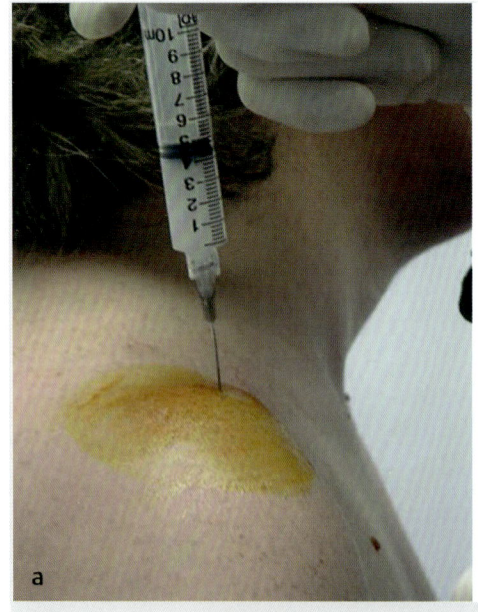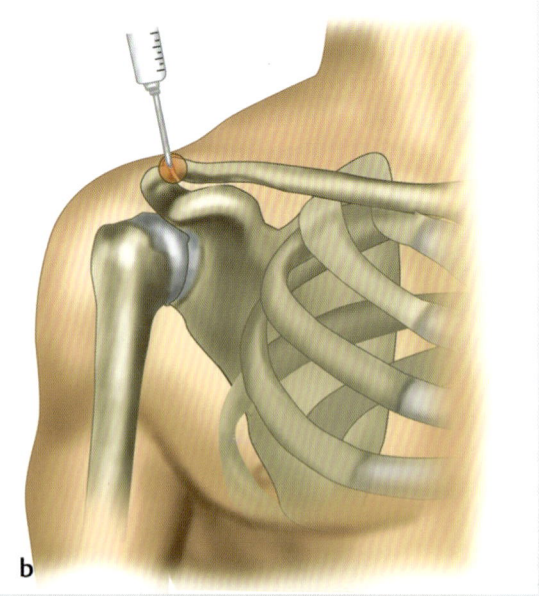

图 7.1 （a，b）肩锁关节（AC）、肩峰下（前、侧和后）、盂肱关节（前和后）、肩胛上和肱二头肌肌腱注射的进针方向、解剖和具体注射位置。

i. 最常使用

ii. 触诊肩峰后 1/3 外侧下缘与大结节之间的软组织

iii. 将针头方向指向对侧乳头。

c. 后方注射：

i. 当疼痛主要发生在后方时建议采用后方注射

ii. 触诊肩峰后外侧下方的软点。

IV. 盂肱关节病变

A. 如果同时存在多种病变，如肱二头肌肌腱病变、上盂唇前部至后部（SLAP）和肩袖撕裂、软骨病变、粘连性关节囊炎和撞击，可能易混淆疼痛的来源

B. 在诊断关节炎时，影像学检查可能优于注射。

C. 通过超声检查，可将准确率提高到 50% 至 90% 以上

D. 技术：

1. 患者可采用两种注射方式：

   a. 前方注射（图 7.1）：

   i. 患者患侧手臂内收，通过外旋和内旋移动手臂，触诊喙突外 1cm 的肩袖间隙

   ii. 平行于关节盂，略微向上倾斜，将针向后方刺入

   iii. 如果进针后感觉到肱骨头在移动，则需向内侧重新定位

   iv. 如果针头碰到骨头而没有明显的移动，那么它很可能是停留在关节盂上了，则需要重新向外侧定位。

   b. 后方注射（图 7.1）：

   i. 触诊肩峰后外侧角下方（约 2cm）和内侧（约 1cm）的软点，并对准喙突。

V. 肩胛上神经损伤

A. 继发于牵引（手臂过顶运动）或压迫（滑膜或神经节囊肿，图 7.2）损伤，可能会影响在肩胛骨切迹或冈盂切迹处的肩胛上神经

B. 肩胛上神经损伤影响冈上肌和冈下肌

C. 冈盂切迹压迫只会影响冈下肌

D. 通常在肌电图检查后再进行注射：

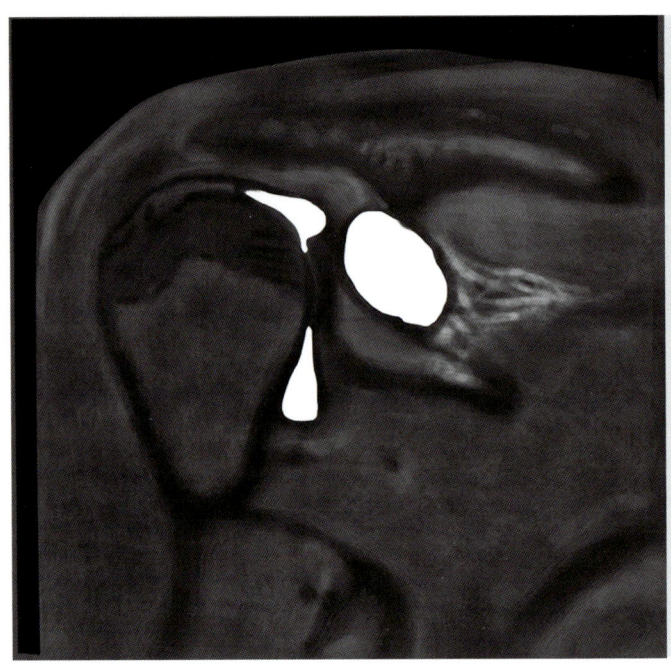

图 7.2 冈盂切迹囊肿影像。

1. 技术：

    a. 建议使用荧光镜或超声引导，以避免神经损伤或血管损伤。

VI. 肱二头肌肌腱病变

A. 伴随的疼痛通常是不明确的，可能与其他疾病症状相似，如骨关节炎、肩袖损伤和关节疼痛

B. 肱二头肌损伤常常与其他病症并存

C. 大多数体格检查不太可靠

D. 无超声引导时准确性差（约为 27%，而有引导时为 87%）

E. 注射也可以通过腱鞘近端进入盂肱间隙，同样具有诊断功能。

F. 技术：

   1. 患者仰卧，屈肘至 90°，将肩部外旋 20°，使肌腱远离前关节线

   2. 用超声定位肌腱（图 7.3），并避免直接注入到肌腱中

   3. 不建议在没有超声辅助的情况下进行注射；但是，如果在肘关节活动时可以触诊到最剧烈的压痛点，并感觉到肱骨近端移动的肌腱时，也可以进行注射

   4. 针头向内倾斜 30° 水平刺向肱二头肌结节间沟。

第 7 章 诊断性和治疗性注射

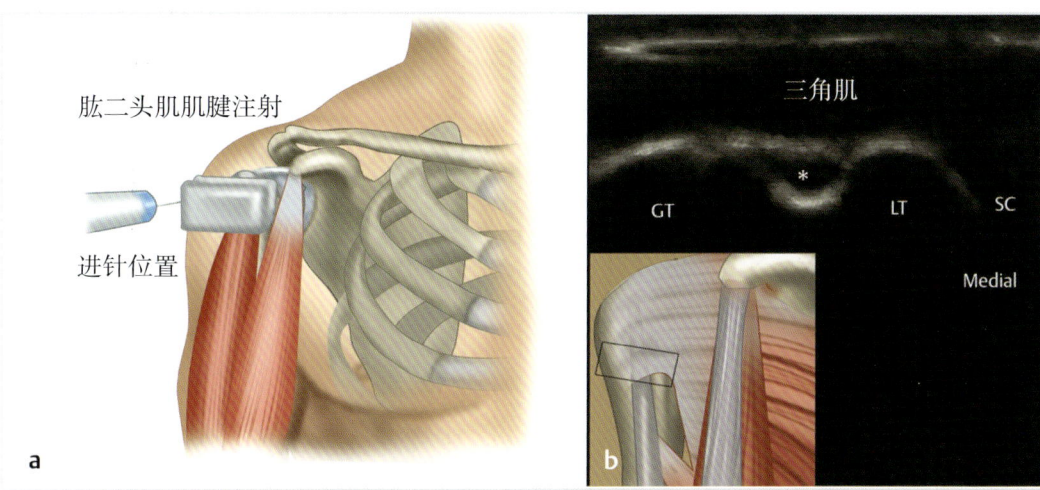

图 7.3 （a，b）肱二头肌肌腱注射位置的示意图和超声图像。GT，大结节；LT，小结节；*，肱二头肌腱；SC，肩胛下肌。

推荐阅读

McFarland E, Bernard J, Dein E, Johnson A.Diagnostic injections about the shoulder.J Am Acad Orthop Surg 2017;25(12):799–807

Skedros JG, Hunt KJ, Pitts TC.Variations in corticosteroid/anesthetic injections for painful shoulder conditions: comparisons among orthopaedic surgeons, rheumatologists, and physical medicine and primary-care physicians.BMC Musculoskelet Disord 2007;8:63

Tallia AF, Cardone DA.Diagnostic and therapeutic injection of the shoulder region.Am Fam Physician 2003;67(6):1271–1278

第 8 章

肩袖疾病

Ankit Bansal, Uma Srikumaran

摘要

肩袖疾病是 40 岁以上的患者普遍易患的疾病。它是各种肩部疾病长期发展的结果，急性创伤或慢性损伤可导致肩袖撕裂和最终的关节病。本章概述了肩袖撕裂的流行病学、病理生理学、临床表现和治疗选择。

【关键词】肩袖撕裂；连续性；患病率；诊断；处理

I. 概述

A. 各种肩部疾病长期发展的结果：肩峰下或喙突下撞击、钙化性肌腱炎、部分或全层肩袖（RTC）撕裂、巨大撕裂和肩袖撕裂关节病。

II. 流行病学

A. 患病率：尸体研究中为 7%～40%

B. 年龄＞60 岁：28% 有全层撕裂

C. 年龄＞70 岁：65% 有全层撕裂

D. 在那些单侧疼痛性全层撕裂的患者中，有 56% 的人会出现无症状的对侧全层或部分层撕裂

E. 在所有无症状的撕裂中，50% 的人会在 3 年内出现症状。其中 40% 会出现撕裂程度加重。

III. 病理生理学

A. 慢性退化性撕裂：
   1. 常见于老年患者
   2. 最常见的是冈上肌和冈下肌退化性撕裂

第8章 肩袖疾病

3. 可以延伸到肩胛下肌和小圆肌

4. 归因于与年龄有关的肌腱的内在变性

5. 具体表现为胶原纤维形态改变、黏液样和透明变性。

B. 慢性撞击：

1. 通常从冈上肌和冈下肌的滑囊表面开始

2. 肩胛骨或肩胛骨骨刺会对滑囊肌腱造成直接压迫和慢性磨损

3. 不良的肩胛骨运动是外侧肩袖全层撕裂的最常见原因

4. 也见于过顶投掷运动员的内部撞击：

   a. 部分关节冈上肌腱撕脱（PASTA）撕裂可见于后上关节盂和肩袖的撞击。

C. 急性创伤性撕脱伤：

1. 见于年龄＞40岁的肩关节脱位

2. 肩胛下肌撕脱见于年轻患者的过度外展/外旋损伤

3. 如果在急性期修复，急性撕脱可能比慢性退行性撕裂有更好的预后。

D. 医源性损伤：

1. 开放性肩关节前路手术后由于修复失败而出现的肩胛下肌功能失用。

IV. 解剖

A. 五层：

1. 第一层：最表层的薄层，由喙肱韧带的纤维组成

2. 第二层：沿肌腱方向的致密平行排列的纤维（3～5mm）

3. 第三层：与第二层成45°角的较为稀疏的胶原束（3mm）

4. 第四层：与喙肱韧带相连的疏松结缔组织

5. 第五层：肩关节囊（2mm厚）。

B. 关节侧纤维的强度只有囊侧的一半

C. 肩袖间隙：

1. 位于冈上肌和肩胛下肌之间

2. 包括盂肱上韧带（SGHL）、喙肱韧带、肱二头肌长头腱和关节囊。

D. 肩袖索：

1. 垂直于冈上肌和冈下肌的附着点延伸

2. 喙肱韧带无血管区的纤维较厚。

V. 分类

A. 肩袖撕裂大小 DeOrio 和 Cofield 分型：

　1. 小型撕裂：＜1cm

　2. 中等型撕裂：1～3cm

　3. 大型撕裂：3～5cm

　4. 巨大型撕裂：＞5cm（多条肌腱）。

B. 部分肩袖撕裂 Ellman 分型：

　1. 按撕裂程度分为：一度（＜3mm，＜25%厚度），二度（3～6mm，25%～50%），三度（＞6mm，＞50%）

　2. 按撕裂部位分为：A-关节面侧撕裂，B-肩峰下滑囊侧撕裂，C-肌腱内撕裂。

C. 肩袖萎缩（Goutallier 分级）

　0 级：无脂肪浸润

　1 级：少量脂肪条带

　2 级：肌肉多于脂肪

　3 级：等量的脂肪和肌肉

　4 级：脂肪比肌肉多

D. 肩袖撕裂形状（图 8.1）——Burkhart 分型：新月形撕裂、U 形撕裂、L 形撕裂、肩袖组织回缩的巨大型撕裂。

VI. 临床表现

A. 手臂过顶活动诱发的隐匿性疼痛

B. 夜间疼痛、三角肌疼痛、肱骨外侧疼痛和肌肉无力

C. 常见的有主动和被动运动范围差异

D. 创伤后疼痛的急性发作可能表明有肩袖创伤性破裂

E. 体格检查：

　1. 撞击：Hawkin 试验，Neer 试验

　2. 冈上肌撕裂：Jobe 试验，drop-arm 试验

　3. 冈下肌撕裂：在外展 0° 时进行外旋试验，外旋滞后征

　4. 小圆肌撕裂：Hornblower 试验（号手征）

　5. 肩胛下肌撕裂：压腹试验、抬离试验、过度被动外旋试验。

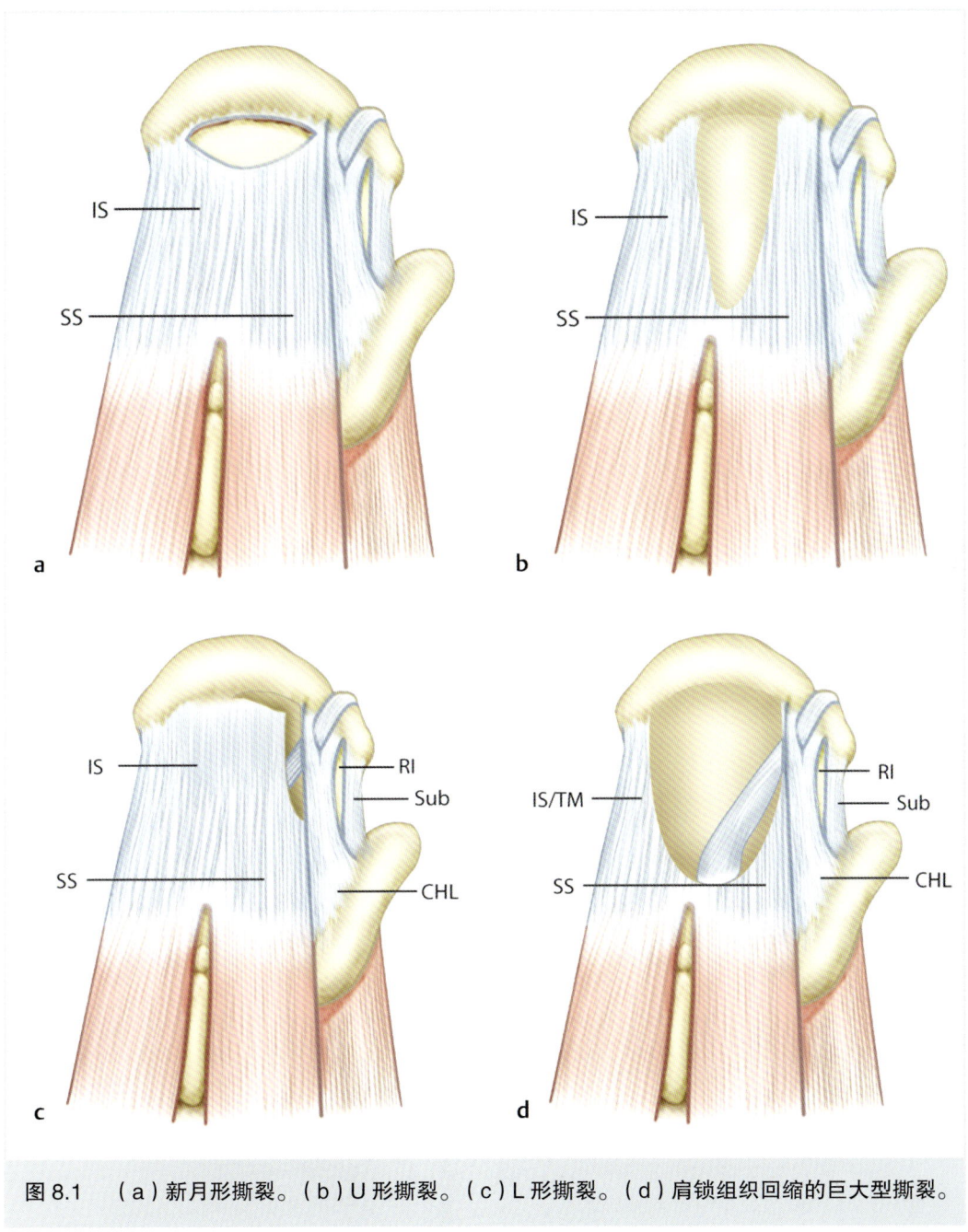

图 8.1 （a）新月形撕裂。（b）U 形撕裂。（c）L 形撕裂。（d）肩锁组织回缩的巨大型撕裂。

F. 评估姿势力线和肩胛骨力学的重要性

G. 耸肩征阳性和僵硬

H. 影像学和检查结果有时候会不吻合，外科医生应注意鉴别两者的差异。

VII. 影像学检查

A. X 线平片：

1. 前后位（AP）、前后斜位（Grashey 位）、内外旋转位、腋位和肩胛骨 Y 位
2. 大结节囊性变、肩峰骨刺、钙化性肌腱炎、肱骨近端移位（肩峰间隙＜7mm）、继发性关节病和 III 型钩状肩峰（图 8.2）。

B. 磁共振成像（MRI）：

1. 肩袖病理诊断的标准（图 8.2）。
2. 确定肌腱回缩或肩袖撕裂的大小、形状、类型和程度
3. 评估肩袖萎缩的程度（Goutallier 分级）：

    a. Zanetti 切线征阳性（图 8.2）——表示严重的无法修复的冈上肌萎缩。

4. 评估慢性肩袖疾病中的大结节囊性变化
5. 评估盂唇、软骨损伤和相关的关节炎状况
6. 评估肱二头肌腱半脱位，还可评估肩胛下肌撕裂
7. 评估大结节和肩峰内的骨髓水肿
8. 评估肩锁关节和肩峰下滑囊。

C. 超声：

1. 优点：

    a. 可动态检查

    b. 立能即评估可疑的肩袖撕裂

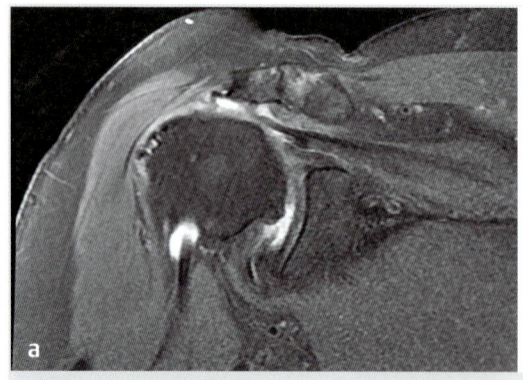 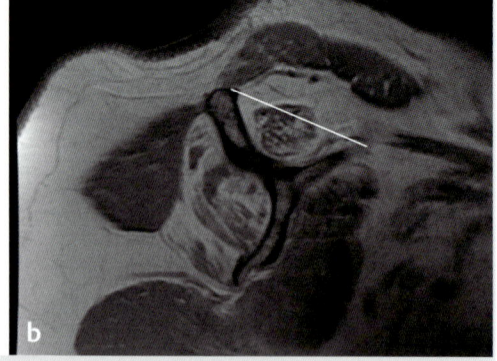

图 8.2　肩袖撕裂 MRI 成像，切线征阳性。（a）冠状磁共振成像显示全厚度、全宽度的冈上肌撕裂萎缩。（b）矢状位 MRI 显示 Goutallier IV 级肩袖萎缩。肌腹位于切线下方（从肩胛骨上侧向内侧向喙突上侧划线）

c. 价格便宜

d. 可在修复后复查

e. 有助于注射的定位。

2. 缺点：

a. 取决于超声检查人员的水平

b. 对评估相关关节内病变的作用有限。

3. 灵敏度 / 特异性：

a. 超声诊断肩袖疾病的敏感性、特异性和总体准确性与磁共振成像相当。

VIII. 关注要点

A. 患者的年龄和活动需求

B. 肩袖的病理学改变类型（退化性或急性创伤性）

C. 撕裂形态：

1. 止点撕脱与肌肉 - 肌腱连接处撕裂的鉴别

2. 部分撕裂与全层撕裂

3. 关节面侧（PASTA 病变）与滑囊侧撕裂。

D. 手术方法：

1. 关节镜手术与微创手术

2. 修复与清创术

3. 巨大型肩袖撕裂：部分修复、移植物修复与肩关节囊重建术。

IX. 自然病程

A. 平均 2.8 年后，51% 以前无症状的撕裂会出现症状

B. 将近一半的 60 岁以下先前有全层 RTC 撕裂的患者会出现疾病进展

C. 症状的临床进展与撕裂的严重程度和脂肪浸润有关

D. 脂肪浸润（Goutallier 2 级）发生在存在冈上肌撕裂后的平均 3 年内；3 级平均在 5 年内发生

E. 症状出现后平均 4.5 年出现切线征阳性

F. 在未发生显著退行性结构改变的前 4 年内，非手术治疗巨大型肩袖撕裂可以维持令人满意的肩关节功能。

X. 非手术治疗

A. 适应证：

　　1. 无症状肩袖撕裂

　　2. 大多数撕裂的首选治疗

　　3. 活动需求低的老年病人

　　4. 有外科手术禁忌证

　　5. 肩袖关节病。

B. 方法：

　　1. 活动方式改变，避免做会引发疼痛的过顶动作

　　2. 口服消炎药

　　3. 口服小剂量的短期类固醇药物

　　4. 理疗：

　　　　a. 主要是为了维护功能性关节活动度

　　　　b. 避免剧烈的强化训练，因为这可能会导致症状的恶化。

　　5. 类固醇注射：

　　　　a. 肩峰下撞击、滑囊撕裂和滑囊炎

　　　　b. 盂肱关节相关滑膜炎和僵硬。

XI. 手术治疗

A. 适应证：

　　1. 急性全层肩袖撕裂

　　2. 保守治疗失败的慢性全层撕裂：

　　　　a. 应告知患者肩袖撕裂会持续进展，但也可能没有症状出现。

　　3. 有症状的部分肩袖撕裂：

　　　　a. 滑囊侧撕裂＞3mm（＞25%）

　　　　b. 关节面侧撕裂＞6mm（＞50%）

　　　　c. 急性创伤原位固定术

　　　　d. 慢性肌腱退行性改变的修复。

B. 方法、结果和康复：

　　1. 参见下一章。

XII. 肩胛下肌撕裂

A. 解剖：

1. 肩胛下肌是所有肩袖肌腱中唯一的前侧肌肉
2. 是强大的动态稳定肌和内旋肌
3. 有助于冠状面和矢状面的力量耦合
4. 存在多条肌内肌腱
5. 肩胛下肌的肱骨端具有最宽的附着点，并且最具腱性结构。它附着在肱骨头近端的小结节处，这是该肌肉肌腱最关键的部分，可以在关节内观察到。

B. 病理生理：

1. "滚筒效应"产生的喙突下撞击征：
   a. 在前屈 120°～130° 和手臂内旋时，喙突和肱骨近端发生撞击
   b. 喙突与肱骨之间的距离小于 7 mm 为异常
2. 通常涉及肌腱的上缘
3. 可能由严重的前部不稳定引起
4. 也可能由手术操作后的医源性损伤（肌腱切开术、剥离、劈裂）引起。

C. 临床表现：

1. Lift-off 试验、压腹试验（Belly press）和 Bearhug 试验（参见体格检查中列出的要点，第 VI 部分介绍）
2. 外旋增加
3. 轴向 MRI 上显示肱二头肌半脱位是肩胛下肌撕裂的病理特征：
   a. 表示肱骨横韧带撕裂和肱二头肌腱吊索断裂。
4. 关节镜可以看到逗号征：
   a. 代表撕脱的盂肱上韧带和喙肱韧带（"逗号"组织）。

D. 外科治疗：

1. 开放手术或关节镜修复
2. 喙突部分切除可减少软骨下撞击
3. 胸大肌肌腱转移可治疗慢性撕裂和缺损。

第 9 章

关节镜下肩袖修复术：单排、双排和经骨等效修复

Paul S.Ragusa, Ankit Bansal, Uma Srikumaran

摘要

  肩袖修复的目标是使肌腱安全、无张力地固定在解剖足印区上。关节镜技术包括单排（SR）、双排（DR）和经骨等效（TOE）修复。多项生物力学研究表明，DR 和 TOE 修复优于 SR 修复。尽管 DR 的生物力学优于 SR 修复，但短期随访中两种技术的临床结果并未发现任何显著差异。与生物力学结果一致，DR 修复的复发率也低于 SR 修复；然而，关于肩袖撕裂的临床治疗效果孰优孰劣仍然存在争议。

  【关键词】肩袖；单排修复；双排修复；经骨等效修复；保留率；生物力学结果；临床结果

I. 概述

A. 肩袖修复的目标是将肌腱安全、无张力地固定在解剖足印区上，以便于生物肌腱与骨骼的融合

B. 开放式经骨隧道肩袖修复术一直被认为是金标准，并在临床和生物力学研究中有着良好的效果

C. 从开放修复到关节镜修复的转变是医学技术发展的结果，包括单排和双排固定在内的技术的演变，以及最近的经骨等效（TOE）修复或缝线桥修复技术

D. 最佳的修复技术仍有争议，尚未证实哪种固定方式更优越。

II. 单排修复

A. SR 修复（图 9.1a）全层肩袖撕裂利用一排缝合锚钉（通常为双倍和/或三倍负荷）附着于肩袖足印区的内侧或外侧，具体取决于肩袖的活动度

B. 与以 45°"沉坠物角"置入的缝合锚钉相比，与肩袖足印区表面成 90°置入的缝合锚钉已被证明会有较少的间隙形成，而且会增加锚钉载荷导致固定失败 [1]

C. 有各种不同的穿过肩袖的修补方法（简单的、褥式的、改良的 Mason-Allen 等）

D. 这种技术的优点是简单、快速，并且不需要大量的残余肩袖长度

E. 对于残余肩袖长度 < 1 cm 的撕裂，建议进行 SR 修复 [2]

F. 大多数报道的数据表明，SR 修复足以应对中小型肩袖撕裂（< 3 cm）[3]。

III. 双排修复

A. DR 修复（图 9.1b）是由 Lo 和 Burkhart 在 2003 年提出的 [4]

B. DR 修复包括沿肱骨头关节缘放置一排内侧缝合锚钉，并在足印区外侧放置第二排缝合锚钉

C. 在褥式缝合中，来自内侧排的缝合肢在肩袖连接处远端 5 mm 处穿过；横向行缝线可以通过简单缝合或褥式缝合

D. 必须注意避免修复时过度拉紧；这可以通过确保有足够的肩袖长度和偏移量来实现

E. 与 SR 修复相比，该技术的优势在于它在生物力学上具有优越性，并可提供更好的足印区修复，理论上允许有更大的表面积进行腱 - 骨愈合

F. 这种技术的缺点包括手术时间增加、难度增加以及足印区锚钉拥挤

G. 大多数已发表的数据表明，对于具有足够肩袖长度的较大和巨大撕裂，DR 修复可能更有优势 [3]

H. 如果外侧足印上有明显的组织损失或残余肩袖组织，则不适合做 DR 修复。

IV. 经骨等效（TOE）修复

A. TOE 技术（图 9.1c）是由 Park 等人于 2006 年提出的

B. TOE 修复术也称为缝线桥修复，是 DR 修复的一种改进，内侧线被连接到外侧肱骨皮质上的无结锚钉上；这不同于 DR 修复术，在 DR 修复术中，每个缝合锚钉是单独的固定点

C. 应避免内排缝合线穿过肌肉肌腱连接处，以避免内排失效的风险 [5]

D. 由于外侧锚钉附着于外侧皮层，因此避免了 DR 修复所致的缝合锚钉在足印区出现的问题

E. 另一个优点是它提供了更广泛的接触表面积，类似于经骨修复；这与 DR 修复中看到的"点焊"固定不同

F. 使用这种技术的一个主要缺点是缝线和肌腱关节囊侧之间的压力增加可能会损害肌腱的血供。

V. 生物力学结果

A. 成功修复肩袖所需的生物力学特性包括初始高强度固定（以失效极限载荷衡量）、修复时形成的最小间隙、在循环载荷下保持机械稳定性，以及在愈合前优化腱-骨表面的生物学特性

B. 可以利用不同的技术来改变肩袖修复后的强度，包括修改缝合锚定配置、修改缝合配置（即简单缝合、褥式缝合、改良 Mason-Allen 等），以及改变使用的缝合线的数量和类型

C. 几项生物力学研究表明，在机械强度[6-8]、足印区覆盖[9]和间隙形成[6]方面，DR 修复优于 SR

D. TOE 修复可提供更大面积的接触压力[10]，极限失效载荷更高[11]，被证明优于 DR 修复

E. 最近对 40 项生物力学研究的系统回顾发现，与修复方式相比，缝合线的类型和穿过肌腱的缝合线数量更有可能是影响固定强度的相关因素[12]：

    1. 其中有四个主要发现[12]：

        a. 穿过肩袖的缝合线数量比使用的缝合线数量更有可能预测最终失效载荷

        b. 尽管 TOE 修复的最终失效载荷极限最高，但如果按穿过肩袖的缝合线总量进行统计学分层时，几种修复类型之间没有显著差异

        c. 穿过肩袖的缝合线数量多和使用 TOE 修复，会增加发生 II 型撕裂的风险

        d. 使用宽缝线代替标准缝线有更高的失效载荷。

VI. 功能结果

A. 一些评估 SR 和 DR 修复后临床结果的 I 期随机对照试验（RCTs）没有发现两种技术在短期随访中的任何显著差异[13-17]

B. 此外，最近的几项荟萃分析也报告了 SR 和 DR 修复之间的临床结果没有差异[18-20]

C. 然而，有一些证据表明，当对较大的撕裂进行修复时，DR 修复比 SR 修复具有

临床优势

D. 对 160 例全层肩袖撕裂患者进行的 Ⅰ 期 RCT 发现，在 2 年内，DR 修复的临床效果优于 SR 修复，尤其是对于 > 3 cm 的撕裂[21]

E. 一项对 78 例肩袖全层撕裂 > 3 cm 的患者进行的 Ⅱ 期队列研究发现，在 DR 修复后 2 年，与 SR 修复相比，主观结果［美国肩肘外科医师协会肩关节功能评分系统（ASES）评分］有显著改善；然而，当所有撕裂大小都包括在内时，没有发现两者之间的显著差异[22]

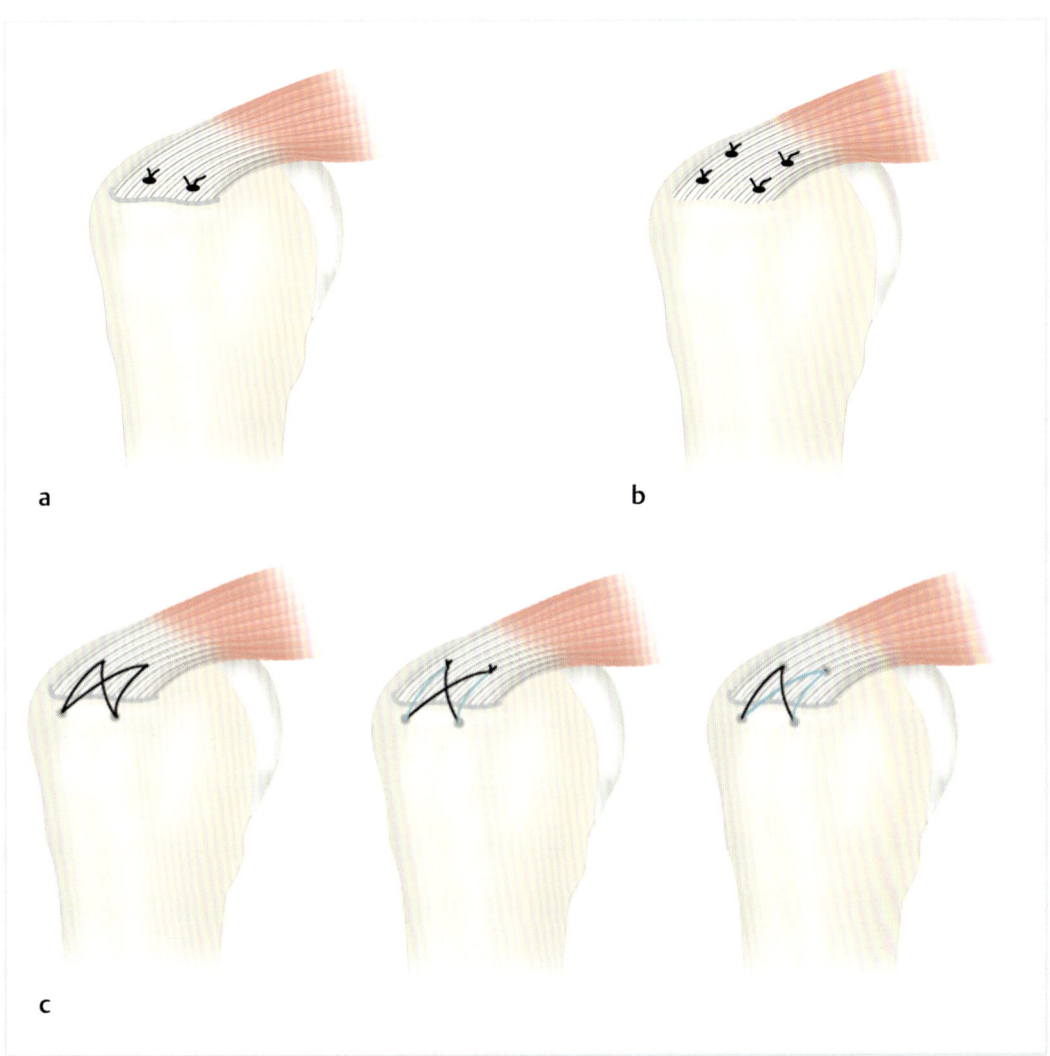

图 9.1 不同肩袖修复方式的示意图。（a）单排缝合锚修复。（b）双排缝合锚修复；（c）经骨等效修复（TOE）；TOE 修复时，中间行缝线可以打结（左）或不打结（右）。

F. 一项 II 期 RCT 研究对 53 例初始撕裂长度 ＞ 3cm 的患者进行了 SR 和 DR 修复，随访时间至少为 2 年。与 SR 修复相比，接受 DR 修复治疗的初始撕裂矢状长度 ＞ 3cm 的患者在 2 年时肩袖强度有所提高 [23]

G. 最近的两项荟萃分析也表明，对于撕裂面积＞ 3cm 的患者，DR 修复的临床效果可能更好 [24, 25]

H. 虽然有几项研究显示 TOE 修复术取得了较成功的临床治疗效果，但没有研究显示这种技术的临床效果优于其他技术 [26-30]。

VII. 相关研究成果

A. 肩袖修复后再撕裂的发生率在文献中报道差异很大

B. 历来的报道中，较大型和巨大型肩袖撕裂患者再撕裂发生率在 11% ~ 94% [31-39]

C. 一项经典的研究使用超声来评估肩袖的完整性，发现 SR 修复＞ 2cm 的撕裂后，再撕裂的发生率为 94% [31]

D. 患者的年龄、初始撕裂大小和冈上肌脂肪变性是肩袖修复后再撕裂的独立危险因素 [40]

E. 肩袖撕裂的临床相关性仍然存在争议。尽管一些研究表明修复完整性不会影响临床结果 [41-43]，但一些研究表明修复完整性会影响功能评分 [44-49]

F. 多项系统评价和荟萃分析报告称，与生物力学结果一致，与 SR 修复相比，DR 修复的撕裂复发率较低 [18,29,24,50,51]

G. 同样，研究表明，TOE 修复的愈合率优于 SR 修复，尤其是对于较大和巨大撕裂 [49,51-54]；然而，＜ 1cm 小撕裂的再次撕裂发生率在 TOE 和 SR 技术之间似乎没有差异 [50,51]。

H. 迄今为止，尚无 I 期研究表明 TOE 修复术与传统 DR 修复相比具有更高的愈合率；最近的一项系统评价发现，DR 和 TOE 修复的再撕裂发生率在任何撕裂大小类型中都没有显著差异。

VIII. 再撕裂类型

A. 两种不同类型的肩袖再撕裂（图 9.2）

B. 当肌腱无法愈合并在修复部位分离时，通常会发生肌腱与骨的分离，即发生 1 型失败：

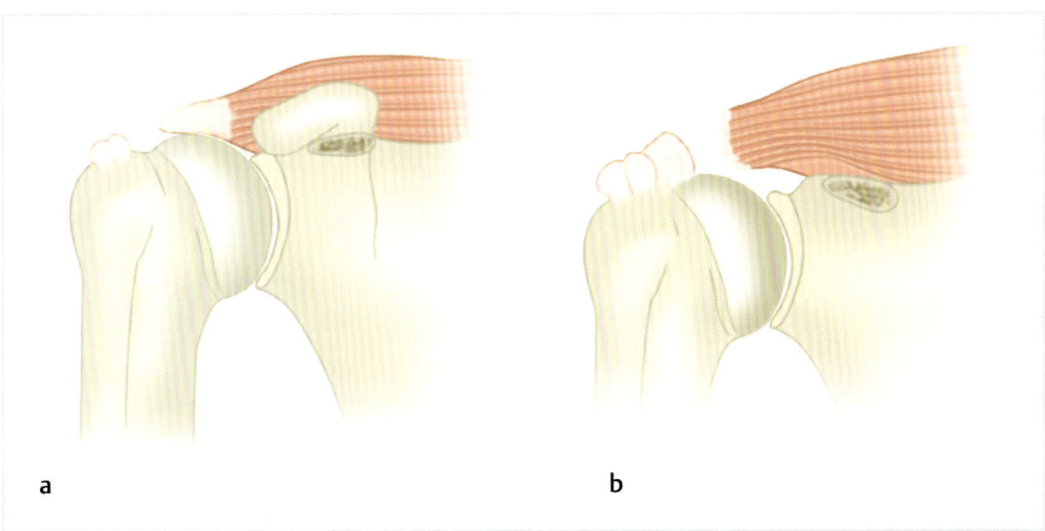

图9.2 两种不同类型的肩袖再撕裂。（a）1型再撕裂：肌腱的分离发生在修复部位，通常伴随着肌腱与骨的分离。（b）2型再撕裂：分离发生在肌肉－肌腱连接处的修复中间，肌腱的残余部分仍附着在骨上。

1. 缝合锚钉修复结构最薄弱的部分是在缝合线 - 肌腱界面，最常见的失效类型是缝合线切割肌腱。

C. 当肌腱在肌肉 - 肌腱交界处修复失败且肌腱的残余部分仍附着在骨骼上时，就会发生 2 型再撕裂：

2 型再撕裂的机制归因于冈上肌肌腱连接处的张力过高[12]

2 型再撕裂的预后比 1 型再撕裂更差[56]。

D. 再撕裂类型与肩袖修复的方法有相关性：

1 型再撕裂通常出现在 SR 修复之后

2 型再撕裂通常出现在 TOE 修复和 DR 修复之后[56,57]：

 a. 几项研究表明，TOE 修复内侧排中过度的组织接触压力和张力过载会导致微循环障碍，从而导致肌腱的血供减少[58-60]

 b. 最近的研究表明，TOE 修复本身可能不是造成 2 型再撕裂的原因，若避免肌肉和肌腱交界处的过度拉伸，如内排缝线不打结[61]或内排使用快速可吸收缝线[62]，可能降低 2 型再撕裂发生率。

E. 与 1 型再撕裂相比，在 2 型再撕裂的情况下进行翻修手术较困难且选择有限：

1. 2 型再撕裂的修复方案可能依赖于肌腱间的愈合情况，而 1 型再撕裂不会导致肌腱存量的损失，可以重新修复到解剖足印区上 [63]。

IX. 结论

A. 肩袖修复的目标是使肌腱安全、无张力地固定到解剖足印区，从而实现肌腱到骨的生物愈合

B. 关节镜技术包括 SR、DR 和 TOE 修复。临床效果孰优孰劣仍有争议，尚未证实哪种技术更具有优势

C. 几项生物力学研究表明，在机械强度、覆盖范围、腱 - 骨接触压力和间隙形成方面，DR 和 TOE 修复优于 SR 修复

D. 最近对这些修复技术的生物力学研究的系统评价发现，与修复方式相比，缝合线的类型和穿过肌腱的缝合线数量更可能是影响固定强度的相关因素

E. 尽管 DR 修复在生物力学上优于 SR 修复，但几项评估临床结果的 I 期 RCT 研究没有发现两种技术在短期随访中有任何显著差异

F. 一些研究表明，对于 > 3cm 的撕裂，DR 修复的临床效果优于 SR 修复

G. 与生物力学结果相一致，多个综述和荟萃分析报告称，与 SR 修复相比，DR 修复的再撕裂发生率较低；然而，关于肩袖再撕裂的临床相关因素仍有争议

H. 2 型再撕裂通常发生在 TOE 修复后，归因于冈上肌腱交界处的张力过载；因此需要综合考虑 TOE 的高强度修复效果以及修复后发生 2 型再撕裂的高风险因素。

X. 肩胛下肌修复术

A. 肩胛下肌撕裂的 Lafosse 分类和治疗方法 [64]

B. 推荐的操作步骤顺序为 [65]：

1. 进行诊断性关节镜检查
2. 处理肱二头肌长头腱，切断和固定
3. 通过肩袖间隙开窗
4. 如果存在粘连，进行喙突后外侧剥离松解，并进行肩胛下肌腱的三面松解
5. 如果有指征，进行喙突成形术（当喙突距离 < 7mm）
6. 小结节骨床制备
7. 修复剩余的肩袖。

C. 使用经前外侧入路（ASL）进行器械操作

D. 使用 30° 关节镜进入喙突下间隙。喙突就在肩胛下肌上部的前方

E. 从关节窝边缘向后和通过周围筋膜向前游离松解粘连的肌腱

F. 对肩胛下肌进行内侧前剥离时应注意保护神经血管结构

G. 使用牵引缝线和抓钳可能有助于评估足印区覆盖的缺损情况

H. 骨床的制备包括用电灼和骨锉把表面处理粗糙，以创建新鲜的骨面

I. 肩胛下肌的正常内侧边缘在关节边缘外侧 2～3mm。侧缘以肱二头肌沟为标志

J. 在肌腱移动度较小的情况下，将足印区放置到关节软骨的边缘是合理的。在严重的情况下，止点内置是一种选择，未观察到该方法导致功能结果下降。

K. 各种缝线配置可用于修复肌腱：

1. 褥式缝合

2. 简单缝合

3. 单排或双排

4. 无结或有结。

L. 如果进行关节内肱二头肌腱固定术，外科医生可以采用锚钉和外排固定来修复肩胛下肌

M. 对于大面积孤立性肩胛下肌撕裂，可以通过三角肌入路进行开放性修复

N. 对于不可修复的撕裂，在没有盂肱关节炎的年轻人群中，可以采用同种异体移植和前关节囊重建来修复。也有报道描述使用胸大肌和背阔肌的转移来修复。

O. 反肩关节置换术是慢性失败的最佳补救性手术。

XI. 肩袖修复后的康复

A. 一般原则：

1. 肩袖手术和康复的目标是使患者恢复最佳的功能状态

2. 一个成功的康复计划实施有助于最佳功能的恢复，同时可保护受伤或修复组织的解剖完整性

3. 应在愈合的肌肉组织承受力范围内逐步提高锻炼的强度和负荷。

4. 成功修复的肩袖肌腱的强度在 6 周后为正常肌腱的 30%，3 个月后为 52%，6 个月后为 81%[66]

5. 解剖重建失败与年龄大、组织质量差、脂肪浸润、萎缩、吸烟、高胆固醇血症和糖尿病有关；它往往发生在手术后的前 3～6 个月。

B. 治疗的时机取决于患者的身体状况、撕裂的情况和修复质量：

1. 在小型及中型撕裂（＜4cm）的关节镜肩袖修复后的前6周，应考虑保护性被动活动锻炼（PROM）
2. 如果担心组织愈合问题，应考虑6周的严格制动期，并延迟被动关节活动锻炼的开始时间
3. 对于有僵硬风险的患者（如糖尿病、甲状腺疾病、急性肩袖撕裂、部分撕裂和粘连性肩关节炎），如果在术后的前6周在合理范围内进行被动关节活动锻炼，将会获得良好的效果
4. 过早活动的后果：
    a. 产生疼痛
    b. 增加拉伸负荷
    c. 增加炎症反应
    d. 肩袖修复后再撕裂或脱离的可能性增大。
5. 活动不足可能导致：
    a. 关节活动度不佳
    b. 关节粘连
    c. 肌肉活动减少。
C. 康复计划应将肩关节中立外展和向前抬高的外旋活动范围作为好转的评估指标
D. 一个康复计划并不需要设计得多么完美，只要是遵循合理的和渐进的恢复过程都是合理的计划
  1. 第一阶段（治疗的前4周）：
      a. 通常在手术后4～6周开始
      b. 目标：患者宣教和最小疼痛程度的被动关节活动锻炼
      c. 患者宣教：合适的姿势、关节的保护、关节的位置和个人卫生
      d. 肘、腕和手不负重主动活动
          i. 如果肱二头肌长头肌腱也做了固定处理，则只能进行肘关节被动活动。
      e. 被动前倾至90°
      f. 被动外旋（肘侧）至30°
      g. 仅行低强度的肩袖被动关节活动（例如无滑轮健身器，藤球运动，或自我被动关节活动）
      h. 开始主动和被动肩胛骨强化练习。
  2. 第二阶段（第5～7周）：

a. 目标：保护性被动活动的逐步进阶

b. 肩胛骨锻炼的进一步强化

c. 进行被动向前提升和被动外旋

d. 可以在6周后开始水疗，进行主动辅助性活动（AAROM），禁止游泳。

3. 第三阶段（第8～11周）：

a. 目标：逐步进行运动范围练习。在进行关节活动度练习时要注意肩部保持良好的力学状态

b. 从被动运动到主动辅助，再到主动运动到正常关节运动

c. 根据需要开始后关节囊拉伸、交叉身体内收拉伸

d. 无需肩袖的力量训练，可以通过轻微的抗阻力训练来加强肩胛部、背部和肱二头肌的力量。

4. 第四阶段（第12周及以后）：

a. 目标：为了恢复日常生活、工作和娱乐的所有正常活动，缓慢而渐进地进行无痛的活动范围和肌力锻炼

b. 肩部压力逐渐增加，同时恢复日常生活、工作和娱乐的正常活动

c. 如果在治疗的前5个月可以达到正常活动范围，则可以停止治疗，开始进行强化功能锻炼

d. 进行动态稳定性运动和闭链运动的进阶练习

e. 最初的锻炼需要在舒适的姿势下进行，此时对肩胛部外科修复处的应力较小（推荐弹力带或轻度负重）。

f. 康复活动应该是无痛的，并且在进行康复活动时不需要替代或改变运动模式。

参考文献

1. Strauss E, Frank D, Kubiak E, Kummer F, Rokito A.The effect of the angle of suture anchor insertion on fixation failure at the tendon-suture interface after rotator cuff repair: deadman's angle revisited. Arthroscopy 2009;25(6):597–602
2. Kim YK, Moon SH, Cho SH.Treatment outcomes of single- versus double-row repair for larger than medium-sized rotator cuff tears: the effect of preoperative remnant tendon length.Am J Sports Med 2013;41(10):2270–2277
3. Nicholson GP.Surgical treatment of full-thickness rotator cuff tears.In: Orthopaedic Knowledge Update: Shoulder and Elbow 4.Chapter 15.Amer Academy of Orthopaedic; 2013
4. Lo IK, Burkhart SS.Double-row arthroscopic rotator cuff repair: Re-establishing the footprint of the rotator cuff.Arthroscopy 2003;19(9):1035–1042

5. Virk MS, Bruce B, Hussey KE, et al.Biomechanical performance of medial row suture placement relative to the musculotendinous junction in transosseous equivalent suture bridge double-row rotator cuff repair.Arthroscopy 2017;33(2):242–250
6. Kim DH, Elattrache NS, Tibone JE, et al.Biomechanical comparison of a single-row versus double-row suture anchor technique for rotator cuff repair.Am J Sports Med 2006;34(3):407–414
7. Baums MH, Spahn G, Buchhorn GH, Schultz W, Hofmann L, Klinger HM.Biomechanical and magnetic resonance imaging evaluation of a single- and double-row rotator cuff repair in an in vivo sheep model. Arthroscopy 2012;28(6):769–777
8. Ma CB, Comerford L, Wilson J, Puttlitz CM.Biomechanical evaluation of arthroscopic rotator cuff repairs: double-row compared with single-row fixation.J Bone Joint Surg Am 2006;88(2):403–410
9. Mazzocca AD, Millett PJ, Guanche CA, Santangelo SA, Arciero RA.Arthroscopic single-row versus double-row suture anchor rotator cuff repair.Am J Sports Med 2005;33(12):1861–1868
10. Park MC, ElAttrache NS, Tibone JE, Ahmad CS, Jun BJ, Lee TQ.Part I: Footprint contact characteristics for a transosseous-equivalent rotator cuff repair technique compared with a double-row repair technique.J Shoulder Elbow Surg 2007;16(4):461–468
11. Park MC, Tibone JE, ElAttrache NS, Ahmad CS, Jun BJ, Lee TQ.Part II: Biomechanical assessment for a footprint-restoring transosseous-equivalent rotator cuff repair technique compared with a double-row repair technique.J Shoulder Elbow Surg 2007;16(4):469–476
12. Shi BY, Diaz M, Binkley M, McFarland EG, Srikumaran U.Biomechanical strength of rotator cuff repairs: a systematic review and meta-regression analysis of cadaveric studies.Am J Sports Med 2019;47(8):1984–1993
13. Franceschi F, Ruzzini L, Longo UG, et al.Equivalent clinical results of arthroscopic single-row and double-row suture anchor repair for rotator cuff tears: a randomized controlled trial.Am J Sports Med 2007;35(8):1254–1260
14. Lapner PL, Sabri E, Rakhra K, et al.A multicenter randomized controlled trial comparing single-row with double-row fixation in arthroscopic rotator cuff repair.J Bone Joint Surg Am 2012;94(14):1249–1257
15. Koh KH, Kang KC, Lim TK, Shon MS, Yoo JC.Prospective randomized clinical trial of single- versus double-row suture anchor repair in 2- to 4-cm rotator cuff tears: clinical and magnetic resonance imaging results.Arthroscopy 2011;27(4):453–462
16. Burks RT, Crim J, Brown N, Fink B, Greis PE.A prospective randomized clinical trial comparing arthroscopic single- and double-row rotator cuff repair: magnetic resonance imaging and early clinical evaluation.Am J Sports Med 2009;37(4):674–682
17. Grasso A, Milano G, Salvatore M, Falcone G, Deriu L, Fabbriciani C.Single-row versus double-row arthroscopic rotator cuff repair: a prospective randomized clinical study.Arthroscopy 2009;25(1):4–12
18. Chen M, Xu W, Dong Q, Huang Q, Xie Z, Mao Y.Outcomes of single-row versus double-row arthroscopic rotator cuff repair: a systematic review and meta-analysis of current evidence.Arthroscopy 2013;29(8):1437–1449
19. Millett PJ, Warth RJ, Dornan GJ, Lee JT, Spiegl UJ.Clinical and structural outcomes after arthroscopic single-row versus double-row rotator cuff repair: a systematic review and meta-analysis of level I randomized clinical trials.J Shoulder Elbow Surg 2014;23(4):586–597
20. Sheibani-Rad S, Giveans MR, Arnoczky SP, Bedi A.Arthroscopic single-row versus double-row rotator cuff repair: a meta-analysis of the randomized clinical trials.Arthroscopy 2013;29(2):343–348

21. Carbonel I, Martinez AA, Calvo A, Ripalda J, Herrera A.Single-row versus double-row arthroscopic repair in the treatment of rotator cuff tears: a prospective randomized clinical study.Int Orthop 2012;36(9):1877–1883
22. Park JY, Lhee SH, Choi JH, Park HK, Yu JW, Seo JB.Comparison of the clinical outcomes of single- and double-row repairs in rotator cuff tears.Am J Sports Med 2008;36(7):1310–1316
23. Ma HL, Chiang ER, Wu HT, et al.Clinical outcome and imaging of arthroscopic single-row and double-row rotator cuff repair: a prospective randomized trial.Arthroscopy 2012;28(1):16–24
24. Xu C, Zhao J, Li D.Meta-analysis comparing single-row and double-row repair techniques in the arthroscopic treatment of rotator cuff tears.J Shoulder Elbow Surg 2014;23(2):182–188
25. Ying ZM, Lin T, Yan SG.Arthroscopic single-row versus double-row technique for repairing rotator cuff tears: a systematic review and meta-analysis.Orthop Surg 2014;6(4):300–312
26. Boyer P, Bouthors C, Delcourt T, et al.Arthroscopic double-row cuff repair with suture-bridging: a structural and functional comparison of two techniques.Knee Surg Sports Traumatol Arthrosc 2015;23(2):478–486
27. Park JY, Lhee SH, Oh KS, Moon SG, Hwang JT.Clinical and ultrasonographic outcomes of arthroscopic suture bridge repair for massive rotator cuff tear.Arthroscopy 2013;29(2):280–289
28. McCormick F, Gupta A, Bruce B, et al.Single-row, double-row, and transosseous equivalent techniques for isolated supraspinatus tendon tears with minimal atrophy: A retrospective comparative outcome and radiographic analysis at minimum 2-year followup.Int J Shoulder Surg 2014;8(1):15–20
29. Gerhardt C, Hug K, Pauly S, Marnitz T, Scheibel M.Arthroscopic single-row modified Mason-Allen repair versus double-row suture bridge reconstruction for supraspinatus tendon tears: a matched-pair analysis.Am J Sports Med 2012;40(12):2777–2785
30. Kim KC, Shin HD, Lee WY, Han SC.Repair integrity and functional outcome after arthroscopic rotator cuff repair: double-row versus suture-bridge technique.Am J Sports Med 2012;40(2):294–299
31. Galatz LM, Ball CM, Teefey SA, Middleton WD, Yamaguchi K.The outcome and repair integrity of completely arthroscopically repaired large and massive rotator cuff tears.J Bone Joint Surg Am 2004;86(2):219–224
32. Harryman DT II, Mack LA, Wang KY, Jackins SE, Richardson ML, Matsen FA III.Repairs of the rotator cuff: correlation of functional results with integrity of the cuff.J Bone Joint Surg Am 1991;73(7):982–989
33. Lafosse L, Brozska R, Toussaint B, Gobezie R.The outcome and structural integrity of arthroscopic rotator cuff repair with use of the double-row suture anchor technique.J Bone Joint Surg Am 2007;89(7):1533–1541
34. Boileau P, Brassart N, Watkinson DJ, Carles M, Hatzidakis AM, Krishnan SG.Arthroscopic repair of fullthickness tears of the supraspinatus: does the tendon really heal? J Bone Joint Surg Am 2005;87(6):1229–1240
35. Frank JB, ElAttrache NS, Dines JS, Blackburn A, Crues J, Tibone JE.Repair site integrity after arthroscopic transosseous-equivalent suture-bridge rotator cuff repair.Am J Sports Med 2008;36(8):1496–1503
36. Huijsmans PE, Pritchard MP, Berghs BM, van Rooyen KS, Wallace AL, de Beer JF.Arthroscopic rotator cuff repair with double-row fixation.J Bone Joint Surg Am 2007;89(6):1248–1257
37. Sugaya H, Maeda K, Matsuki K, Moriishi J.Repair integrity and functional outcome after arthroscopic double-row rotator cuff repair: a prospective outcome study.J Bone Joint Surg Am 2007;89(5):953–960

38. Tashjian RZ, Hollins AM, Kim HM, et al.Factors affecting healing rates after arthroscopic double-row rotator cuff repair.Am J Sports Med 2010;38(12):2435–2442
39. Zumstein MA, Jost B, Hempel J, Hodler J, Gerber C.The clinical and structural long-term results of open repair of massive tears of the rotator cuff.J Bone Joint Surg Am 2008;90(11):2423–2431
40. Lee YS, Jeong JY, Park CD, Kang SG, Yoo JC.Evaluation of the risk factors for a rotator cuff retear after repair surgery.Am J Sports Med 2017;45(8):1755–1761
41. Choi CH, Kim SK, Cho MR, et al.Functional outcomes and structural integrity after double-pulley suture bridge rotator cuff repair using serial ultrasonographic examination.J Shoulder Elbow Surg 2012;21(12):1753–1763
42. Liem D, Bartl C, Lichtenberg S, Magosch P, Habermeyer P.Clinical outcome and tendon integrity of arthroscopic versus mini-open supraspinatus tendon repair: a magnetic resonance imaging-controlled matched-pair analysis.Arthroscopy 2007;23(5):514–521
43. Yoo JC, Ahn JH, Koh KH, Lim KS.Rotator cuff integrity after arthroscopic repair for large tears with less-than-optimal footprint coverage.Arthroscopy 2009;25(10):1093–1100
44. Kim JR, Cho YS, Ryu KJ, Kim JH.Clinical and radiographic outcomes after arthroscopic repair of massive rotator cuff tears using a suture bridge technique: assessment of repair integrity on magnetic resonance imaging.Am J Sports Med 2012;40(4):786–793
45. Park JY, Siti HT, Keum JS, Moon SG, Oh KS.Does an arthroscopic suture bridge technique maintain repair integrity? a serial evaluation by ultrasonography.Clin Orthop Relat Res 2010;468(6):1578–1587
46. Sethi PM, Noonan BC, Cunningham J, Shreck E, Miller S.Repair results of 2-tendon rotator cuff tears utilizing the transosseous equivalent technique.J Shoulder Elbow Surg 2010;19(8):1210–1217
47. Hantes ME, Ono Y, Raoulis VA, et al.Arthroscopic single-row versus double-row suture bridge technique for rotator cuff tears in patients younger than 55 years: a prospective comparative study.Am J Sports Med 2018;46(1):116–121
48. Liem D, Lichtenberg S, Magosch P, Habermeyer P.Magnetic resonance imaging of arthroscopic supraspinatus tendon repair.J Bone Joint Surg Am 2007;89(8):1770–1776
49. Mihata T, Watanabe C, Fukunishi K, et al.Functional and structural outcomes of single-row versus double-row versus combined double-row and suture-bridge repair for rotator cuff tears.Am J Sports Med 2011;39(10):2091–2098
50. Duquin TR, Buyea C, Bisson LJ.Which method of rotator cuff repair leads to the highest rate of structural healing? A systematic review.Am J Sports Med 2010;38(4):835–841
51. Hein J, Reilly JM, Chae J, Maerz T, Anderson K.Retear rates after arthroscopic single-row, double-row, and suture bridge rotator cuff repair at a minimum of 1 year of imaging follow-up: a systematic review. Arthroscopy 2015;31(11):2274–2281
52. Jeong JY, Park KM, Sundar S, Yoo JC.Clinical and radiologic outcome of arthroscopic rotator cuff repair: single-row versus transosseous equivalent repair.J Shoulder Elbow Surg 2018;27(6):1021–1029
53. Pennington WT, Gibbons DJ, Bartz BA, et al.Comparative analysis of single-row versus double-row repair of rotator cuff tears.Arthroscopy 2010;26(11):1419–1426
54. Gartsman GM, Drake G, Edwards TB, et al.Ultrasound evaluation of arthroscopic full-thickness supraspinatus rotator cuff repair: single-row versus double-row suture bridge (transosseous equivalent) fixation.Results of a prospective, randomized study.J Shoulder Elbow Surg 2013;22(11):1480–1487
55. Cho NS, Lee BG, Rhee YG.Arthroscopic rotator cuff repair using a suture bridge technique: is the repair integrity actually maintained? Am J Sports Med 2011;39(10):2108–2116

56. Cho NS, Yi JW, Lee BG, Rhee YG.Retear patterns after arthroscopic rotator cuff repair: single-row versus suture bridge technique.Am J Sports Med 2010;38(4):664–671
57. Trantalis JN, Boorman RS, Pletsch K, Lo IK.Medial rotator cuff failure after arthroscopic double-row rotator cuff repair.Arthroscopy 2008;24(6):727–731
58. Christoforetti JJ, Krupp RJ, Singleton SB, Kissenberth MJ, Cook C, Hawkins RJ.Arthroscopic suture bridge transosseus equivalent fixation of rotator cuff tendon preserves intratendinous blood flow at the time of initial fixation.J Shoulder Elbow Surg 2012;21(4):523–530
59. Kim SH, Kim J, Choi YE, Lee HR.Healing disturbance with suture bridge configuration repair in rabbit rotator cuff tear.J Shoulder Elbow Surg 2016;25(3):478–486
60. Urita A, Funakoshi T, Horie T, Nishida M, Iwasaki N.Difference in vascular patterns between transosseousequivalent and transosseous rotator cuff repair.J Shoulder Elbow Surg 2017;26(1):149–156
61. Rhee YG, Cho NS, Parke CS.Arthroscopic rotator cuff repair using modified Mason-Allen medial row stitch: knotless versus knot-tying suture bridge technique.Am J Sports Med 2012;40(11):2440–2447
62. Tanaka M, Hayashida K, Kobayashi A, Kakiuchi M.Arthroscopic rotator cuff repair with absorbable sutures in the medial-row anchors.Arthroscopy 2015;31(11):2099–2105
63. Kilcoyne KG, Guillaume SG, Hannan CV, Langdale ER, Belkoff SM, Srikumaran U.Anchored transosseousequivalent versus anchorless transosseous rotator cuff repair: a biomechanical analysis in a cadaveric model.Am J Sports Med 2017;45(10):2364–2371
64. Lee J, Shukla D, Sanchez-Sotelo J.Subscapularis Tears: hidden and forgotten no more.JSES Open access 2018:74–83
65. Denard PJ, Burkhart SS.Arthroscopic Recognition and Repair of the Torn Subscapularis Tendon.Arthroscopy Techniques 2013:e373–e379
66. Thigpen et al.The American Society of Shoulder and Elbow Therapists' consensus statement on rehabilitation following arthroscopic rotator cuff repair.J Shoulder Elbow Surg.2016 Apr;25(4):521–535

第 10 章

肩袖重建

Ankit Bansal and Uma Srikumaran

摘要

如果肩袖已失去功能、长期持续疼痛和功能障碍，可能需要重建手术。本章概述了各种可用于治疗巨大肩袖撕裂的手术选择。如果可以修复，那么腱骨愈合是理想的。然而，如果不能修复，那么肩袖加强、重建或肌腱移植或反肩关节置换术是比较合理的替代方案。

【关键词】巨大肩袖撕裂；不可修复；增强；重建；肌腱转位术

I. 概述

A. 如果修复后的肌腱与骨融合，那么肩袖功能将会得到很好的改善

B. 如果肩袖肌腱发生再撕裂时，即使疼痛水平和功能评分保持良好，但过顶运动的力量强度还是会下降

C. 相关生物加强治疗方案：
  1. 同种异体移植
  2. 细胞外基质（ECM）
  3. 富血小板血浆（PRP）
  4. 生长因子
  5. 干细胞
  6. 基因治疗。

D. 失败的风险因素：
  1. 撕裂的大小
  2. 脂肪浸润程度，肌肉萎缩
  3. 患者年龄
  4. 长期慢性撕裂

第 10 章　肩袖重建

5. 肱骨头静态或动态向前上方滑移。

II. 相对适应证

A. 适用于怀疑有肌腱愈合潜力减弱的情况。

B. 有争议的肩袖撕裂

C. 巨大肩袖撕裂 > 5 cm，或涉及两个以上肌腱

D. 先前修复失败的翻修手术。

III. 禁忌证

A. 活动性感染

B. 有明确的盂肱关节炎。

IV. 巨大肩袖撕裂的重建选择

A. 边缘聚合的部分修复术

B. 生物增强修复技术

C. 结构增强修复技术

D. 采用结构桥接重建肩袖：

　1. 同种异体移植、异种移植、纳米纤维技术。

E. 关节囊上部重建术

F. 肌腱转位术：

　1. 背阔肌

　2. 胸大肌。

V. 边缘聚合的部分修复术

A. 将巨大的 U 形肩袖撕裂侧向闭合

B. 将其与腱 - 骨修复的游离肌腱边缘端相缝合

C. U 形撕裂开始为多 L 形撕裂，但由于肌 - 腱单元撕裂后的弹性张力而呈现 U 形

D. 将 U 形撕裂的 2/3 边缘聚合，这样游离边缘的应力将降至原来的 1/6

E. 如果不可能完全覆盖肌腱，则目标是至少部分修复一半的冈下肌。

VI. 生物增强修复

A. 富血小板血浆（PRP）：
 1. 随机前瞻性双盲对照研究发现，在使用 PRP 后，磁共振成像（MRI）显示的临床治疗结果没有显著差异
 2. 自体富血小板血浆与纤维蛋白基质的随机研究表明，两者在肌腱愈合方面没有显著性差异。

B. 间充质干细胞（MSC）：
 1. 在大鼠模型中将 MSC 用于前交叉韧带和蹈长屈肌腱的修复，显示出良好的肌腱附着点愈合效果
 2. 但没有明确的证据支持 MSC 可用于肩袖撕裂：
  a. 尚不清楚是否存在适合 MSC 分化的分子或细胞信号机制。

C. 生长因子：
 1. 成纤维细胞生长因子（FGF）
 2. 软骨寡聚基质蛋白（COMP）
 3. 血小板衍生生长因子（PDGF）
 4. 转化生长因子 β-1（TGF-β1）
 5. 骨形态发生蛋白 12,13 和 14
 6. 需要进一步研究以便得出各种生长因子的合适用途和适应证。

VII. 细胞外基质（ECM）增强修复

A. 可用作同种异体移植物、异种移植物和合成细胞外基质

B. 细胞外基质修复涉及物理、化学和酶的脱细胞过程

C. 可作为补片用于初始肩袖增强修复（图 10.1）：
 1. 用作细胞排列生长和胶原蛋白聚集的有效支架
 2. 随机研究显示，ECM 可使 > 3cm 的两条肌腱撕裂的肌腱愈合得到改善。

D. 可作为移植物重建肩袖缺损，即桥接重建修复（图 10.2）：
 1. 作为缩短的肌腱和骨骼之间的组织桥梁
 2. 循证医学Ⅳ级系列研究报道，在至少 2 年的随访中显示肩袖功能得到改善。

E. 异体移植：
 1. 结果显示患者预后没有改善

第10章 肩袖重建

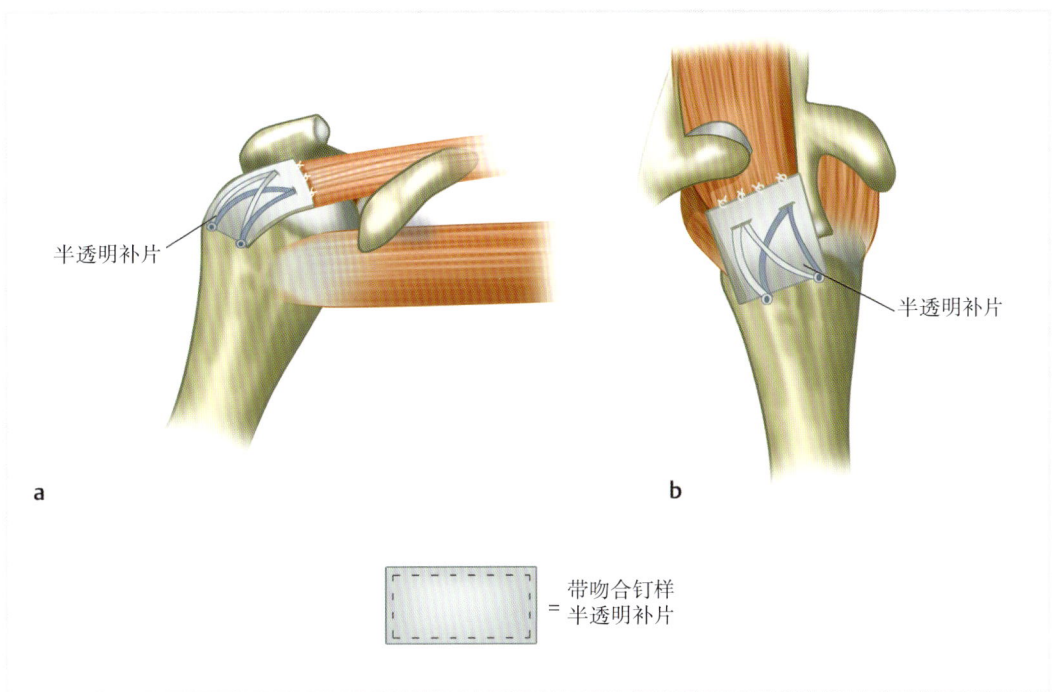

图10.1 肩袖撕裂的细胞外基质增强修复：（a）冠状面视图和（b）矢状面视图。

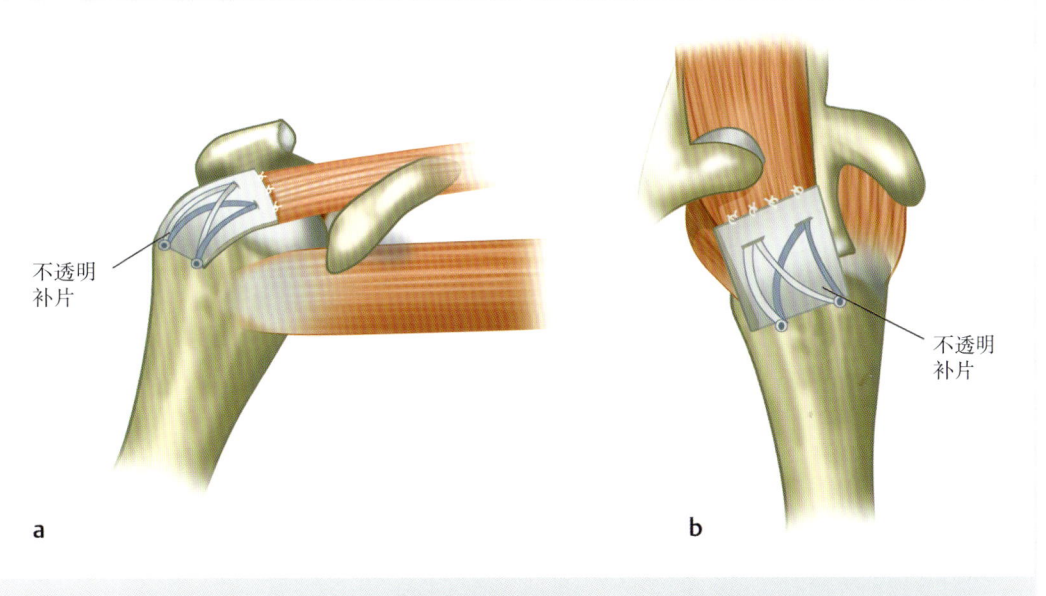

图10.2 肩袖（RTC）重建与同种异体移植桥接修复：（a）冠状面视图和（b）矢状面视图。

2. 20% 的患者有炎症反应

3. 修复后肩袖应力降低，肩部撞击增加，疼痛消退较慢，且不降低复发率。

F. 人体同种异体皮片移植：

1. 在尸体研究中证实，同种异位皮片移植可提高移植物的失效载荷（极限负荷）

2. 据报道，巨大 RTC 撕裂修补失败率为 19%

3. 组织学显示，胶原蛋白排列整齐，但几乎没有显示出有血管生长

4. 缺点：

　　a. 潜在的同种异体排异反应

　　b. 弹性不如自体肌腱组织，可能会导致挛缩率增加。

VIII. 肌腱转位术

A. 背阔肌转位术（图 10.3）：

1. 可提供大面积的、有血管的肌腱来闭合肱骨头外上侧的肩袖缺损

2. 成为肱骨头的限制结构和肩外旋结构

3. 可使屈曲增加约 20°，外旋增加约 7°

4. 患肢力量有所改善

5. 获取带肱骨附着点骨组织的背阔肌，期望实现大结节移植处的骨与骨愈合

6. 转位术后效果不佳的预测因素：

　　a. 有肩胛下肌失能表现

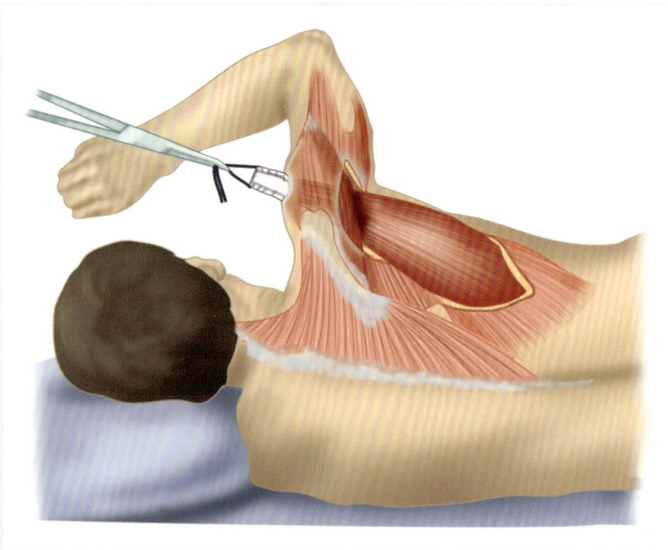

图 10.3　背阔肌肌腱转位到肱骨头外上侧。

b. 假性麻痹

c. 在先前失败的肩袖修补术之后进行的翻修手术

d. 发生不可避免的肩部并发症。

B. 带同种异体肌腱延长的下斜方肌转位术（图 10.4）：

1. 斜方肌下束牵拉并外旋肩胛骨，附着于肩胛冈

2. 与冈下肌的力线几乎相同

3. 这种转位方式可用于治疗肩袖后上方撕裂

4. 与背阔肌转位术相比，由于可移动的距离较短，因此需要结合同种异体肌腱进行延长

5. 可在开放手术或关节镜辅助下进行

6. 已被证明可以改善无法修复的巨大肩袖撕裂患者的疼痛、临床功能和主动活动范围。

C. 胸大肌转位术（图 10.5）：

1. 适用于慢性不可修复的肩胛下肌撕裂和盂肱关节前部不稳定

2. 有 Lift-off 试验，Lift-off lag 试验和 Bear hug 试验阳性体征

3. 胸大肌上 2/3 转位至肩胛下肌附着点的小结节处

4. 可以将胸骨头侧的胸大肌转位到锁骨头侧的深处，使锁骨头侧充当支点，和肩胛下肌的力臂方向更接近

5. 尽管如此，力的矢量仍在胸壁前方，因为肩胛下肌在胸壁后方

6. 在全肩关节置换术后前部不稳的情况下，移植成功率低。

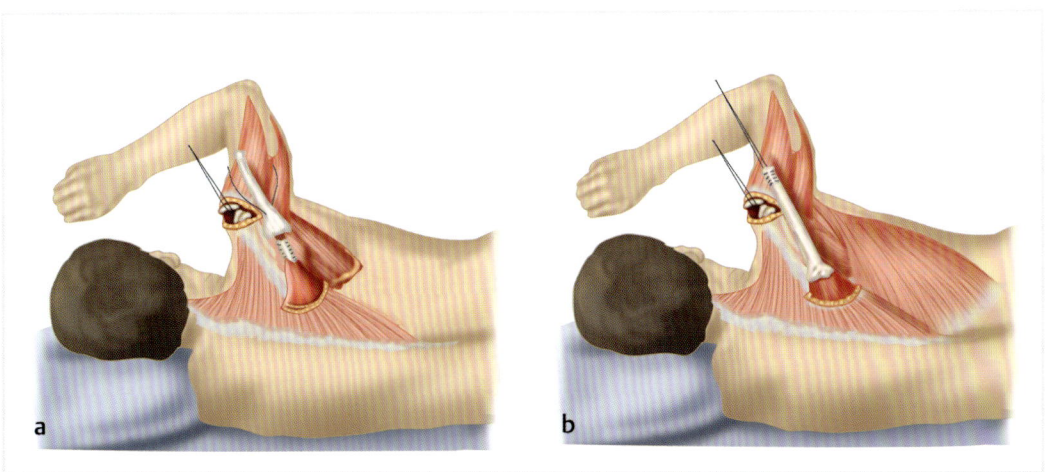

图 10.4　(a, b) 下斜方肌肌腱转位与肌腱同种异体移植物延长术。

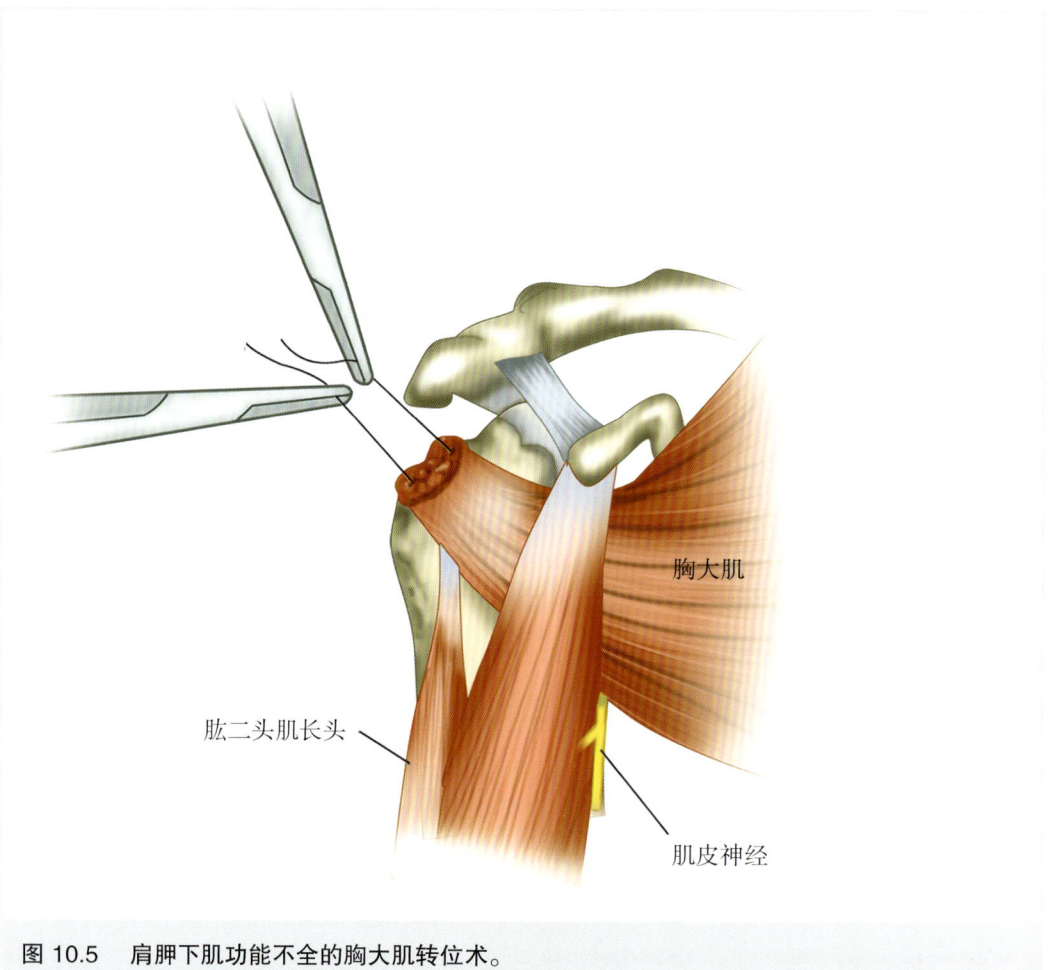

图 10.5　肩胛下肌功能不全的胸大肌转位术。

推荐阅读

Cheung EV, Silverio L, Sperling JW.Strategies in biologic augmentation of rotator cuff repair: a review.Clin Orthop Relat Res 2010;468(6):1476–1484

Steinhaus ME, Makhni EC, Cole BJ, Romeo AA, Verma NN.Outcomes after patch use in rotator cuff repair. Arthroscopy 2016;32(8):1676–1690

Thangarajah T, Pendegrass CJ, Shahbazi S, Lambert S, Alexander S, Blunn GW.Augmentation of rotator cuff repair with soft tissue scaffolds.Orthop J Sports Med 2015;3(6):232596711558749

第 11 章
冻结肩

Matthew Baker and Uma Srikumaran

摘要

1872 年 Duplay 最初将其描述为"关节周围炎",Codman 于 1934 年创造了"冻结肩"一词。这种疾病描述的是一种与僵硬和侧睡困难相关的隐匿性肩痛发作的情况。Codman 还明确了本病的特征,即肩外旋和抬高功能的丧失。Naviesar 于 1945 年提出了"粘连性关节炎"一词。

【关键词】冻结肩；关节粘连

I. 概述

A. 特发性的盂肱（GH）关节活动范围的丧失

B. 盂肱关节的挛缩，关节囊和韧带复合体的瘢痕化。

C. 组织学评估显示囊状纤维细胞增生

D. 大多能自愈

 1. 但也有高达 50% 的患者残留有部分僵硬 / 疼痛。

II. 风险因素

A. 与内分泌失调有关：

 1. 糖尿病：

  a. 有更差的预后。

 2. 甲亢或甲减

 3. 其他自身免疫性疾病。

B. 近期有过手术史：

 1. 肩袖（RTC）修复

 2. 骨折

3. 乳腺癌手术。

C. 脑血管意外或中风

D. 帕金森病

E. 心脏病

F. 长时间制动

G. 40～60岁

H. 女性发病率大于男性。

III. 分期

A. 冰冻期：

　　1. 疼痛加剧和运动减少

　　2. 可以持续6周到9个月。

B. 冻结期：

　　1. 疼痛得到改善，但运动能力丧失

　　2. 可以持续4～6个月。

C. 解冻期：

　　1. 运动和功能的改善

　　2. 可能需要6～24个月。

IV. 解剖

A. 喙肱韧带和肩袖间隙为主要病变处

B. 肩袖间隙（图11.1）：

　　1. 冈上肌前缘与肩胛下肌上缘之间的三角区

　　2. 盂肱上韧带（SGHL）和喙肱韧带（CHL）见图11.2a

　　3. 冻结肩滑膜炎的关节镜图像见图11.2b。

V. 临床表现/体格检查

A. 有因疼痛而引起肩关节活动受限，尤其是外旋

B. 患者主诉有肩关节所有平面的主动和被动运动范围（ROM）受限：

　　1. 主动和被动运动范围受限。

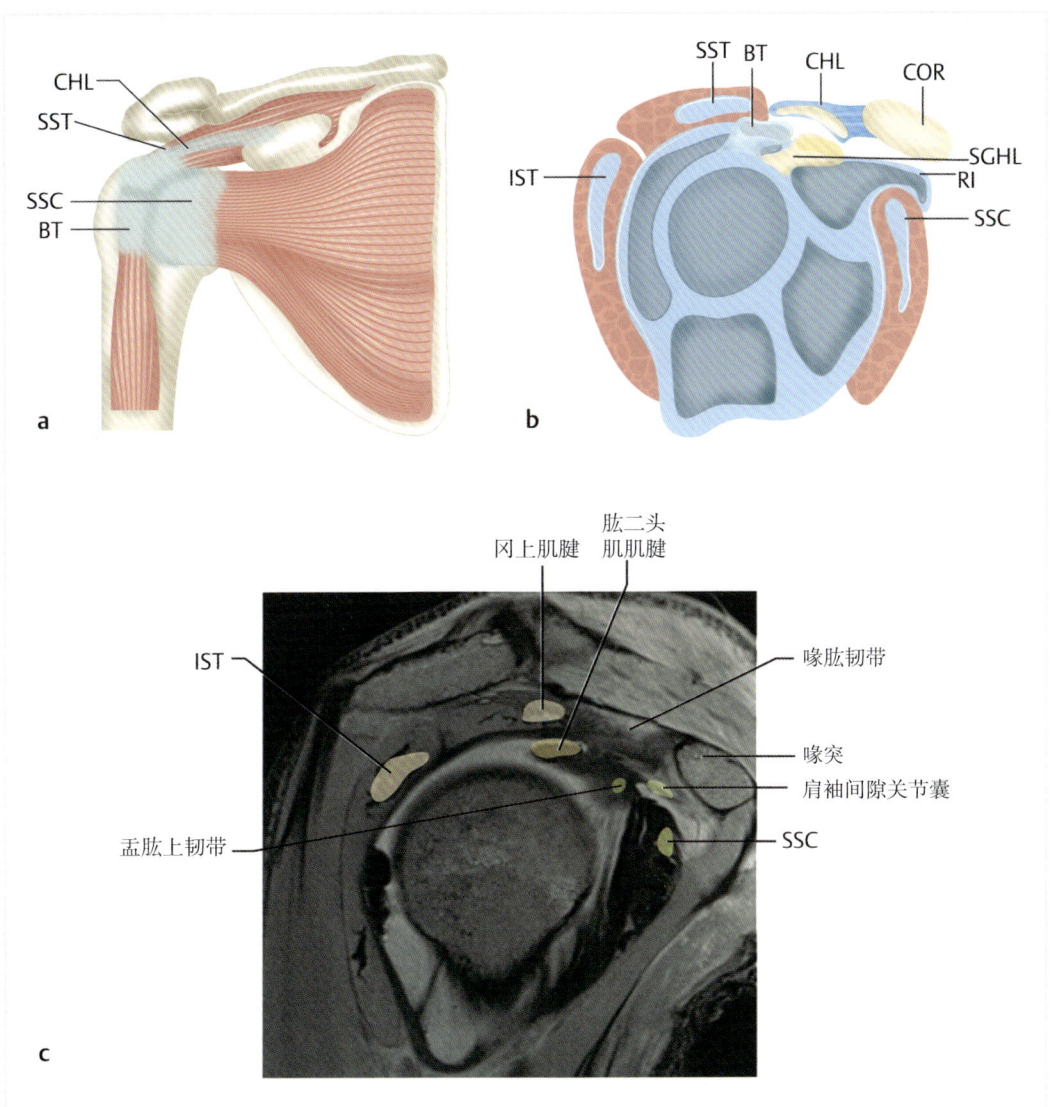

图 11.1 （a–c）示意图和 MRI 扫描显示肩袖间隙、盂肱韧带和肩袖肌腱。BT，肱二头肌肌腱；CHL，喙肱韧带；COR，喙突；IST，冈下肌腱；RI，肩袖间隙；SGHL，盂肱上韧带；SST，冈上肌腱；SSC，肩胛下肌。

VI. 影像学检查

A. X 线平片可以显示废用性骨质减少：

    1. 可显示既往手术、骨折、关节炎或钙化性肌腱炎的证据。

B. 磁共振成像（MRI）：

    1. 关节造影时，腋隐窝消失→关节囊挛缩。

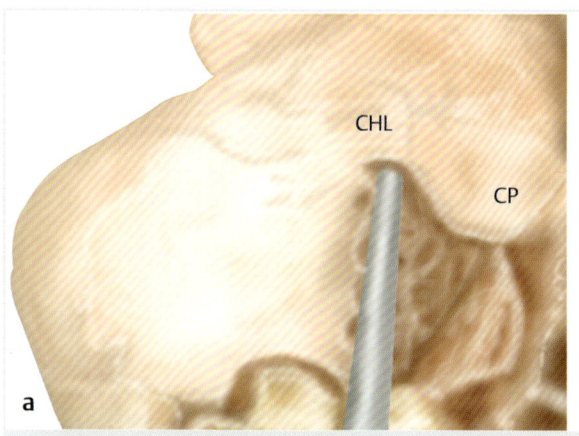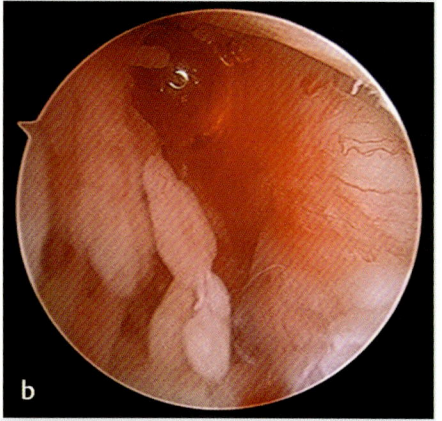

图 11.2　(a) 探针位于喙肱韧带下方。（b）从后门静脉看到的前盂肱关节囊的关节镜视图，表明肩袖间隙有明显的滑膜炎。可以看到肩胛下肌腱水平穿过图像的下半部分。CP，喙突；CHL，喙肱韧带。

VII. 治疗

A. 非手术治疗：

   1. 非甾体类抗炎药（NSAIDs）、口服类固醇、局部皮质类固醇注射、物理治疗和生理盐水关节囊扩张

   2. 治疗应侧重于无痛拉伸锻炼。

B. 手术治疗：

   1. 麻醉下手法松解术（MUA）：

      a. 有骨折风险。

   2. 关节镜下关节囊松解术（ACR）：

      a. 180°，270°，360° 松解：

         i. 完全松解有损伤腋神经的风险

         ii. 通过松解术可即刻改善活动范围，同时可以避免手法复位出现的全方位松解（360°）的风险。

      b. 松解喙肱韧带也非常重要。

   3. 适用于非手术治疗失败后。

VIII. 结果

A. 大多数情况下（90%），功能和活动范围可自然恢复正常——有时可能需要长达 3 年的时间

B. 在麻醉下手法松解（MUA）和关节镜下关节囊松解术（ACR）之后，活动范围和疼痛评分有明显的改善

C. 早期干预往往能改善结果

　　1. 患者对 MUA 和 ACR 的满意度为 80%～90%。

D. 通常不会在同一个肩部复发，但可以出现在对侧。

推荐阅读

Ahmad D, Hashim JA, Asim HM.Outcome of manipulation under anaesthesia in adhesive capsulitis patients.J Coll Physicians Surg Pak 2014;24(4):293–294

Brealey S, Armstrong AL, Brooksbank A, et al.United Kingdom Frozen Shoulder Trial (UK FROST), multi-centre, randomised, 12 month, parallel group, superiority study to compare the clinical and cost-effectiveness of early structured physiotherapy versus manipulation under anaesthesia versus arthroscopic capsular release for patients referred to secondary care with a primary frozen shoulder: study protocol for a randomised controlled trial.Trials 2017;18(1):614 10.1186/s13063-017-2352-2

Burkart AC, Debski RE.Anatomy and function of the glenohumeral ligaments in anterior shoulder instability.Clin Orthop Relat Res 2002; (400):32–39

Cinar M, Akpinar S, Derincek A, Circi E, Uysal M.Comparison of arthroscopic capsular release in diabetic and idiopathic frozen shoulder patients.Arch Orthop Trauma Surg 2010;130(3):401–406

Cvetanovich GL, Leroux T, Hamamoto JT, Higgins JD, Romeo AA, Verma NN.Arthroscopic 360° capsular release for adhesive capsulitis in the lateral decubitus position.Arthrosc Tech 2016;5(5):e1033–e1038.doi:10.1016/j.eats.2016.05.007

Dias R, Cutts S, Massoud S.Frozen shoulder.BMJ 2005;331(7530):1453–1456

Flannery O, Mullett H, Colville J.Adhesive shoulder capsulitis: does the timing of manipulation influence outcome? Acta Orthop Belg 2007;73(1):21–25

Hagiwara Y, Ando A, Kanazawa K, et al.Arthroscopic coracohumeral ligament release for patients with frozen shoulder.Arthrosc Tech 2017;7(1):e1–e5

Hwang KR, Murrell GA, Millar NL, Bonar F, Lam P, Walton JR.Advanced glycation end products in idiopathic frozen shoulders.J Shoulder Elbow Surg 2016;25(6):981–988

Maund E, Craig D, Suekarran S, et al.Management of frozen shoulder: a systematic review and cost-effectiveness analysis.Health Technol Assess 2012;16(11):1–264

Musil D, Sadovský P, Stehlík J, Filip L, Vodicka Z.[Arthroscopic capsular release in frozen shoulder syndrome].Acta Chir Orthop Traumatol Cech 2009;76(2):98–103

Neviaser AS, Neviaser RJ.Adhesive capsulitis of the shoulder.J Am Acad Orthop Surg 2011;19(9):536–542

Page MJ, Green S, Kramer S, et al.Manual therapy and exercise for adhesive capsulitis (frozen shoulder).Cochrane Database Syst Rev 2014; (8):CD011275

Page MJ, Green S, Kramer S, Johnston RV, McBain B, Buchbinder R.Electrotherapy modalities for adhesive capsulitis (frozen shoulder).Cochrane Database Syst Rev 2014; (10):CD011324

Shaffer B, Tibone JE, Kerlan RK.Frozen shoulder: a long-term follow-up.J Bone Joint Surg Am 1992;74(5):738–746

Sheridan MA, Hannafin JA.Upper extremity: emphasis on frozen shoulder.Orthop Clin North Am 2006;37(4):531–539

Tasto JP, Elias DW.Adhesive capsulitis.Sports Med Arthrosc Rev 2007;15(4):216–221

第 12 章

肩关节前方不稳定

Alexander E.Loeb, Uma Srikumaran

摘要

肩关节前脱位通常是直接创伤导致的肩关节急性损伤。年轻患者、运动量大的男性及关节盂有骨缺损的患者复发脱位的风险最高。低风险的首次脱位患者可以复位、制动及物理治疗，高风险患者与复发脱位的患者可能需要手术治疗。

【关键词】肩关节前脱位；肩关节前方不稳定

I. 概述

A. 松弛：肱骨头相对于肩胛盂的生理性平移

B. 不稳定：肱骨头相对于肩胛盂的病理性平移，导致疼痛或功能障碍

C. 肩关节前方不稳定最常见

D. 静态及动态的肩关节稳定结构均有助于肩关节稳定。

II. 解剖（图 12.1）

A. 盂肱关节是球窝关节：

　1. 肱骨头关节面是关节盂关节面的 3 倍。

B. 关节盂：

　1. 关节盂呈梨形，下方的关节面比上方宽

　2. 关节盂窝提供肱盂关节 50% 深度

　　a. 盂唇提供了另外 50% 的深度

　3. 关节面轻度凹陷：

　　a. 周围的软骨厚，中间的软骨薄甚至裸露。

　4. 关节盂后倾与外展的个体差异较大，大约有 0°～5° 的后倾，5° 的外展。

C. 肱骨：

第 12 章 肩关节前方不稳定

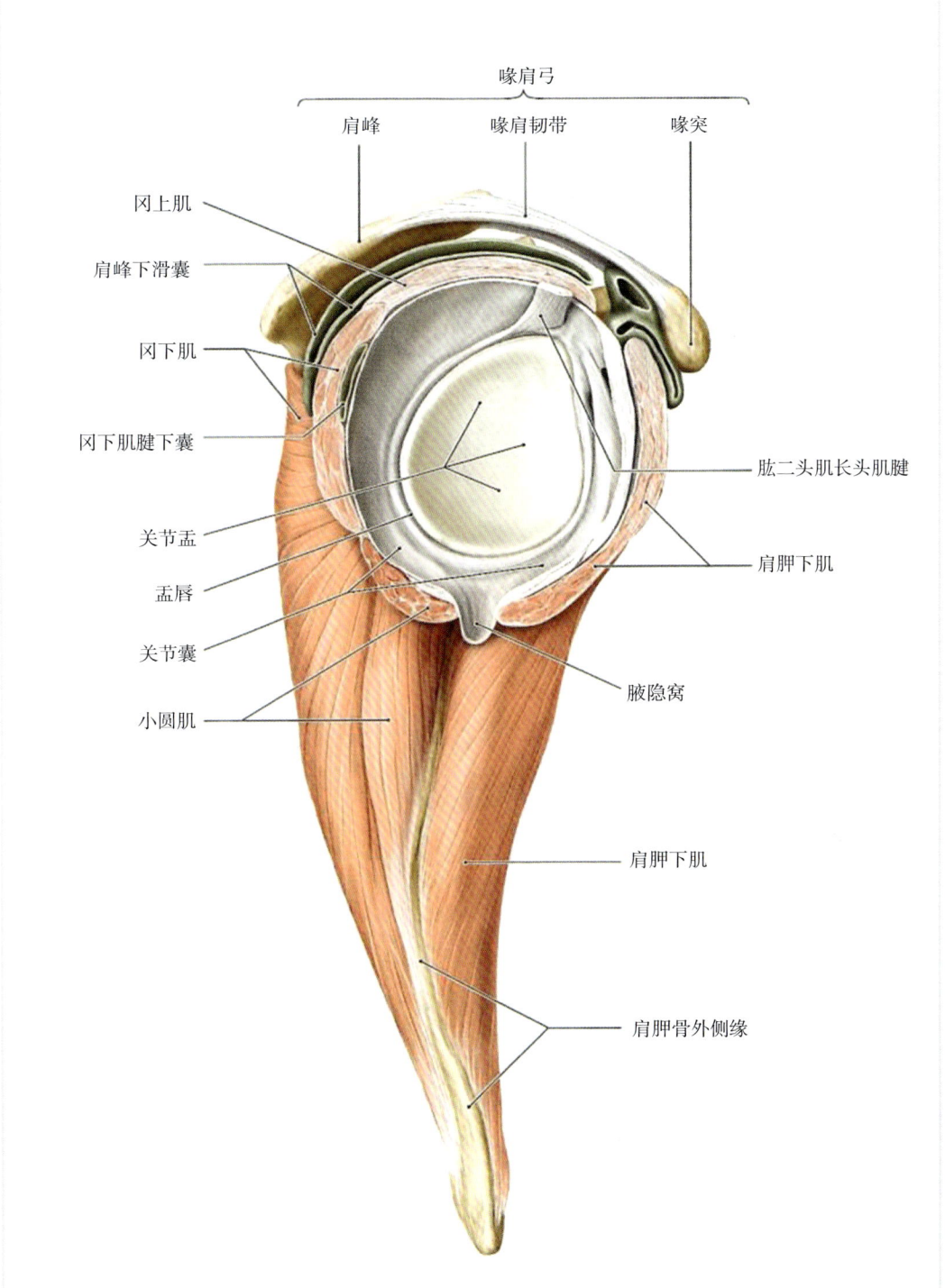

图 12.1 肩关节解剖（摘自：Schuenke M，Schulte E.General Anatomy and the Musculoskeletal System: Thieme Atlas of Anatomy.New York: Thieme; 2005.Illustration by Karl Wesker.

1. 大结节与小结节是肩袖的止点
2. 与内外上髁的轴线有 30° 的后倾角，130° 的颈干角。

D. 盂唇：

1. 包绕着 50% 的盂肱关节
2. 增加了盂肱关节的接触面
3. 密闭关节：

    a. 关节内负压。

E. 韧带：

1. 盂肱下韧带：

    a. 当肩关节在 90° 外展及外旋位时，盂肱下韧带是限制肱骨头前方移位的初始稳定结构。

2. 盂肱上韧带：

    a. 当肩关节内收位时，盂肱上韧带是限制肱骨头向下移位的初始稳定结构。

3. 盂肱中韧带：

    a. 当肩关节内收位及 45° 外展外旋位时，盂肱中韧带是限制肱骨头向前移位的初始稳定结构。

F. 肌肉组织：

1. 是将肱骨头限制于盂窝的动力稳定结构：

    a. 肩袖是限制肱骨头前下方移位的动力稳定结构：

        i. 冈上肌

        ii. 冈下肌

        iii. 小圆肌

        iv. 肩胛下肌。

    b. 其他的稳定结构包括：大圆肌，背阔肌，肱二头肌长头，胸大肌，三角肌。

III. 发病机制

A. 不稳定可能是创伤性的、继发性的、或非创伤性的：

1. 创伤包括直接撞击或肩关节外展外旋位时遭受向前的外力：

    a. 患者主要是年轻人、运动员

    b. 男性的发病率约是女性的 9 倍。

2. 继发性不稳定由多次微创伤导致，例如，常进行过顶动作的体育运动

3. 非创伤性不稳，主要包括先天性解剖畸形、结缔组织疾病，肩关节多向不稳。

B. Bankart 损伤：

1. 前下方的盂唇和盂肱下韧带复合体从盂缘撕脱
2. 前下方向不稳定的特异性表现
3. 可见于 90% 的盂肱关节脱位病例。

C. 骨性 Bankart 损伤（图 12.2）：

1. 合并上述损伤的前下肩关节盂的撕脱骨折
2. 一半的再脱位患者有此表现
3. 应该入院手术治疗，否则将面临肩关节不稳定的风险
4. 骨性缺损＞ 20% 提示高度不稳定，需要手术固定 /Bristow 术 /Latarjet 术。

D. 盂肱韧带肱骨端撕裂（HAGL）：

1. 盂肱下韧带肱骨止点处的撕裂。

E. 盂唇撕裂合并软骨损伤（GLAD）：

1. 盂唇相连的软骨断裂损伤。

F. 前盂唇韧带骨膜袖套状撕裂损伤（ALPSA）（图 12.3）：

1. 盂唇损伤伴盂颈部前方的骨膜剥脱
2. 损伤有向内侧继续撕裂风险，导致继发性不稳定。

G. Hill-Sachs 损伤（图 12.4）：

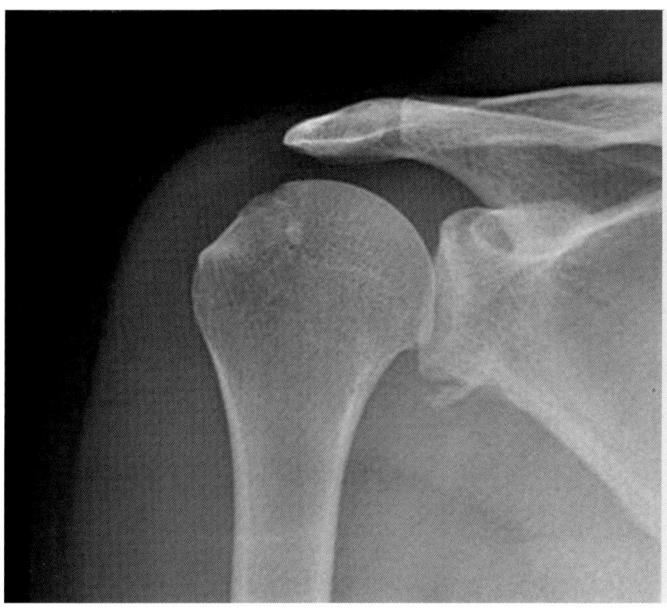

图 12.2　前后位片示骨性 Bankart 损伤

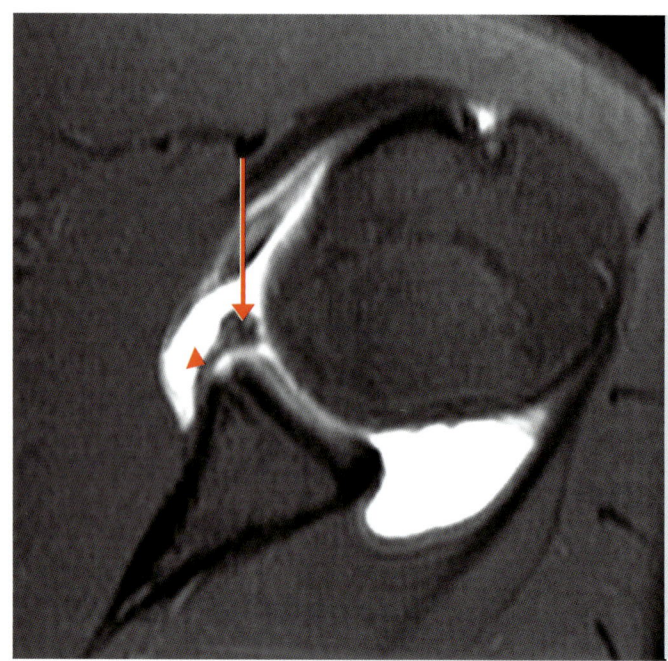

图12.3 MRI 造影示前盂唇韧带及骨膜袖套样撕裂损伤（ALPSA）

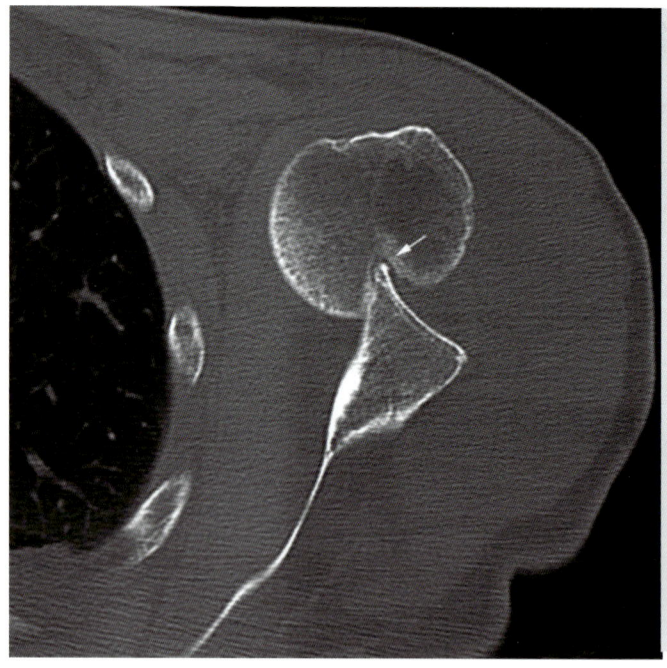

图12.4 CT 显示 Hill-Sachs 损伤

1. 肱骨头后上方有压缩骨折
2. 盂唇边缘挤压致头部压缩骨折
3. 有肩关节前脱位的病理表现
4. 创伤性肩关节脱位约 80% 有此损伤

第 12 章 肩关节前方不稳定

5. 可能会与关节盂产生绞锁，导致复发脱位或半脱位，或导致复位困难。

H. 松弛

1. 复发的半脱位或脱位会导致盂肱中韧带及盂肱下韧带的变薄和延长
2. 静态稳定性的减弱会导致更多不稳定并形成恶性循环
3. 青少年患者再脱位率为 90%。

I. 其他损伤：

1. 老年患者的肱骨大结节骨折伴肩关节脱位
2. 5% 创伤性脱位患者伴有短暂麻痹的臂丛神经损伤
3. 40 岁以下的患者 30% 有肩袖撕裂，老年患者肩袖撕裂比例更高。

IV. 影像学检查

A. X 线平片：

1. 肩关节正位片：

    a. 投照垂直于肩胛骨平面。

2. 肩关节内旋正位片：

    a. 可能会显示 Hill-Sachs 损伤。

3. 肩胛骨 Y 位片：

    a. 投照平行于肩胛骨平面

    b. 评价盂肱关节复位可能会有困难。

4. 腋位片：

    a. 垂直于关节盂投照更加有利于评价盂肱关节的复位。

5. 其他的摄片包括 Velpeau 片（改良的腋位片），西点腋位片（观察关节盂前下缘），Stryker 切迹位片（评估 Hill-sachs 损伤）。

B. CT 影像：

1. 用于进一步评估及关节盂骨折的术前评估
2. 用于翻修术、肩关节不稳或轻度外展位不稳定或低能量损伤相关的不稳定及肩关节明显松弛的评估
3. 三维重建可对骨丢失进行量化评估。

C. 磁共振影像：

1. 通过关节内造影，可提高检测盂唇损伤、肩袖损伤及软骨病变的敏感性
2. 软组织损伤与盂唇损伤的最佳影像学评估方式

3. 可能会显示 X 线片未发现的骨性损伤。

V. 评估

A. 病史：

  1. 采集肩关节创伤和不稳的病史很重要

    a. 肩关节不稳时上肢的体位

    b. 复位次数

    c. 最近脱位与第一次脱位所遭受的暴力

  2. 有肩关节不稳定的感觉可能表明有关节松弛或半脱位

  3. 活动会导致疼痛

  4. 年轻患者肩部疼痛或伴有异常活动。

B. 体格检查：

  1. 检查所有肩关节带周围肌肉的萎缩情况与所有肩关节带周围肌肉肌力

  2. 肩关节主动与被动的活动范围

  3. 与对侧肩关节进行对比

  4. 加载移位试验：

    a. 在 45° 外展位，对盂肱关节施加轴向应力并前移肱骨头

    b. 0 级：正常范围的肱骨头移位

    c. 1+ 级：肱骨头移位至关节盂边缘

    d. 2+ 级：肱骨头移位超过关节盂缘但可以自行复位

    e. 3+ 级：肱骨头移位超过关节盂缘，持续前方弹性固定，直到需要手法复位。

  5. 沟槽试验：

    a. 肩关节内收位时向下牵引上臂，在肱骨头上方形成沟槽征

    b. 1+ 级：肩峰肱骨间隙＜1cm

    c. 2+ 级：肩峰肱骨间隙在 1～2cm 之间

    d. 3+ 级：肩峰肱骨间隙＞2cm

    e. 外旋肩关节沟槽消失，如果仍未消失，则考虑有旋转间隙缺失。

  6. 肩前脱位恐惧试验：

    a. 仰卧位，肩关节 90° 外展及外旋，对肱骨头施加轻微的前向应力

    b. 患者感受轻微的不稳定

    c. 不施加前向应力的时候可能也会有不稳定。

7. 前方复位试验：

    a. 当完成肩前方恐惧试验后，维持肩关节外展外旋位，在肱骨头施加向后应力

    b. 患者可以感受稳定性的恢复

    c. 可以在恐惧试验前作前方复位试验，当去除肱骨头的向后的应力，患者感受有肩关节不稳定时则为前方恐惧试验阳性。

8. 特发性肩关节过度松弛：

    a. 两个平面（前方，后方，下方）的加载移位试验为 2+ 级

    b. 上肢自然下垂时上臂过度外旋超过 85°

    c. 肩关节中立位旋转时，外展超过 120°

    d. 上述检查提示多方向不稳定。

9. 全身性关节松弛：

    a. Beighton 评分：成年人 ≥ 5/9 分提示过度松弛，儿童 ≥ 6/9 分提示过度松弛：

        i. 小指掌指关节背伸超过 90°（每侧 1 分）

        ii. 被动屈腕时拇指可以触及前臂（每侧 1 分）

        iii. 肘关节过伸超过 10°（每侧 1 分）

        iv. 膝关节过伸超过 10°（每侧 1 分）

        v. 膝关节伸直时弯腰，手掌可触及地面（1 分）。

VI. 治疗

A. 急性脱位：

1. 复位技巧：

    a. 疼痛控制与肌肉放松非常重要：

        i. 可以考虑关节内利多卡因注射或镇静

        ii. 如果肌肉不够放松，则有骨折及软组织损伤的风险。

    b. 牵引 - 对抗牵引

    c. 缓慢外展外旋可能会避免 Hill-Sachs 损伤

    d. Stimson 重力复位法

    e. 肩胛骨手法复位。

2. 悬吊固定并康复治疗

3. 脱位复发的危险因素：

    a. 年龄 < 20 岁（复发率 80%～90%）

b. 男性

　　　c. 从事身体对抗性运动

　　　d. 关节过度松弛

　　　e. 关节盂骨缺损＞20%（"倒梨"形关节盂）。

　4. 患者有上述危险因素时应考虑手术干预

B. 非手术治疗：

　1. 根据关节活动度，肩胛骨稳定性/肩关节肌肉力量，肩袖稳定性及本体感觉进行康复治疗。

C. 手术干预：

　1. 麻醉后体格检查：

　　　a. 与临床体格检查进行再次确认

　　　b. 与对侧肩关节进行对比。

　2. 关节镜下 Bankart 修复术（图 12.5）

　　　a. 适用于不稳定复发或是伴有上述危险因素的首次脱位者

　　　b. 在盂唇修补的同时将关节囊内外侧瓣重叠缝合

　　　c. 用 3 枚或更多的锚钉以减少失败风险

　　　d. 前下方 Bankart 损伤修复时，锚钉通常固定于 2 点到 6 点之间的位置。

　3. 开放性 Bankart 修补术：

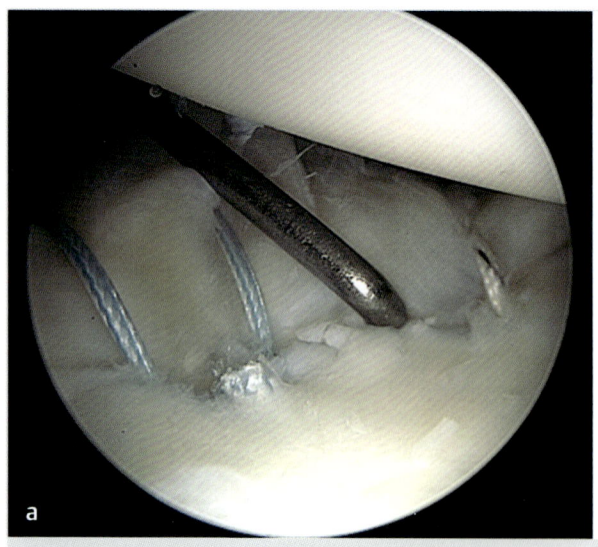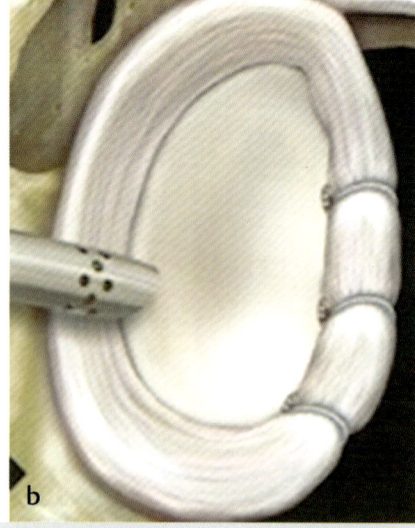

图 12.5　（a，b）关节镜下盂唇修复的镜下图示

a. 关节盂骨缺损＞20%时，适合行切开复位内固定治疗。
4. 填充术：
   a. 伴有 Hill-Sachs 损伤时在上述修补术基础上可以用后关节囊/冈下肌腱去填充加强修补
   b. 可能会导致部分外旋功能丧失。
5. 骨科手术：
   a. Hill-Sachs 损伤关节面缺损＞40%时考虑骨移植手术
   b. Latarjet 术或 Bristow 喙突转移术：
      i. 适用于关节盂骨缺损或 Bankart 修补失败的复发性前方不稳定
      ii. 进行翻修术时可选用髂骨的皮质骨。
6. 对有肢体接触的或过顶运动的运动员应行手术治疗。而对于关节过度松弛的患者是否行手术治疗存在争议。

VII. 并发症

A. 复发：
  1. 修复时未发现关节盂骨缺损
  2. 固定锚钉少于 3 枚
  3. 关节镜手术的总体复发率约为 10%～15%
  4. 如患者有以下 3 种或更多种因素，关节镜手术有超过 70% 的失败率：
     a. 青年男性
     b. 从事肢体对抗性运动的运动员
     c. 肩关节过度松弛
     d. 肩关节外旋位的正位片发现有 Hill-Sachs 损伤
     e. X 线摄片发现有关节盂轮廓丢失。
  5. 在行手术修复前，如癫痫等基础疾病应该得到有效的控制。

B. 僵硬：
  1. 切开手术的关节僵硬发生率高
  2. 多与喙突转移术及 Remplissage 手术有关。

C. 感染：
  1. 关节镜手术很少发生感染
  2. 为防止遗漏痤疮丙酸杆菌感染，培养物至少要培养 2 周。

D. 内置物或移植物失败。

推荐阅读

Arciero RA, Wheeler JH, Ryan JB, McBride JT.Arthroscopic Bankart repair versus nonoperative treatment for acute, initial anterior shoulder dislocations.Am J Sports Med 1994;22(5):589–594

Boileau P, Villalba M, Héry JY, Balg F, Ahrens P, Neyton L.Risk factors for recurrence of shoulder instability after arthroscopic Bankart repair.J Bone Joint Surg Am 2006;88(8):1755–1763

Bottoni CR, Smith EL, Berkowitz MJ, Towle RB, Moore JH.Arthroscopic versus open shoulder stabilization for recurrent anterior instability: a prospective randomized clinical trial.Am J Sports Med 2006;34(11):1730–1737

Burkhart SS, De Beer JF.Traumatic glenohumeral bone defects and their relationship to failure of arthroscopic Bankart repairs: significance of the inverted-pear glenoid and the humeral engaging Hill-Sachs lesion.Arthroscopy 2000;16:6776–6794

Cameron KL, Mountcastle SB, Nelson BJ, et al.History of shoulder instability and subsequent injury during four years of follow-up: a survival analysis.J Bone Joint Surg Am 2013;95(5):439–445

Hovelius L, Olofsson A, Sandström B, et al.Nonoperative treatment of primary anterior shoulder dislocation in patients forty years of age and younger.a prospective twenty-five-year follow-up.J Bone Joint Surg Am 2008;90(5):945–952

Robinson CM, Jenkins PJ, White TO, Ker A, Will E.Primary arthroscopic stabilization for a first-time anterior dislocation of the shoulder: a randomized, double-blind trial.J Bone Joint Surg Am 2008;90(4):708–721

第13章
肩关节后方不稳定

Alexander E.Loeb and Uma Srikumaran

摘要

肩关节后脱位可见于急性肩关节损伤，常常与癫痫或创伤相关，经常在急诊室被漏诊。肩关节后方不稳可表现为肩关节内收及屈曲位的反复微损伤导致的肩关节慢性疼痛。首次肩关节脱位通常可通过复位、制动及康复治疗，而如果有慢性不稳及伴发骨折损伤则必须经手术治疗。

【关键词】肩关节后方不稳定；肩关节后脱位

I. 概述

A. 松弛：肱骨头相对于关节盂的生理性移位

B. 不稳定：肱骨头相对于关节盂的病理性移位导致疼痛或功能障碍

C. 相比于前方不稳定，肩关节后方不稳定比较少见：占肩关节脱位的2%～10%

D. 然而，50%的肩关节后脱位患者在急诊的初次评估中被漏诊。

II. 解剖

（图13.1）

A. 盂肱关节是球窝关节：

  1. 肱骨头的关节面是关节盂关节面的3倍。

B. 关节盂：

  2. 关节盂呈梨形，下方的关节面比上方宽

  3. 盂窝提供了50%的盂肱关节的深度：

    a. 盂唇提供了另外50%的深度。

  3. 关节面轻度凹陷：

    a. 周围的软骨厚，中间的软骨薄，甚至裸露。

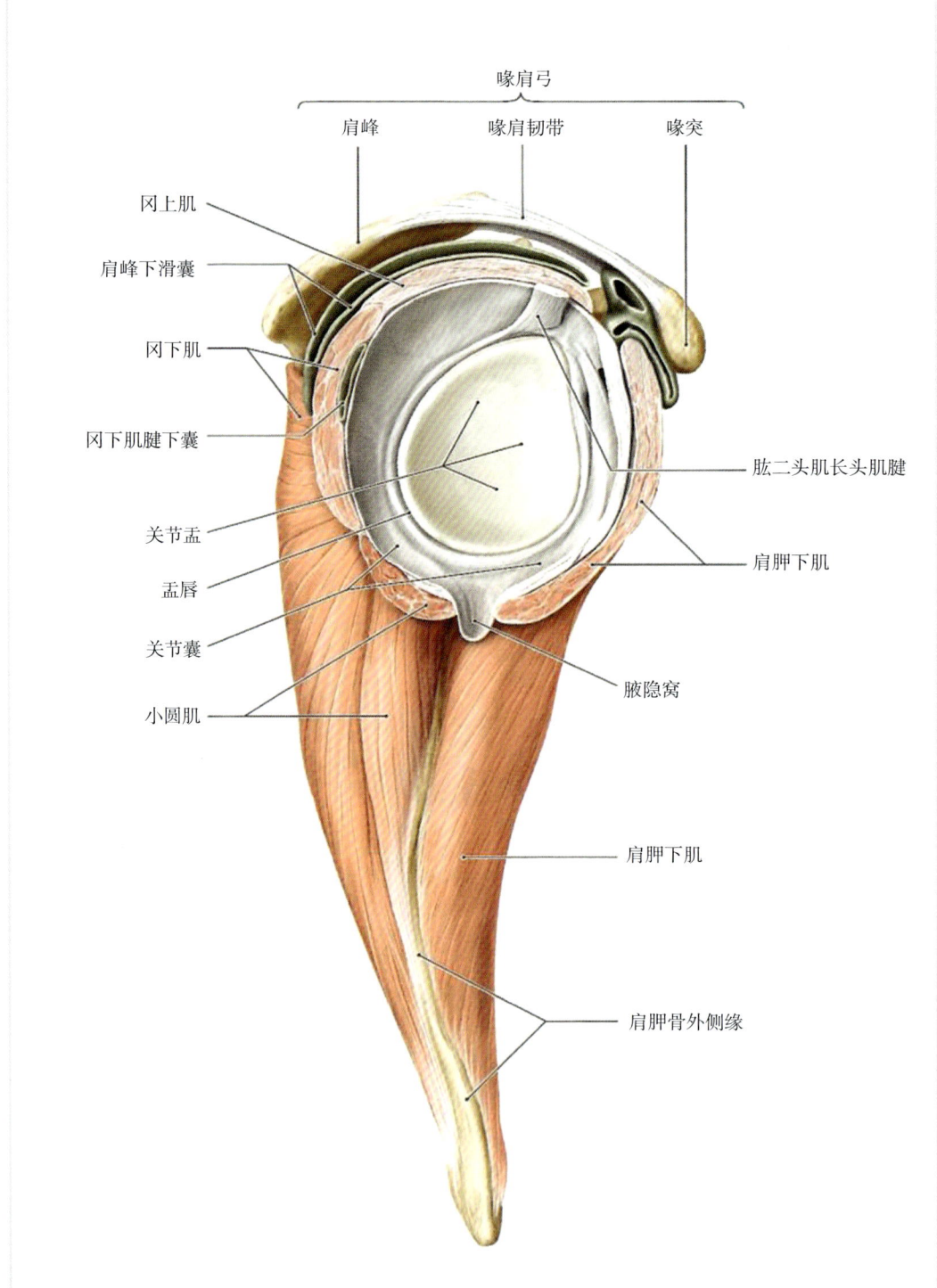

图13.1 肩关节解剖（摘自：Schuenke M，Schulte E.General Anatomy and the Musculo-skeletal System: Thieme Atlas of Anatomy.New York: Thieme; 2005.Illustration by Karl Wesker.）

4. 关节盂后倾与外展的个体差异较大，大约有 0°～5° 的后倾，5° 的外展。

C. 肱骨：

1. 大结节与小结节是肩袖的止点
2. 与内外上髁的轴线有 30° 的后倾角，130° 的颈干角。

D. 盂唇：

1. 提供了盂肱关节 50% 的深度
2. 增加了盂肱关节的接触面
3. 密闭关节：

    a. 关节内负压。

E. 关节囊：

1. 后关节囊只有几毫米厚。

F. 韧带：

1. 盂肱下韧带：

    a. 肩关节外展内旋位时（投掷后的下压阶段），盂肱下韧带后束是限制肱骨头向后方移位的初始稳定结构。

2. 盂肱上韧带：

    a. 当肩关节内收位时，盂肱上韧带是限制肱骨头向下移位的初始稳定结构。

3. 喙肩韧带：

    a. 肩关节屈曲内收内旋时（摔倒时上肢向外伸展）限制肱骨头后移的初始稳定结构。

4. 盂肱中韧带：

    a. 肩外展时限制肱骨头后移的二级稳定结构。

G. 肌肉组织：

1. 将肱骨头限制于盂窝的动力稳定结构：

    a. 肩袖：

        i. 肩胛下肌：

            • 提供动态稳定以防止后方移位
            • 肩外旋位时后方稳定的初级稳定结构。

        ii. 冈上肌

        iii. 冈下肌

        iv. 小圆肌。

b. 其他的稳定结构包括：大圆肌，背阔肌，肱二头肌长头，胸大肌，三角肌。

III. 病理

A. 后方不稳定通常是急性或慢性的：

1. 急性病因：

   a. 直接创伤：

      i. 50% 的病例在急诊室被漏诊

      ii. 直接暴力作用于盂肱关节后方。

   b. 癫痫发作或触电：

      i. 肌肉剧烈收缩致肱骨头脱位

      ii. 癫痫发作时肩关节前脱位更常见，但是后脱位的比例也比较高。

2. 慢性病因：

   a. 微损伤使后关节囊萎缩及挛缩，导致不稳定：

      i. 一般表现为与活动相关的深部钝痛，无明显的不稳定

      ii. 危险运动包括肩关节屈曲外展位的加压或承重运动

      iii. 常见于举重运动员（卧推）、进攻型前锋、一些从事过顶运动的田径队员和投掷运动员。

3. 关节盂发育不良或极度后倾导致不稳定的情况很少见：

   a. 先天性关节盂缺损如婴儿臂丛损伤麻痹可能是不稳的危险因素

   b. 可能导致不稳定复发及盂唇撕裂。

B. 后方的 Bankart 损伤：

   1. 盂肱下韧带关节盂止点的后盂唇损伤

   2. 后下方不稳定的特异性表现。

C. 后方的骨性 Bankart 损伤：

   1. 伴有上述表现的后下盂唇的撕脱骨折。

D. Kim 损伤

   1. 后下盂唇深部的撕裂但关节盂表面的盂唇完整。

E. 盂肱韧带肱骨头端撕裂（HAGL）

   1. 盂肱下韧带后束肱骨止点的撕裂。

F. 后盂唇囊肿

   1. 关节液从盂唇阀状的破口处漏出形成囊肿。

第 13 章　肩关节后方不稳定

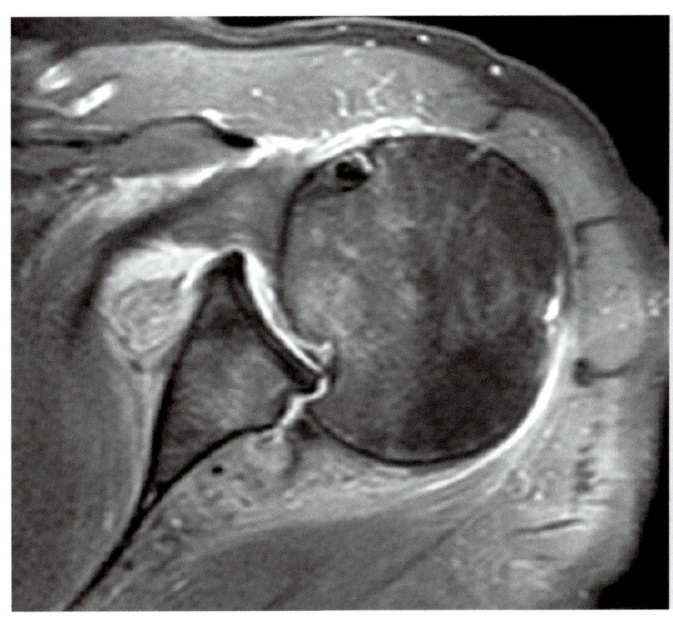

图 13.2　MRI 示陈旧性反 Hill-Sachs 损伤

2. 常见于慢性肩关节后方不稳者。

G. 反 Hill-Sachs 损伤（图 13.2）：

1. 肱骨头前上方的压缩骨折
2. 关节盂边缘撞击肱骨头
3. 有后脱位的病理表现
4. 可能累及关节盂并导致绞锁，复发性脱位或半脱位，或难以复位。

H. 小结节骨折：

1. 急性/创伤性肩关节后脱位可能发生。

IV. 影像学检查

A. X 线片：

1. 肩关节正位片（AP）：
   a. 投照垂直于肩胛骨平面
   b. 较难发现反 Hill-Sachs 损伤
   c. 灯泡征（脱位的肱骨头内旋，颈干角消失，外观对称）。
2. 肩胛骨 Y 位片：
   a. 投照平行于肩胛骨平面
   b. 评价盂肱关节复位可能会有困难。

3. 腋位片

 a. 垂直于关节盂投照更加有利于评价盂肱关节的复位

 b. 临床表现不典型时，有必要摄腋位片以排除陈旧性脱位。

4. 其他的摄片包括 Velpeau 片（改良的腋位片），仰卧西点腋位片（观察关节盂后下缘），反 Stryker 切迹位片（评估反 Hill-Sachs 损伤）。

B. CT 影像：

1. 用于进一步检查及术前评估关节盂骨折
2. 用于持续肩关节后方不稳的翻修术、活动恐惧及松弛的评估
3. 帮助评估骨丢失，如陈旧性脱位患者。

C. 磁共振影像：

1. 软组织损伤与后盂唇损伤的最佳影像学评估方式
2. 可能会显示 X 线片未发现的骨性损伤
3. 无急性脱位但有肩关节后方疼痛或不稳病史的进一步评估。

V. 评估

A. 病史：

1. 既往史发现有急性/创伤性肩关节不稳病史
2. 活动会导致疼痛
3. 伴随疾病如癫痫
4. 危险性的职业/重复性的运动（举重，进攻型前锋，投掷运动员及类似活动）
5. 慢性不稳的典型表现是肩关节屈曲外展内旋并施加压力时有隐约的深部疼痛
6. 陈旧性脱位可能在初始评估时被漏诊。

B. 体格检查：

1. 检查所有肩关节带周围肌肉肌力与肌肉萎缩情况
2. 肩关节主动与被动的活动范围：

 a. 在慢性、陈旧、遗漏的后脱位中，肩关节可能绞锁于内旋位，肩关节无法外旋可能是发现后脱位的关键点。

3. 与对侧肩关节进行对比
4. 后方加载移位试验：

 a. 在 45° 外展和 45° 前屈位，对盂肱关节施加轴向应力并后移肱骨头

 b. 0 级：正常范围的肱骨头移位

c.1+级：肱骨头移位至关节盂边缘

d.2+级：肱骨头移位超过关节盂缘但可以自行复位

e.3+级：肱骨头移位超过关节盂缘，持续前方弹性固定，直到手法复位。

5.Kim 试验（图 13.3）：

    a.肩关节 90°外展，极度内旋，肘关节屈曲

    b.肩关节内收 45°并前屈过程中对肱骨头向腋下施压

    c.余手指在肱骨头后下方保护

    d.引起疼痛即为阳性。

6.Jerk 试验

    a.肩关节 90°外展，极度内旋，肘关节屈曲

    b.肩关节前屈时施加肱骨轴向应力

    c.有滑脱声即为试验阳性

    d.当合并有 Kim 试验阳性时，后盂唇损伤的敏感度达 97%。

7.后方加压试验：

    a.仰卧，肩关节内收，90°前屈，内旋，肘关节屈曲

    b.经后方对肱骨头轴向加压

    c.患者感觉有疼痛及不稳定。

8.特发性肩关节过度松弛：

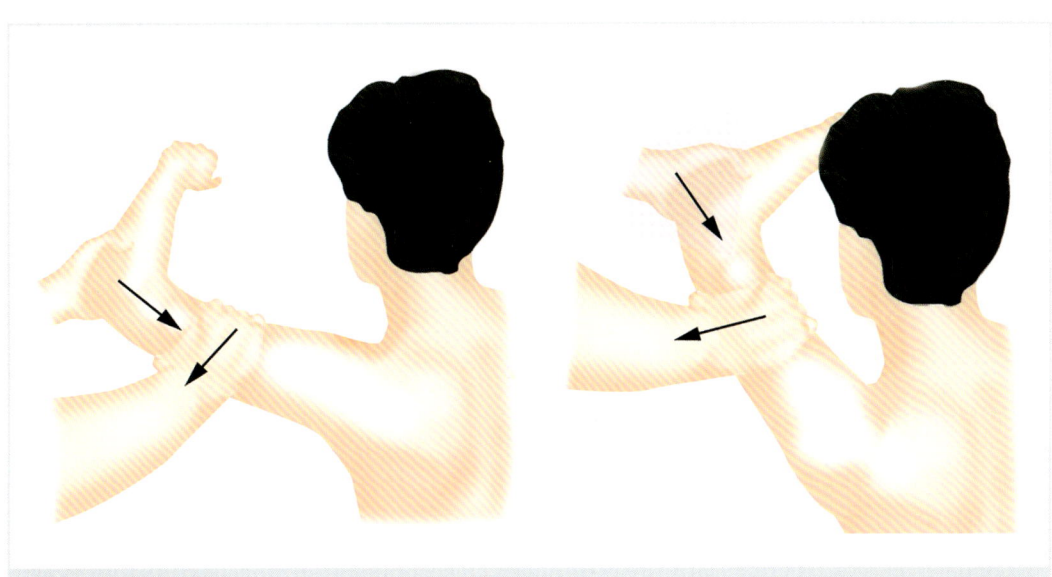

图 13.3　Kim 试验

a. 两个平面（前方，后方，下方）的加载移位试验为 2+ 级

b. 上肢自然下垂时上臂过度外旋超过 85°

c. 肩关节中立位旋转时，外展超过 120°

d. 上述检查提示多方向不稳定。

9. 全身性关节松弛：

   a.Beighton 评分：成年人 ≥ 5/9 分提示过度松弛，儿童 ≥ 6/9 分提示过度松弛：

   i. 小指掌指关节背伸超过 90°（每侧 1 分）

   ii. 被动屈腕时拇指可以触及前臂（每侧 1 分）

   iii. 肘关节过伸超过 10°（每侧 1 分）

   iv. 膝关节过伸超过 10°（每侧 1 分）

   v. 膝关节伸直时弯腰，手掌可触及地面（1 分）。

VI. 治疗

A. 急性脱位：

1. 复位技巧：

   a. 大部分脱位会自行复位，因此通常容易会被忽略

   b. 疼痛控制与肌肉放松非常重要：

   i. 可以考虑关节内利多卡因注射或镇静

   ii. 如果肌肉不够放松，则有骨折及软组织损伤的风险。

   c. 牵引 - 对抗牵引

   d.Boss-Holzach-Matter 自助复位技术：

   i. 双手十指交叉放在同侧膝关节前方，患者逐渐后仰伸直，让肩关节与前臂形成对抗牵引。

B. 非手术治疗：

1. 肩关节 10°～20° 外旋位固定 6 周

2. 根据关节活动度，肩胛骨稳定性/肩关节肌肉力量，肩袖稳定性及本体感觉进行康复治疗

3. 运动方式调整，避免肩关节内收、前屈及内旋。

C. 手术干预：

1 麻醉下体格检查：

   a. 与临床体格检查进行再次确认

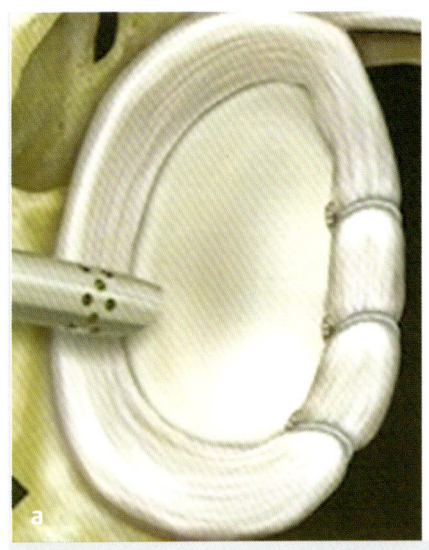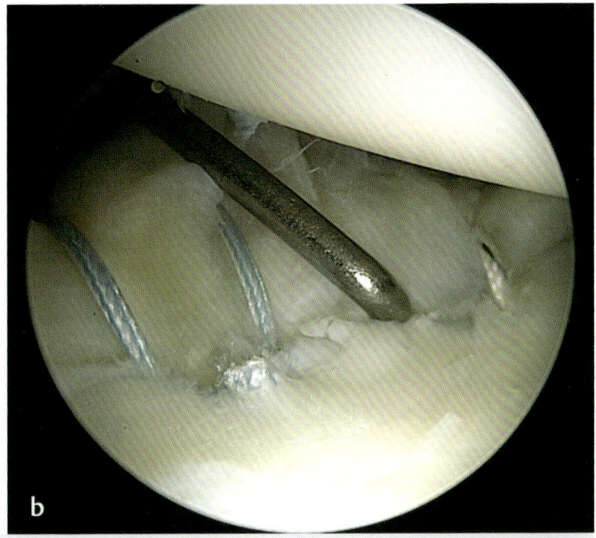

图 13.4 （a，b）关节镜下盂唇修复的镜下图示

b. 与对侧肩关节进行对比。

2. 关节镜下修补后盂唇（图 13.4）

a. 适用于肩关节复发性后方不稳定，肩关节屈曲与外展时有疼痛的物理治疗失败者

b. 如果有关节囊很松弛，可能需行后关节囊移位或内外侧瓣重叠缝合

c. 侧卧位可提供更好的后方关节盂显露

d. 后入路可以稍靠外侧，以便于关节盂边缘置放锚钉。

3. 切开复位肩胛下肌/小结节转位治疗反 Hill-Sachs 损伤：

a. 适用于陈旧性脱位和关节面损伤＞40% 的反 Hill-Sachs 损伤。

4. 半肩置换或全肩置换：

a. 适用于陈旧性脱位和关节面损伤＞40% 的反 Hill-Sachs 损伤，或严重的肱骨头损伤，或严重的盂肱关节炎。

VII. 并发症

A. 僵硬：

1. 非手术治疗的长期制动与手术治疗都可能会导致僵硬。

B. 复发：

1. 关节镜手术的总体复发率为 0～8%。

C. 关节炎：

  1. 漏诊的陈旧性脱位会较早进展为关节炎。

D. 感染：

  1. 关节镜手术很少有感染

  2. 为防止遗漏痤疮丙酸杆菌感染，培养物至少要培养 2 周。

E. 内置物或移植物失败

F. 前方半脱位：

  1. 如果后关节囊过紧，可能会导致前方与喙突撞击。

推荐阅读

Bradley JP, McClincy MP, Arner JW, Tejwani SG.Arthroscopic capsulolabral reconstruction for posterior instability of the shoulder: a prospective study of 200 shoulders.Am J Sports Med 2013;41(9):2005–2014

Kim SH, Ha KI, Park JH, et al.Arthroscopic posterior labral repair and capsular shift for traumatic unidirectional recurrent posterior subluxation of the shoulder.J Bone Joint Surg Am 2003;85(8):1479–1487

Kim SH, Park JS, Jeong WK, Shin SK.The Kim test: a novel test for posteroinferior labral lesion of the shoulder—a comparison to the jerk test.Am J Sports Med 2005;33(8):1188–1192

Walch G, Ascani C, Boulahia A, Nové-Josserand L, Edwards TB.Static posterior subluxation of the humeral head: an unrecognized entity responsible for glenohumeral osteoarthritis in the young adult.J Shoulder Elbow Surg 2002;11(4):309–314

第14章

肩关节稳定术

Eric G.Huish Jr, Uma Srikumaran

摘要

盂肱关节不稳定通常需要手术干预以免复发。应根据不稳定的方向和软组织损伤/骨性损伤的不同程度去选择干预的手术方法。新的植入物与技术的快速发展使得关节镜手术应用得更加普遍。

【关键词】盂肱关节不稳定；Bankart 损伤；Latarjet 术；Hill-Sachs 损伤； HAGL

I. 前方不稳定

A. 大多数的盂肱关节脱位伴有前方不稳定

B. 手术治疗指征：

　　1. 复发的不稳定脱位

　　2. 初次脱位时年龄小于 25 岁。

C. 禁忌证：

　　1. 自发脱位者。

D. 伴随损伤：

　　1.Bankart 损伤：

　　　　a. 软组织损伤（图 14.1）

　　　　b. 骨组织损伤。

　　2.Hill-Sachs 损伤（图 14.1）

　　3. 盂肱下韧带肱骨头止点撕脱损伤（HAGL）（图 14.2）

E. 软组织损伤修复手术：

　　1.Bankart 修复 +/- 关节囊移位：

　　　　a.Bankart 损伤伴前下不稳定的主要治疗方式

　　　　b. 通常用锚钉固定

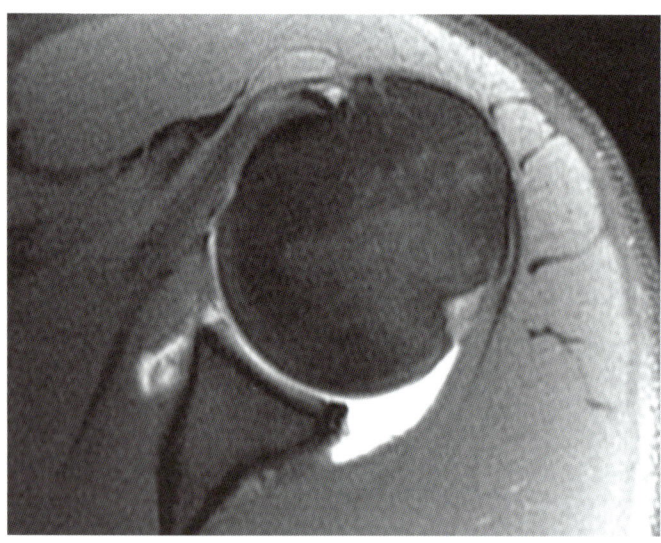

图 14.1 MRI 肩关节横断面 T2 像上见 Bankart 损伤和 Hill-Sachs 损伤

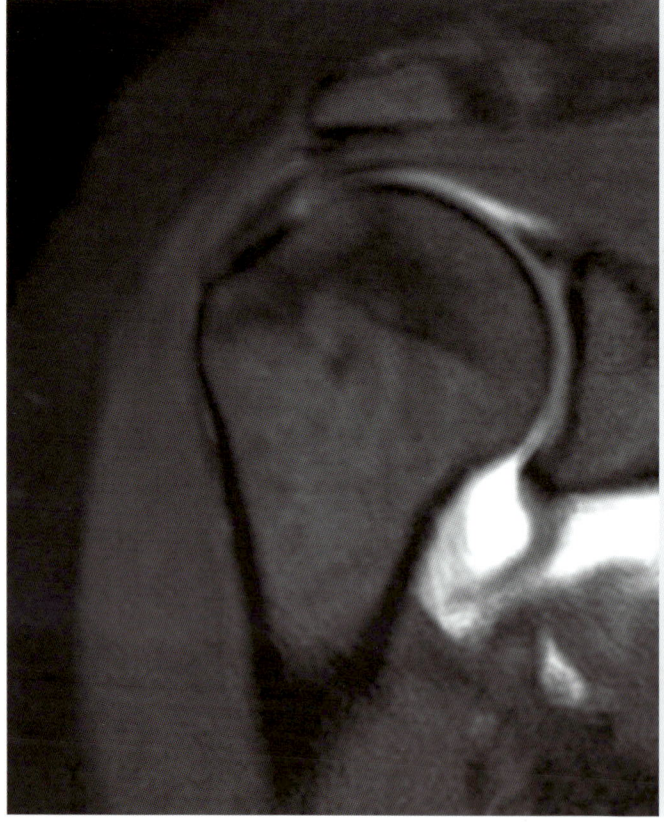

图 14.2 MRI 肩关节冠状面 T2 像上见盂肱下韧带肱骨头止点撕脱损伤（HAGL）

c. 可以在关节镜下治疗或行切开手术治疗：

i. 关节镜手术与切开手术治疗结果类似，但关节镜手术组的关节活动范围

（ROM）更好

　　d. 复发的危险因素：

　　　i. 患者年龄＜20岁

　　　ii. 参加肢体对抗运动

　　　iii. 韧带松弛

　　　iv. 关节盂骨缺损

　　　v. Hill-Sachs 损伤。

　　e. 关节盂骨缺损＞25% 为禁忌证（图 14.3）

2. HAGL 修补术：

　　a. HAGL 漏诊可能会导致 Bankart 修补手术失败

　　b. 可以切开修补或关节镜下修补

　　c. 通常用锚钉缝合修补盂肱下韧带肱骨头止点。

F. 关节盂骨缺损手术：

　1. Bristow-Latarjet 术：

　　a. 将喙突移位于关节盂前下方：

　　　i. 通常用拉力螺钉固定（图 .14.4）

　　　ii. 最近有关于关节镜下应用袢钢板固定的病例报道。

　　b. 用于骨缺损或翻修，但也可用作无骨缺损前下方不稳的主要治疗方法

　　c. 增加稳定的三个方式：

　　　i. 增大关节盂以使得脱位所需位移距离更长

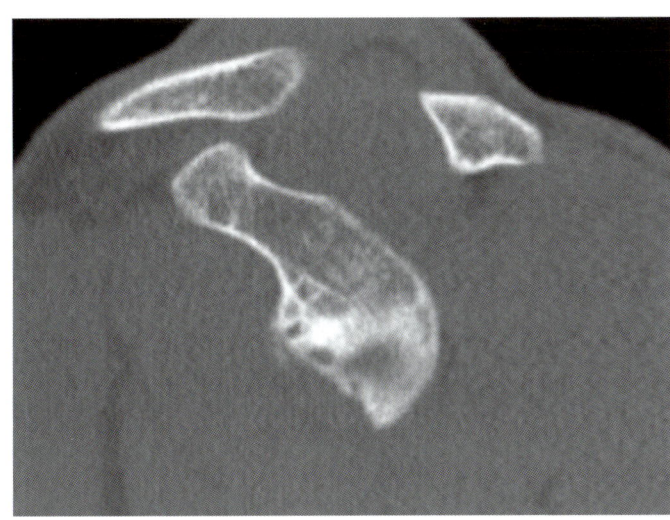

图 14.3　CT 矢状面上见前下方骨质缺损

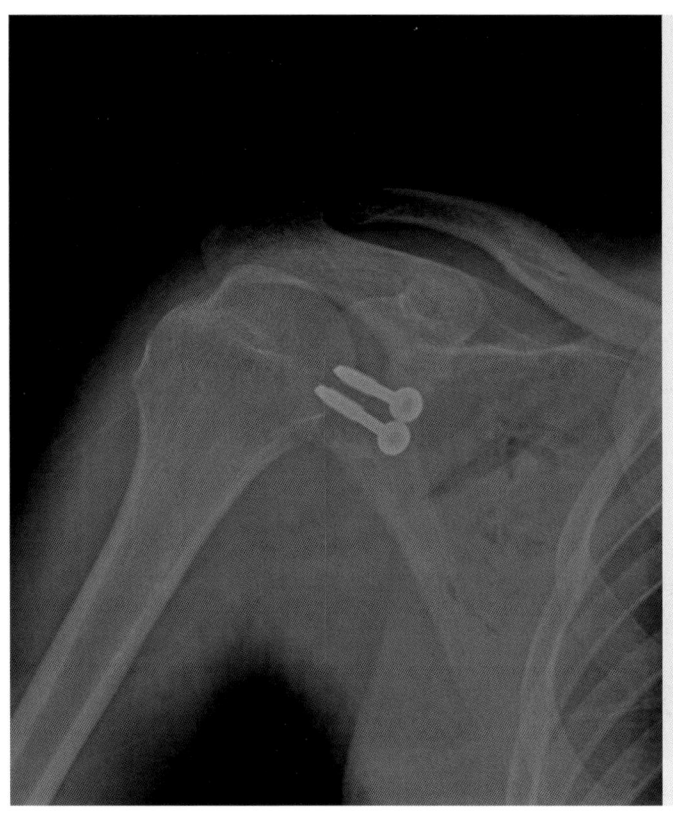

图 14.4 Latarjet 术后摄片

　　ii. 将关节囊喙肩韧带缝合

　　iii. 联合腱提供动力悬吊效果。

d. 长期随访结果比 Bankart 修补术好：

　　i. 复发率更低

　　ii. 患者满意度更高。

e. 早期并发症高：

　　i. 移植位置不正确致复发或关节病

　　ii. 移植骨骨折或骨溶解

　　iii. 神经血管损伤

　　iv. 不愈合。

f. 主要通过开放手术治疗，但最近在少数几家治疗中心行关节镜手术。

2.Eden-Hybinette 术：

　　a. 取髂骨骨块固定于关节盂前下方（图 14.5）：

　　　　i. 髂骨骨块与胫骨远端同种异体骨块可以相互替代。

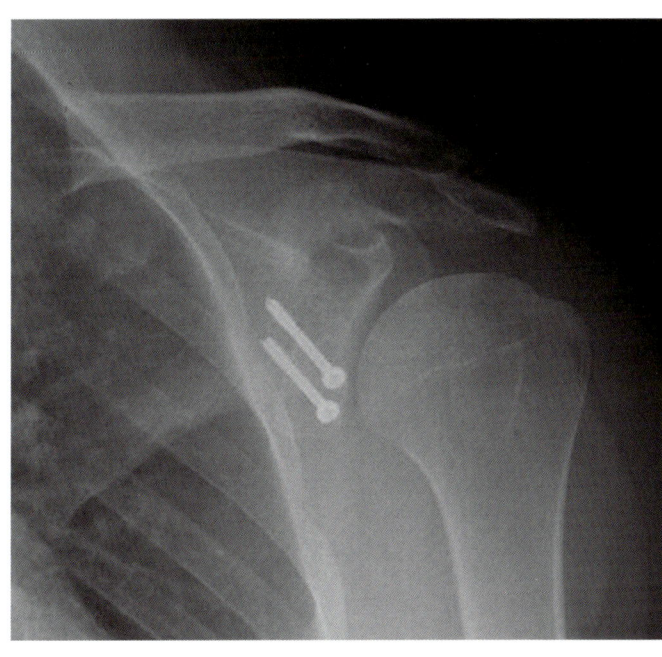

图 14.5 Eden-Hybinette 术后摄片

　　b. 适用于关节盂骨缺损或 Latarjet 手术失败

　　c. 以切开手术治疗为主，有部分关节镜下手术报道

　　d. 与 Latarjet 术相比，供体移植部位的病变率更高，关节病和复发率更高。

G. 肱骨头损伤（Hill-Sachs）修复术：

　1. 填充术：

　　a. 将后关节囊和肩袖固定于肱骨头缺损部位以避免与关节盂咬合绞锁

　　b. 通常与 Bankart 修补同时进行

　　c. 可以采用关节镜手术及切开手术，关节镜手术可能更加简单

　　d. 可能会有活动度的丧失。

　2. 肱骨头同种异体骨移植术：

　　a. 肱骨头损伤＞ 40%

　　b. 并发症及再手术率高

　　　i. 移植物坏死及吸收

　　　ii. 关节病。

　　c. 传统上是一种开放式手术，最近已可通过关节镜手术进行。

　3. Weber 旋转截骨术

　　a. 通过反向旋转肱骨头，以避免 Hill-Sachs 损伤的再次绞锁

　　b. 再手术率高：

i. 内固定失败

ii. 不愈合

iii. 复发

iv. 内旋丢失。

4. 关节面成形 / 关节置换术

a. 较大的缺损

b. 去除病变并用移植物填充以避免绞锁

c. 关节置换手术相关的效果与并发症

i. 年轻患者关节置换的效果不太理想。

5. 其他手术：

a.Trillat 手术：

i. 喙突下进行楔形截骨，然后用螺钉将其固定于关节盂颈部

ii. 以往主要是开放手术，现已逐渐被关节镜手术代替

iii. 适用于行 Latarjet 手术时有可能导致移植骨骨折或盂唇修补不愈合的患者

iv. 医源性的喙突撞击可能会导致活动度丢失及关节病。

b.Putti-Platt 手术：

i. 将肩胛下肌分成两半，外侧头固定于关节盂，内侧头固定于肱骨头，就像是连体裤的造型

ii. 有可能导致关节活动度丢失，有不同程度的复发率。

II. 后方不稳定

A. 相比于前方不稳定，后方不稳定更加少见：

1. 占盂肱关节脱位的 2%～5%。

B. 手术治疗的适应证：

1. 复发的不稳定或保守治疗失败伴有半脱位。

C. 禁忌证：

1. 自发性脱位者

2. 尚未治愈的有可能导致关节脱位的疾病（癫痫）。

D. 伴随损伤：

1. 后方 Bankart 损伤：

a. 软组织损伤

b. 骨组织损伤。

2. 反 Hill-Sachs 损伤（图 14.6）

3. 关节盂后倾增大。

E. 软组织损伤修补术：

1. 后方 Bankart 修补和/或关节囊移位：

a. 开放手术与关节镜手术效果类似

b. 单纯后方不稳/松弛手术修补的成功率高，可以恢复运动水平。

F. 关节盂骨科手术：

1. 后方骨块成形阻挡术：

a. 多种移植骨可供选择：

i. 自体髂骨移植

ii. 异体髂骨移植

iii. 异体远端胫骨移植

iv. 自体肩胛骨移植。

b. 适用于骨缺损或软组织手术翻修：

i. 适应证没有前方骨缺损那么明确。

2. 后关节盂颈部截骨术：

a. 后关节盂颈部开放截骨：

i. 减少关节盂后倾

ii. 并发症高

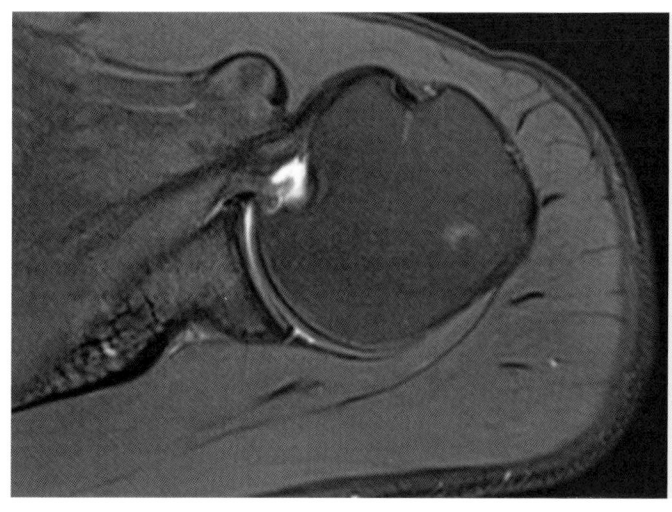

图 14.6 MRI 肩关节横断面 T2 像上见反 Hill-Sachs 损伤

iii. 关节病发生率高。
3. 肱骨头损伤（反 Hill-Sachs 损伤）修复手术：
   a. McLaughlin 术 / 改良 McLaughlin 术
      i. 最初术式是转移肩胛下肌并固定于损伤部位
      ii. 改良术式为小结节截骨（图 14.7）。
   b. 肱骨头同种异体移植或骨移植术
      i. 并发症与再手术率高
      ii. 传统行切开手术治疗，但目前已经可以行关节镜下手术。
   c. 关节面成形 / 关节置换术
      i. 清理缺损部位并填充移植物，以避免再绞锁
      ii. 关节置换手术相关的效果与并发症
         • 年轻患者关节置换的效果不太理想。

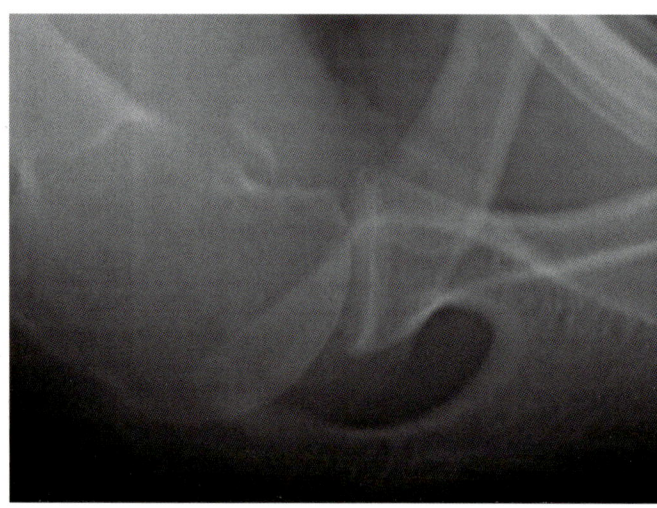

图 14.7　改良 McLaughlin 术后腋位片

推荐阅读

Boileau P, Villalba M, Héry JY, Balg F, Ahrens P, Neyton L.Risk factors for recurrence of shoulder instability after arthroscopic Bankart repair.J Bone Joint Surg Am 2006;88(8):1755–1763

Burkhart SS, De Beer JF.Traumatic glenohumeral bone defects and their relationship to failure of arthroscopic Bankart repairs: significance of the inverted-pear glenoid and the humeral engaging Hill-Sachs lesion.Arthroscopy 2000;16(7):677–694

Fabbriciani C, Milano G, Demontis A, Fadda S, Ziranu F, Mulas PD.Arthroscopic versus open treatment of Bankart lesion of the shoulder: a prospective randomized study.Arthroscopy 2004;20(5):456–462

Fabre T, Abi-Chahla ML, Billaud A, Geneste M, Durandeau A.Long-term results with Bankart procedure: a 26-year follow-up study of 50 cases.J Shoulder Elbow Surg 2010;19(2):318–323

Petrera M, Patella V, Patella S, Theodoropoulos J.A meta-analysis of open versus arthroscopic Bankart repair using suture anchors.Knee Surg Sports Traumatol Arthrosc 2010;18(12):1742–1747

Streubel PN, Krych AJ, Simone JP, et al.Anterior glenohumeral instability: a pathology-based surgical treatment strategy.J Am Acad Orthop Surg 2014;22(5):283–294

Tannenbaum E, Sekiya JK.Evaluation and management of posterior shoulder instability.Sports Health 2011;3(3):253–263

Zimmermann SM, Scheyerer MJ, Farshad M, Catanzaro S, Rahm S, Gerber C.Long-term restoration of anterior shoulder stability: a retrospective analysis of arthroscopic Bankart repair versus open Latarjet procedure.J Bone Joint Surg Am 2016;98(23):1954–1961

第 15 章

骨关节炎

Matthew Binkley and Joseph Ferraro

摘要

随着人口的老龄化，肩关节骨性关节炎已成为初级保健医师和骨科医师常遇到的日益普遍的疾病。了解这种病症的病理生理与治疗方式是主治医师的必要知识。本章将介绍肩关节骨性关节炎的临床表现、诊断与治疗，以帮助大家在遇到此类患者时进行恰当的诊治。

【关键词】骨性关节炎；盂肱关节炎；肩锁关节炎

I. 概述

A. 盂肱关节炎和肩锁关节炎都是肩痛的常见原因

B. 盂肱关节骨关节炎如果发展到终末期，也需要行关节置换，盂肱关节已成为继髋关节炎和膝关节之后第 3 大需要置换的关节[1]

C. 原发性骨关节炎需要排除炎症性关节炎、结晶性关节炎、创伤性关节炎、神经病理性关节炎、缺血坏死性关节炎等导致的终末期骨性关节炎

D. 尚不知肩关节骨关节炎的真实发病率：

1. 盂肱关节炎：

   a. 女性患者多见

   b. 年龄＞60 岁者发病率高[2]

   c. 既往发生过肩关节脱位者发生骨关节炎的几率高[3]

   d. 尽管原发性肩关节骨关节炎很可能是由于基因易感性和环境因素之间的相互作用引起，但对遗传的影响知之甚少[4]。

2. 肩锁关节炎：

   a. 比盂肱关节炎更加常见

   b. 常见于有过顶活动的工人、举重者及运动员[5]

c. 从事体力劳动的个体中发病率高

d. 也可能是锁骨远端脱位或骨折导致的创伤性关节炎。

E. 临床症状包括进行性的上肢疼痛，入睡困难，影响工作及日常生活：

1. 常主诉有肩部上面或深部疼痛，特定的运动会诱发疼痛。

F. 常见的相关疾病包括肱二头肌肌腱的病变，关节盂的骨磨损，肩袖损伤及盂唇退变：

1. 肩袖损伤常与骨关节炎并存，因为体格检查时都有疼痛和运动受限症状，临床鉴别诊断比较困难。

G. 治疗：

1. 手术治疗与非手术治疗的选择取决于功能受限的程度。

II. 解剖

A. 骨：

1. 肩关节包括盂肱关节、肩锁关节、肩胛胸壁关节和胸锁关节

2. 肩关节为球窝关节，由内侧的关节盂和外侧的肱骨头组成：

a. 有透明软骨覆盖关节面

b. 肱骨头有 20°～30° 后倾

c. 关节盂 0° 或稍微几度外展。

3. 肩关节包括肩胛骨（上方）、肩峰（关节）、关节盂和前方的喙突：

a. 喙突是喙肱肌、胸小肌、喙锁韧带、喙肩韧带、喙肱韧带及肱二头肌短头的附着处。

4. 肩锁关节是微动关节

5. 锁骨远端与肩峰通过纤维软骨关节面相连，关节软骨盘将两个骨性结构分割但都包绕在关节囊内。

B. 血管：

1. 旋肱前动脉与旋肱后动脉为肱骨头提供血供，肱骨头血供主要由旋肱后动脉供应[6]：

a. 弓状动脉是旋肱前动脉的升支，走行于肱二头肌腱沟的外侧并与其平行

b. 肩胛上动脉分支也为肩关节提供血供。

2. 肩锁关节血供来源于肩胛上动脉分支与胸肩峰动脉的分支。

C. 神经：

1. 肩关节：

a. 臂丛神经

b. 肩胛上神经

c. 胸外侧神经。

2. 肩锁关节：

a. 肩胛上神经

b. 胸外侧神经。

III. 盂肱关节炎

A. 定义：

1. 肱骨头与盂窝之间软骨表面破坏

2. 需要结合病史、临床表现及影像学检查进行诊断。

B. 临床表现：

1. 患者年龄常超过 50 岁，既往有肩部创伤病史者可能会更早出现

2. 常见的主诉是肩关节深部疼痛并因活动使疼痛加重：

a. 休息时可能无痛或轻微疼痛。

3. 入睡困难，特别是患侧卧位时

4. 通常情况下疼痛发生无诱因，但随着时间延长疼痛会加重

5. 活动度丢失（特别是外旋活动）。

C. 评估：

1. 体格检查：

a. 上肢血管神经检查：

i. 检查感觉、肌力、脉搏等以与颈椎疾病相鉴别。

b. 肩部检查：

i. 主动与被动肩关节运动丢失伴有运动终末期的疼痛

ii. 前屈

iii. 外展

iv. 外旋

v. 内旋（背手）。

c. 常见表现是整个肩部的广泛触痛：

i. 肩锁关节

ii. 肱二头肌间沟

iii. 大小结节

iv. 肩峰

v. 肩胛冈

vi. 肩胛骨内缘

d. 有时候伴有关节积液

e. 活动时可能有捻发音

f. 后方半脱位时肩关节前方外观可能会变得比较平坦：

i. 因为关节活动时（特别是内旋和外旋时）疼痛及活动度丢失，鉴别肩袖的完整性通常比较困难：

- Jobe 试验，检查内旋 / 外旋的肌力。

2. 影像学检查：

a. 肩关节影像学检查通常具有诊断意义：

i. 肩关节系列位片包括前后位（AP）、Grashey 位、侧位（肩胛骨 Y 位）及腋位：

- 前后位可以显示关节间隙狭窄（尽管 Grashey 位显示更佳）、骨赘及肱骨头骨质情况。肱骨头应居于关节盂中央（图 15.1）
- Grashey 位是真正的肩关节前后位片，可更好地显示盂肱关节
- 腋位可以检查关节盂的损伤。骨性关节炎者常见肱骨头后方半脱位
- 肩胛骨 Y 位有助于确定肱骨头脱位的位置，还可以进一步评价肩部的骨性结构。

ii. 肩关节骨性关节炎的常见表现有关节间隙狭窄，骨质疏松，肱骨头周围骨赘（山羊胡征），软骨下骨囊变，关节盂后方的骨缺损，常伴有肱骨头向后方的半脱位。

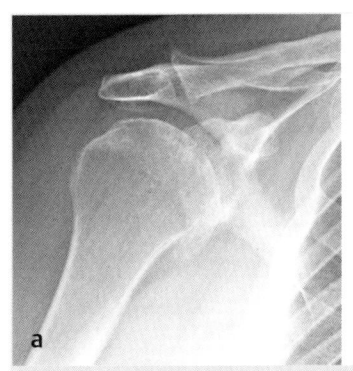 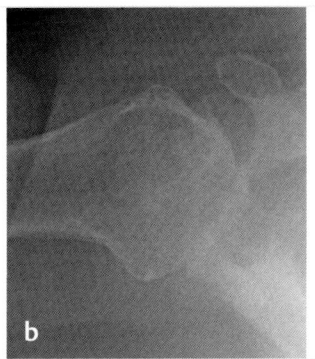 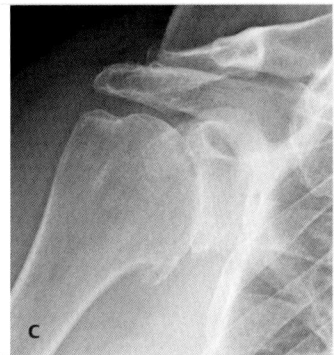

图 15.1 （a–c）肩关节骨性关节炎的前后位、腋位和 Grashey 位片显示肱骨头下方的骨赘形成，肱骨头的囊性变，关节腔狭窄及关节盂后倾

b. CT 可以进一步评估盂肱关节骨关节炎的严重程度，MRI 对骨性结构显示不够清晰，但可以检查肩袖的完整性。

3. 分型：

a. 常用 Walch 分型评估关节盂骨磨损（表 15.1）。

D. 治疗：

1. 非手术治疗：

a. 避免使疼痛加重的活动

b. 物理治疗及居家伸展运动的目标是保持适度运动范围和肩胛周围肌肉的力量

c. 冰敷与热敷

d. 药物治疗：

i. 非甾体抗炎药

ii. 对乙酰氨基酚

iii. 口服糖皮质激素。

e. 皮质类固醇关节注射、关节腔润滑剂（透明质酸）注射与生物制剂（临床疗效证据较少）注射。

2. 手术治疗：

a. 非手术治疗无效时考虑行手术治疗

b. 手术需要参考患者的年龄、关节盂骨磨损的程度、关节盂类型、基础疾病、肩部伴随病变（如肩袖损伤）及工作状态

表 15.1 改良的 Walch 分型

A 型 肱骨头居中的中心性磨损	A1	关节盂中心少量磨损
	A2	磨损线前后贯通并将肱骨头分割为两部分的深度磨损
B 型 关节盂后方的非对称性的磨损，伴肱骨头后方半脱位	B1	后方关节腔狭窄但无后方骨质缺损
	B2	关节盂双凹、后倾且有明显骨缺损
	B3	后方磨损伴关节盂后倾 > 15°，或肱骨头半脱位 > 70%
C 型 明显的关节盂发育不良		关节盂后倾 > 25°
D 型		关节盂前倾或肱骨头前方半脱位

c. 关节炎早期，可进行关节镜清理与关节囊松解：

　　i. 关节炎中期的关节镜手术效果一般，短期与远期的再手术率均较高[7]。

d. 年轻患者肩关节骨性关节炎终末期或关节盂缺损但肩袖完整者可行半肩置换：

　　i. 与全肩关节置换相比，半肩置换常会导致关节盂侧磨损而产生疼痛，使半肩置换的翻修率增高[8]。

e. 全肩关节置换是严重的肩关节骨性关节炎的最有效治疗方式，将关节盂与肱骨头分别置换为聚乙烯与金属。全肩关节置换是肩关节骨性关节炎的传统治疗方式，但对于严重骨缺损并合并相关病理改变的病例更加适用行反肩关节置换。全肩关节置换需要肩袖保持完整（图15.2）：

　　i. 在全肩关节置换后，90%的患者疼痛完全缓解或几乎完全缓解，术后活动范围得到改善[8]。

IV. 肩锁关节（ACJ）炎

A. 定义：

1. 关节间隙狭窄伴骨赘和软骨下骨囊性变
2. 诊断应基于临床检查与骨关节炎影像学证据。

B. 临床表现：

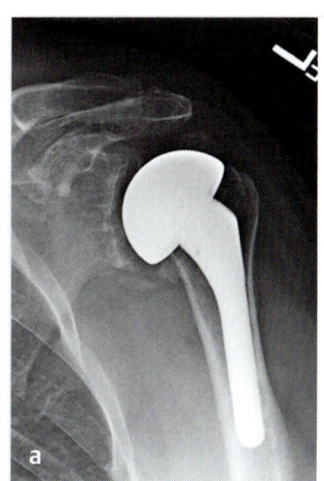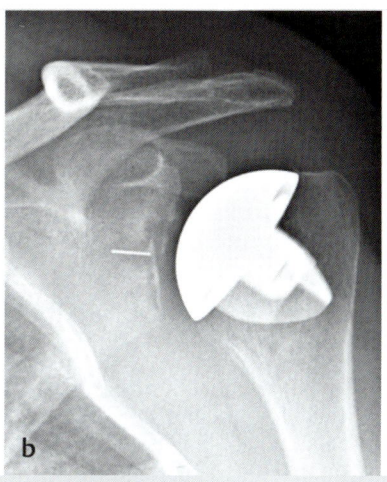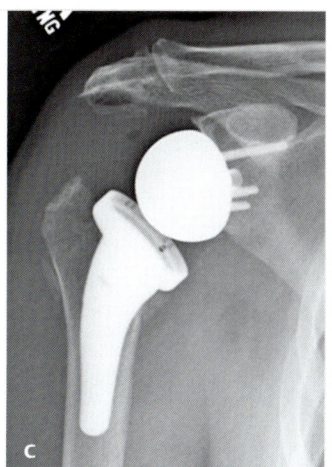

图 15.2 （a–b）关节盂聚乙烯衬垫骨水泥固定的全肩关节置换。（c）反肩关节置换的球头和基座与肩关节置换相反，适用于有肩袖损伤的情况下，可以改善肩关节的运动力学和活动度

1. 30～40 岁常见

2. 常见于过顶活动的工人、举重人员、体力劳动者

3. 疼痛可能局限于肩锁关节，或者可能会产生颈肩部隐约的疼痛症状

4. 手臂过顶或交叉时产生疼痛

5. 夜间患肩侧卧时产生疼痛。

C. 评估：

1. 体格检查：

   a. 患者通常认为肩锁关节是疼痛的根源

   b. 肩关节主动与被动活动通常不受限

   c. 检查双侧肩关节以评估肩锁关节畸形

   d. 肩锁关节通常有压痛。与对侧肩关节对比，触摸患者感觉肩锁关节疼痛的位置，即使症状不典型时肩锁关节深压也会引起患者不适感

   e. 上肢交叉内收试验：肩关节屈曲 90° 后在胸前交叉，诱发肩锁关节疼痛为试验阳性

   f. 主动加压试验（O'Brien 试验）：肩关节屈曲 90° 并 10° 内收时，行阻抗旋后及随后阻抗旋前，疼痛在旋后时加重、旋前时缓解为试验阳性，提示肩锁关节病变。

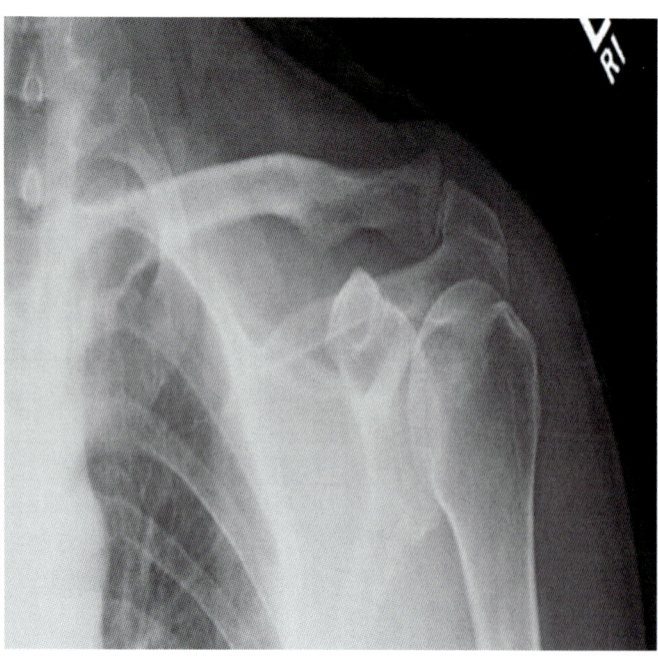

图 15.3　左肩关节摄片示锁骨远端骨关节炎形成伴骨囊性变及骨赘形成

第 15 章 骨关节炎

2. 影像学检查：
   a. 标准的肩关节摄片通常足以清楚显示肩锁关节（图 15.3）：
      i. Zanca 位是一个 15° 的头倾视图，提供了最好的肩锁关节视图（图 15.4）
      ii. 摄片可能会被误读，因为并非所有患者都有典型的影像学骨关节炎表现，部分患者影像学表现正常但却有肩锁关节间隙磨损的症状[9]。
   b. 单纯肩锁关节炎常规不需要 MRI 检查，但当存在混杂因素时 MRI 检查可能会有所帮助。症状明显患者的 MRI 检查可表现为锁骨远端与喙突近端的水肿。肩锁关节炎可能并存于其他肩关节疾病，此时可行 MRI 检查以明确诊断（图 15.5）

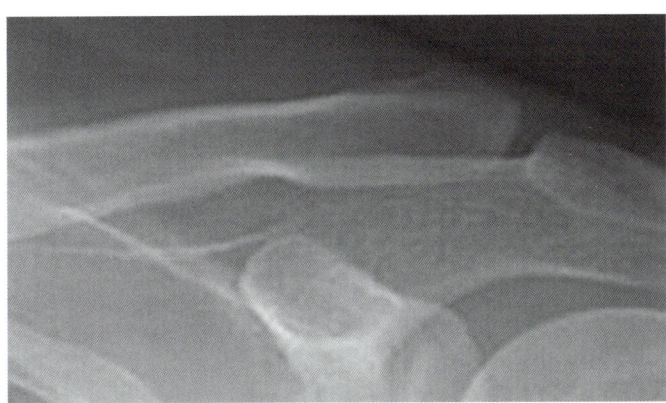

图 15.4　左锁骨的 Zanca 位片

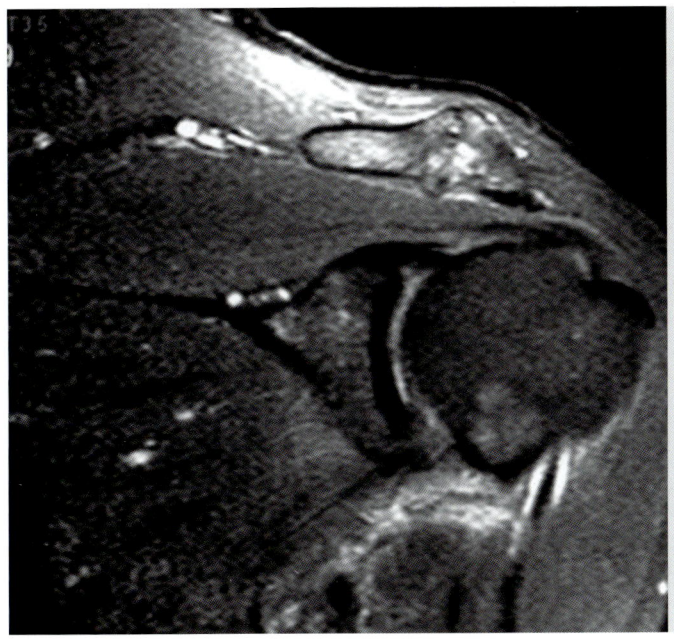

图 15.5　左锁骨 MRI 示锁骨远端与肩峰近端骨髓水肿，提示锁骨远端骨关节炎

c. 超声检查可以发现骨赘与关节腔狭窄情况，帮助行关节腔穿刺。然而很少应用超声作为肩锁关节炎诊断手段。

D. 治疗：

1. 非手术治疗：

    a. 非甾体抗炎药

    b. 对乙酰氨基酚

    c. 肩锁关节皮质类固醇注射：

        i. 肩锁关节内皮质类固醇注射治疗效果不一，但是通常短期内可改善疼痛与活动范围[10]

        ii. 如果诊断不明确，可以用此方法作诊断性治疗。

2. 手术治疗：

    a. 锁骨远端切除术：

        i. 关节镜下手术或切开手术

        ii. 据报道，行关节镜下手术或切开手术的效果均较好[11]

        iii. 具有工伤赔偿或法律诉讼的患者及重体力劳动患者的临床效果具有不确定性

        iv. 最常见的并发症是持续性的疼痛，通常与切除不足有关

        v. 如果锁骨切除过多可导致术后的肩锁关节不稳定。

推荐阅读

Alluri RK, Kupperman AI, Montgomery SR, Wang JC, Hame SL.Demographic analysis of open and arthroscopic distal clavicle excision in a private insurance database.Arthroscopy 2014;30(9):1068–1074

Oh JH, Kim JY, Choi JH, Park SM.Is arthroscopic distal clavicle resection necessary for patients with radiological acromioclavicular joint arthritis and rotator cuff tears? A prospective randomized comparative study.Am J Sports Med 2014;42(11):2567–2573

Park YB, Koh KH, Shon MS, Park YE, Yoo JC.Arthroscopic distal clavicle resection in symptomatic acromioclavicular joint arthritis combined with rotator cuff tear: a prospective randomized trial.Am J Sports Med 2015;43(4):985–990

Roberson TA, Bentley JC, Griscom JT, et al.Outcomes of total shoulder arthroplasty in patients younger than 65 years: a systematic review.J Shoulder Elbow Surg 2017;26(7):1298–1306

Sayegh ET, Mascarenhas R, Chalmers PN, Cole BJ, Romeo AA, Verma NN.Surgical treatment options for glenohumeral arthritis in young patients: a systematic review and meta-analysis.Arthroscopy 2015;31(6):1156–1166.e8

Sowa B, Bochenek M, Bülhoff M, et al.The medium- and long-term outcome of total shoulder arthroplasty for primary glenohumeral osteoarthritis in middle-aged patients.Bone Joint J 2017;99-B(7):939–943

Trofa D, Rajaee SS, Smith EL.Nationwide trends in total shoulder arthroplasty and hemiarthroplasty for osteoarthritis.Am J Orthop 2014;43(4):166–172

参考文献

1. Australian Orthopaedic Association National Joint Replacement Registry.2016 Annual report.https://aoanjrr.sahmri.com/documents/10180/275066/Hip%2C%20Knee%20%26%20Shoulder%20Arthroplasty.Accessed on November 17, 2017
2. Kobayashi T, Takagishi K, Shitara H, et al.Prevalence of and risk factors for shoulder osteoarthritis in Japanese middle-aged and elderly populations.J Shoulder Elbow Surg 2014;23(5):613–619
3. Plath JE, Aboalata M, Seppel G, et al.Prevalence of and risk factors for dislocation arthropathy: radiological long-term outcome of arthroscopic Bankart repair in 100 shoulders at an average 13-year follow-up.Am J Sports Med 2015;43(5):1084–1090
4. Casagrande D, Stains JP, Murthi AM.Identification of shoulder osteoarthritis biomarkers: comparison between shoulders with and without osteoarthritis.J Shoulder Elbow Surg 2015;24(3):382–390
5. Svendsen SW, Gelineck J, Egund N, Frost P.0215 Acromioclavicular joint degeneration in relation to cumulative occupational mechanical exposures: a magnetic resonance imaging study.Occup Environ Med 2014;71(1):A28
6. Hettrich CM, Boraiah S, Dyke JP, Neviaser A, Helfet DL, Lorich DG.Quantitative assessment of the vascularity of the proximal part of the humerus.J Bone Joint Surg Am 2010;92(4):943–948
7. Sayegh ET, Mascarenhas R, Chalmers PN, Cole BJ, Romeo AA, Verma NN.Surgical treatment options for glenohumeral arthritis in young patients: a systematic review and meta-analysis.Arthroscopy 2015;31(6):1156–1166.e8
8. Eichinger JK, Miller LR, Hartshorn T, Li X, Warner JJ, Higgins LD.Evaluation of satisfaction and durability after hemiarthroplasty and total shoulder arthroplasty in a cohort of patients aged 50 years or younger: an analysis of discordance of patient satisfaction and implant survival.J Shoulder Elbow Surg 2016;25(5):772–780
9. Elhassan B, Ozbaydar M, Diller D, Massimini D, Higgins LD, Warner JJ.Open versus arthroscopic acromioclavicular joint resection: a retrospective comparison study.Arthroscopy 2009;25(11):1224–1232
10. Park KD, Kim TK, Lee J, Lee WY, Ahn JK, Park Y.Palpation versus ultrasound-guided acromioclavicular joint intra-articular corticosteroid injections: a retrospective comparative clinical study.Pain Physician 2015;18(4):333–341
11. Mall NA, Foley E, Chalmers PN, Cole BJ, Romeo AA, Bach BR Jr.Degenerative joint disease of the acromioclavicular joint: a review.Am J Sports Med 2013;41(11):2684–2692

第 16 章

全肩关节置换术

Matthew Baker and Uma Srikumaran

摘要

自 1893 年法国首先行肩关节置换以来，在内植物与手术技巧方面已有很大的进展。据估计，在 2011～2030 年间，全肩关节置换的需求将增长 755%[1]。

【关键词】全肩关节置换；肩关节置换；肩关节炎

I. 适应证

A. 骨性关节炎

B. 类风湿关节炎

C. 缺血坏死

D. 创伤性关节炎

E. 关节成形术后不稳定

F. 保守治疗后仍有疼痛

G. 患者无法接受的功能衰退

H. 关节成形术后感染 [2]。

II. 禁忌证

A. 绝对禁忌证：

  1. 活动性感染。

B. 相对禁忌证：

  1. 肩袖（RTC）/ 三角肌失能

    a. 难以修复的撕裂，麻痹，及其他既往损伤

    b. 既往手术包括肩胛下肌的下移 / 修补。

  2. 神经病理性关节病：

a. 夏科氏关节病与脊髓空洞症。

3. 严重的臂丛神经病变

4. 切口周围既往有感染的需谨慎

5. 难以处理的肩关节不稳定

III. 临床表现 / 评估

A. 隐痛，进展缓慢

B. 进展性的僵硬

C. 活动受限：

1. 日常生活活动（ADLs）受限

2. 爱好受限。

D. 基础疾病

E. 伴有缺血坏死的情况：

1. 尽量去寻找病因

2. 评估其他的关节。

IV. 体格检查（PE）

A. 活动度（ROM）：

1. 主动和被动活动度

2. 骨关节炎与缺血坏死：

a. 较多的活动度丢失，特别是外旋运动（ER）。

B. 肩袖肌力：

1. 因疼痛而难以检查。

C. 颈椎检查

D. 神经血管检查

E. 疼痛的位置

F. 不稳定的评估

G. 肩胛胸壁运动与牵拉试验

V. 影像学检查

普通 X 线平片检查非常重要：

A. 前后位片（AP）：

   1. 下方的骨赘

   2. 肱骨髓腔的直径

   3. 肩峰与肱骨头的间距：

      a. ＜ 6mm 时强烈提示有肩袖撕裂。

B. 腋位：

   1. 关节盂的形态

   2. 关节盂磨损

   3. 后方的半脱位

C. 明确关节盂的形态与骨量：

   1. 关节盂可以重建吗？

      a. 如果关节盂中心点超过喙突→切记不要重建关节盂。

   2. 关节盂磨损伴 15°后倾，关节盂前方磨臼 50% 就会改变正确的对线 [3]

   3. 需要植骨吗？

   4. Walch 分型 [4]。

D. 磁共振检查（MRI）：

   1. 如果怀疑肩袖损伤应行 MRI 检查：

      a. 骨性关节炎不常见

      b. 全肩关节置换时应检查肩袖损伤情况，至少占 5%～10%。

   2. 如果肩峰肱骨头间隙减少或既往行肩袖手术者可行该检查

   3. 用于判断缺血坏死的分期。

VI. 手术入路

A. 三角肌胸大肌入路：

   1. 利用三角肌胸大肌间隙

   2. 可实现完美的肱骨近端显露

   3. 分离肩胛下肌与前关节囊：

      a. 小结节截骨（LTO）、骨膜下剥离与肌腱切断

b. 没有证据表明这种手术入路明显优于另一种入路。

4. 需要关节囊松解以显露关节盂

5. 风险：

a. 腋神经损伤

b. 头静脉损伤。

B. 上方入路：

1. 劈开三角肌

2. 可实现很好的肱骨显露

3. 因肩胛下肌不受影响，此入路对稳定性影响较小[5]

4. 风险：

a. 关节盂组件位置不当

b. 腋神经损伤

C. 技术要点：

1. 关节盂组件：桩柱固定与龙骨突固定，骨水泥，金属底座：

a. 由于其失败率高，避免使用金属底座的关节盂组件

b. 螺钉固定的关节盂假体少见透亮线

c. 假体设计的临床效果差别仍然不明确。

2. 骨水泥柄，生物柄，或无柄：

a. 放置于 25°～45° 的后倾位

b. 肱骨头顶端应距离大结节 5～8mm。

3. 解剖重建：

a. 关节盂磨损特别是后方的磨损，关节盂后倾角大，骨量储备少等均是手术难点。

4. 避免肱骨头截骨过度。

D. 肱骨头截骨时应注意避免医源性肩袖损伤

E. 术后康复锻炼应注意减少肩胛下肌的张力：

1. 应进行被动活动和有辅助的主动活动，限制被动外旋动作。

VII. 结果

A. 疼痛缓解：

1. 最可以预见的益处

2. 超过 90% 的患者可以获得较好的疼痛缓解

3. 术后效果不佳的患者多半是缘于：

a. 术中并发症

b. 术后并发症。

4. 疼痛缓解、功能与患者的满意度均比半肩置换高[6]。

B. 生存率：

1. 10 年生存率达 93%～97%

2. 20 年生存率达 84%

3. 与手术适应证相关：

a. 曾行肩关节稳定术患者的 10 年生存率为 61%[7]。

VIII. 并发症

A. 松动：

1. 关节盂松动：

a. 是翻修手术最常见的原因。

2. 肱骨柄松动需要鉴别是否有假体周围感染：

a. 不常见

b. 考虑感染。

B. 不稳定：

1. 肩胛下肌修补失败

2. 关节盂松动。

C. 骨折：

1. 术中骨折发生率：1.5%

2. 复位并缝合固定结节部骨折

3. 用长柄与环扎处理肱骨干骨折

4. 术后：

a. 假体周围骨折的 Wright-Cofield 分型。

D. 感染：

1. 发生率：2%～3%

2. 检查包括：全血细胞计数，血沉，C 反应蛋白，关节腔穿刺及关节镜下取组织活检

3. 必须保持培养至少 15 天以排除痤疮杆菌。

4. 冲洗 / 清创与二期翻修。

IX. 翻修

A. 手术时机（早期与晚期）

1. 早期：

   a. 疼痛——感染与假体位置不当

   b. 僵硬——假体位置不当与关节囊挛缩

   c. 肌力降低——神经损伤

   d. 不稳定——假体位置不当，神经损伤，及肩胛下肌修补失败。

2. 晚期：

   a. 疼痛——感染与假体位置不当

   b. 僵硬——康复依从性差与疼痛

   c. 肌力降低——肩袖撕裂，康复不佳与结节吸收

   d. 不稳定——肩袖缺失与关节盂磨损。

B. 必须知晓翻修术的适应证、既往的手术史与康复方案

C. 注意事项：

1. 主动与被动活动范围

2. 肩袖肌力

3. 肌肉萎缩

4. 肩胛下肌功能

5. 检查上方的脱位情况。

D. 也需要考虑其他致痛因素：

1. 肩锁关节病变，肱二头肌病变，颈椎，肩胛胸壁关节，胸廓出口。

X. 失败原因

A. 软组织缺陷：

1. 三角肌瘢痕 / 剥离

2. 前关节囊瘢痕与肩胛下肌瘢痕

3. 肩袖功能不佳。

B. 骨性结构缺陷：

   1. 关节盂或肱骨近端缺损

   2. 常导致不稳定。

C. 组件松动：

   1. 关节盂组件松动常见：

      a. 安放位置不佳可导致松动。

   2. 异常的关节运动增加了组件应力，骨水泥覆盖部断裂会导致关节盂组件松动，最终导致失败。

XI. 影像学随访

A. X 线片——标准的肩关节系列位片：

   1. 判断组件位置、骨丢失、松动及移位情况

   2. 连续系列摄片评估。

B. CT 扫描：

   1. 评估组件位置与骨丢失情况。

C. 骨扫描：

   1. 可用于评估松动情况。

D. 翻修术的结果基于以下几点：

   1. 组件翻修优于软组织重建

   2. 最佳的结果：

      a. 假体周围切开复位内固定

      b. 植入关节盂组件或翻修关节盂组件。

   3. 结节部重建，肩袖损伤行半肩置换及感染的临床结果较差。

建议阅读

Bhat SB, Lazarus M, Getz C, Williams GR Jr, Namdari S.Economic decision model suggests total shoulder arthroplasty is superior to hemiarthroplasty in young patients with end-stage shoulder arthritis.Clin Orthop Relat Res 2016;474(11):2482–2492

Brolin TJ, Thakar OV, Abboud JA.Outcomes after shoulder replacement surgery in the young patient: how do they do and how long can we expect them to last? Clin Sports Med 2018;37(4):593–607

Hernandez NM, Chalmers BP, Wagner ER, Sperling JW, Cofield RH, Sanchez-Sotelo J.Revision to reverse total shoulder arthroplasty restores stability for patients with unstable shoulder prostheses.Clin Orthop Relat Res 2017;475(11):2716–2722

Johnson DJ, Johnson CC, Gulotta LV.Return to play after shoulder replacement surgery: what is realistic and what does the evidence tell us.Clin Sports Med 2018;37(4):585–592

Lazarus MD, Cox RM, Murthi AM, Levy O, Abboud JA.Stemless prosthesis for total shoulder arthroplasty. J Am Acad Orthop Surg 2017;25(12):e291–e300

Padegimas EM, Nicholson TA, Silva S, et al.Outcomes of shoulder arthroplasty performed for postinfectious arthritis.Clin Orthop Surg 2018;10(3):344–351

Roberson TA, Bentley JC, Griscom JT, et al.Outcomes of total shoulder arthroplasty in patients younger than 65 years: a systematic review.J Shoulder Elbow Surg 2017;26(7):1298–1306

Service BC, Hsu JE, Somerson JS, Russ SM, Matsen FA III.Does postoperative glenoid retroversion affect the 2-year clinical and radiographic outcomes for total shoulder arthroplasty? Clin Orthop Relat Res 2017;475(11):2726–2739

Simovitch R, Flurin PH, Marczuk Y, et al.Rate of improvement in clinical outcomes with anatomic and reverse total shoulder arthroplasty.Bull Hosp Jt Dis (2013) 2015;73(Suppl 1):S111–S117

Sperling JW, Antuna SA, Sanchez-Sotelo J, Schleck C, Cofield RH.Shoulder arthroplasty for arthritis after instability surgery.J Bone Joint Surg Am 2002;84(10):1775–1781

Torchia ME, Cofield RH, Settergren CR.Total shoulder arthroplasty with the Neer prosthesis: long-term results.J Shoulder Elbow Surg 1997;6(6):495–505

参考文献

1. Padegimas EM, Maltenfort M, Lazarus MD, Ramsey ML, Williams GR, Namdari S.Future patient demand for shoulder arthroplasty by younger patients: national projections.Clin Orthop Relat Res 2015;473(6):1860–1867

2. Padegimas EM, Nicholson TA, Silva S, et al.Outcomes of shoulder arthroplasty performed for postinfectious arthritis.Clin Orthop Surg 2018;10(3):344–351

3. Gillespie R, Lyons R, Lazarus M.Eccentric reaming in total shoulder arthroplasty: a cadaveric study. Orthopedics.2009;32(1):21

4. Bercik MJ, Kruse K, Yalizis M, Gauci M-O, Chaoui J, Walch G.A modification to the Walch classification of the glenoid in primary glenohumeral osteoarthritis using three-dimensional imaging.J Shoulder Elbow Surg 2016;25(10):1601–1606

5. Molé D, Wein F, Dézaly C, Valenti P, Sirveaux F.Surgical technique: the anterosuperior approach for reverse shoulder arthroplasty.Clin Orthop Relat Res 2011;469(9):2461–2468

6. Radnay CS, Setter KJ, Chambers L, Levine WN, Bigliani LU, Ahmad CS.Total shoulder replacement compared with humeral head replacement for the treatment of primary glenohumeral osteoarthritis: a systematic review.J Shoulder Elbow Surg 2007;16(4):396–402

7. Sperling JW, Antuna SA, Sanchez-Sotelo J, Schleck C, Cofield RH.Shoulder arthroplasty for arthritis after instability surgery.J Bone Joint Surg Am 2002;84(10):1775–1781

第 17 章
反肩关节置换术

Mattthew Baker and Uma Srikumaran

摘要

为了解决肩袖缺损情况下治疗终末期肩关节骨关节炎时所遇到的问题，有学者研制了反肩关节假体。现今反肩关节假体的应用已经扩展到多种肩关节病变。

【**关键词**】反肩置换；肩袖损伤成形；关节炎；生物力学

I. 适应证[1]

A. 肩袖撕裂关节病（Hamada 分型见图 17.1）：
   1. 退行性改变伴随严重的肩袖撕裂
   2. 严重的肩袖撕裂致解剖位置换手术的失败。
B. 摇摆木马现象（图 17.2）：
   1. 肱骨头非中心性放置导致中心部位磨损与早期失败。
C. 假性麻痹[2, 3]
   1. 严重的肩袖损伤不伴有关节炎或轻微的关节炎：
      a. 肱骨头前上方滑移
      b. 关节活动度可能有改善但难以获得全部的活动度。
   2. 免疫性关节炎
   3. 肩袖修补失败
   4. 肱骨近端骨折
   5. 畸形愈合 / 不愈合
   6. 肩关节成形术 / 半肩关节置换术的翻修
   7. 关节不稳或陈旧性脱位
   8. 肿瘤

在美国和澳大利亚，因骨关节炎与骨折行反肩关节置换术超过 50%。在英国，

第 17 章 反肩关节置换术

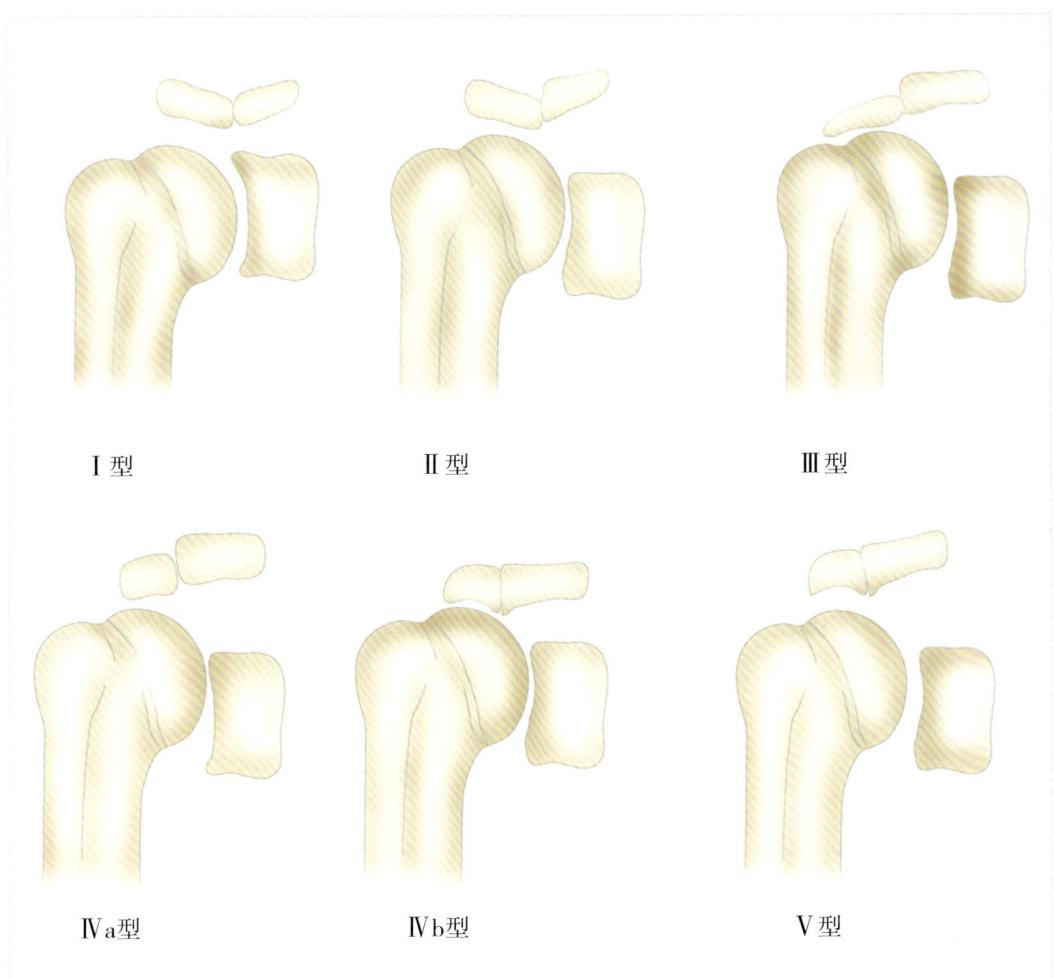

图 17.1 Hamada 分型。I 型，肩峰肱骨头间隙（AHI）正常；II 型，肩峰肱骨头间隙狭窄，间隙＜5mm；III 型，肩峰臼化且肩峰肱骨头间隙狭窄；IVa 型，肩峰肱骨头间隙狭窄且盂肱关节狭窄；IVb 型，肩峰肱骨头间隙狭窄且盂肱关节狭窄，伴肩峰臼化；V 型，肱骨头漂浮。

大部分的病例是肩袖撕裂关节病患者，包括巨大肩袖撕裂[4]。

II. 禁忌证[1]

A. 三角肌失用

B. 腋神经损伤/损害

C. 活动性感染

D. 神经病理性关节病

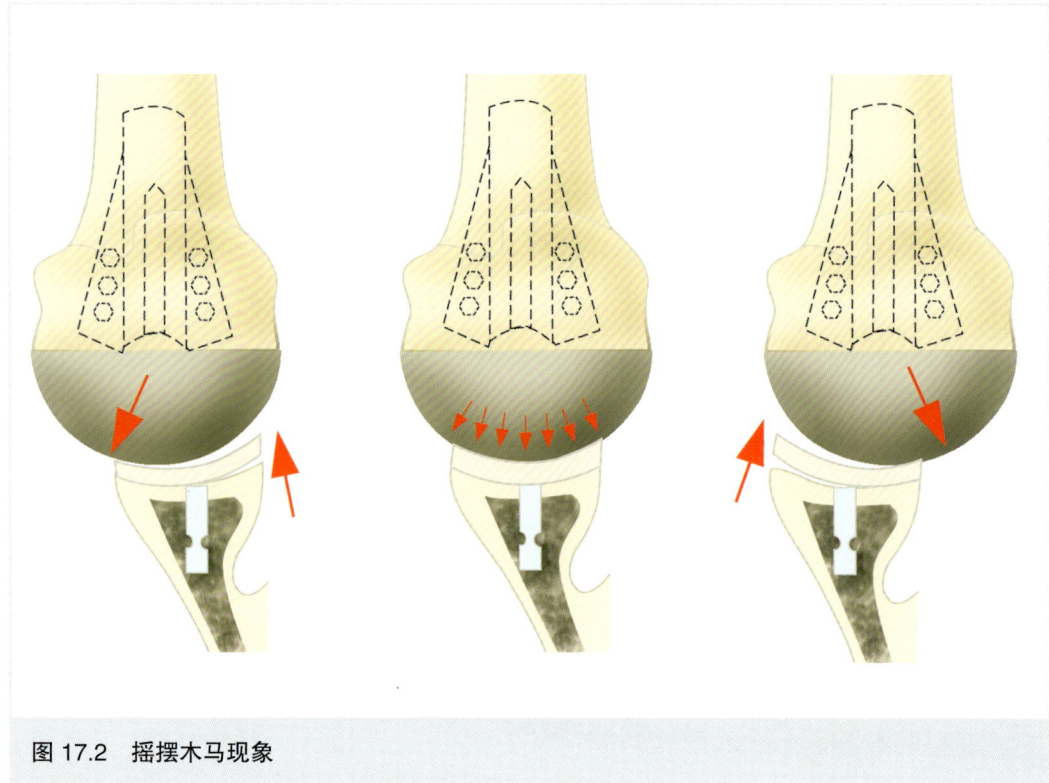

图 17.2 摇摆木马现象

E. 关节盂拱顶缺陷无法行底座固定。

III. 评估

A. 病史：

    1. 创伤与非创伤

    2. 疼痛与功能受限的程度（可感知的无力，不稳）

    3. 功能需求与期盼

    4. 活动状态（使用辅助设备）

    5. 金属过敏

    6. 颈痛，其他的疼痛原因。

B. 体格检查：

    1. 颈椎检查

    2. 神经血管检查

    3. 疼痛部位

4. 被动与主动运动

5. 肌力，稳定性

6. 评估肩袖，肩胛胸壁运动，牵拉试验

7. 无痛性的肌力减弱可能是神经源性疾病[5]

8. Hornblower 征：提示小圆肌损伤，功能恢复可能需要肌腱转位。

C. 影像学检查

1. X 线平片：

   a. 至少需要行 Grashey 位与腋位检查（图 17.3）。

2. CT：

   a. 评估关节盂位置，肱骨头与关节盂骨量，对线关系，及肩袖萎缩情况。

3. MRI：

   a. 评估关节盂位置，肱骨头与关节盂骨量，对线关系，及肩袖萎缩情况。

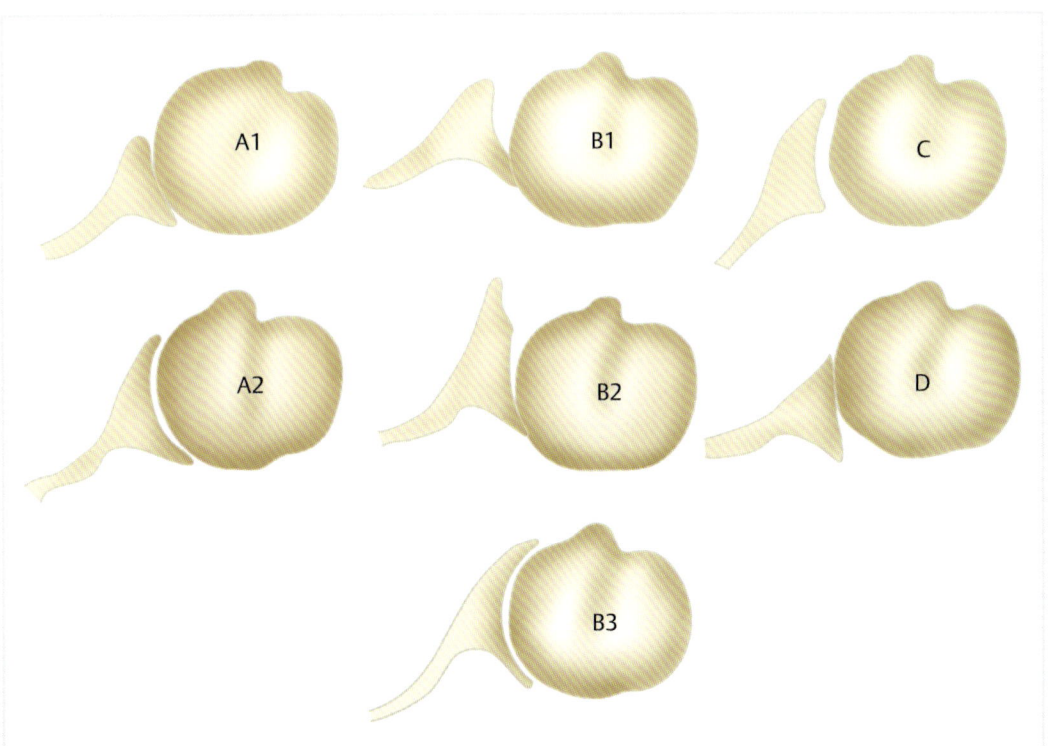

图 17.3 Walch 分型。A1，基本居中伴轻微磨损；A2，基本居中伴严重磨损；B1，肱骨头后方半脱位；B2，关节盂双凹改变；B3，关节盂单凹后方磨损伴关节盂后倾＞15°或肱骨头半脱位＞70%；C，关节盂发育不良后倾＞25°；D，肱骨头前方半脱位或关节盂前倾。

b. 选择 CT 或 MRI 检查其一即可，没有必要同时选择这两项检查。

IV. 手术入路

A. 三角肌胸大肌入路：

    1. 根据假体类型决定是否修补肩胛下肌。

B. 上方入路：

    1. 劈开三角肌

    2. 技术挑战：

        a. 暴露过程，盂球倾斜，腋神经损伤

        b. 注意保留肩胛下肌的完整性，可能稳定性更高 [6]。

V. 假体类型（图 17.4 和图 17.5）

A. Grammont 假体：

    1. 偏内放置旋转中心（COR）（在关节盂 - 组件界面上）

    2. 关节盂 - 组件界面剪切力减少

    3. 关节盂骨丢失→肩胛骨撞击

    4. 机械学优势不足

    5. 肩袖松弛。

B. "偏外"安放假体：

    1. 仍在解剖旋转中心的内侧，只是没有 Grammont 类型的偏内

    2. 超过半径

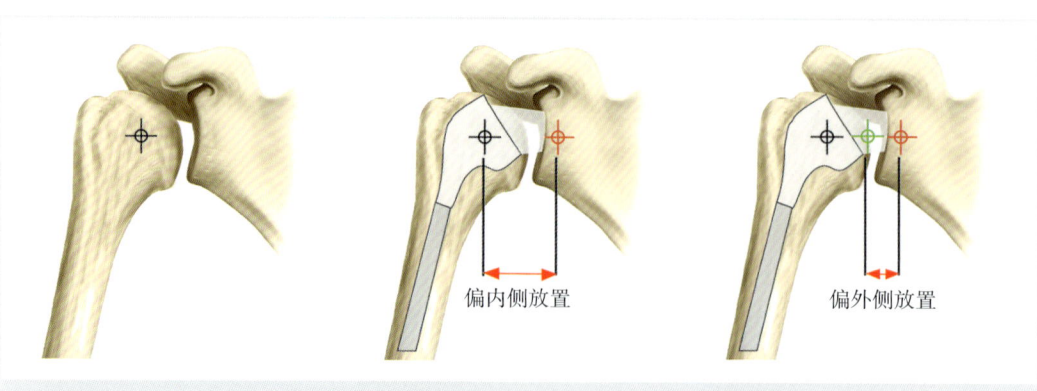

图 17.4　旋转中心的对比。

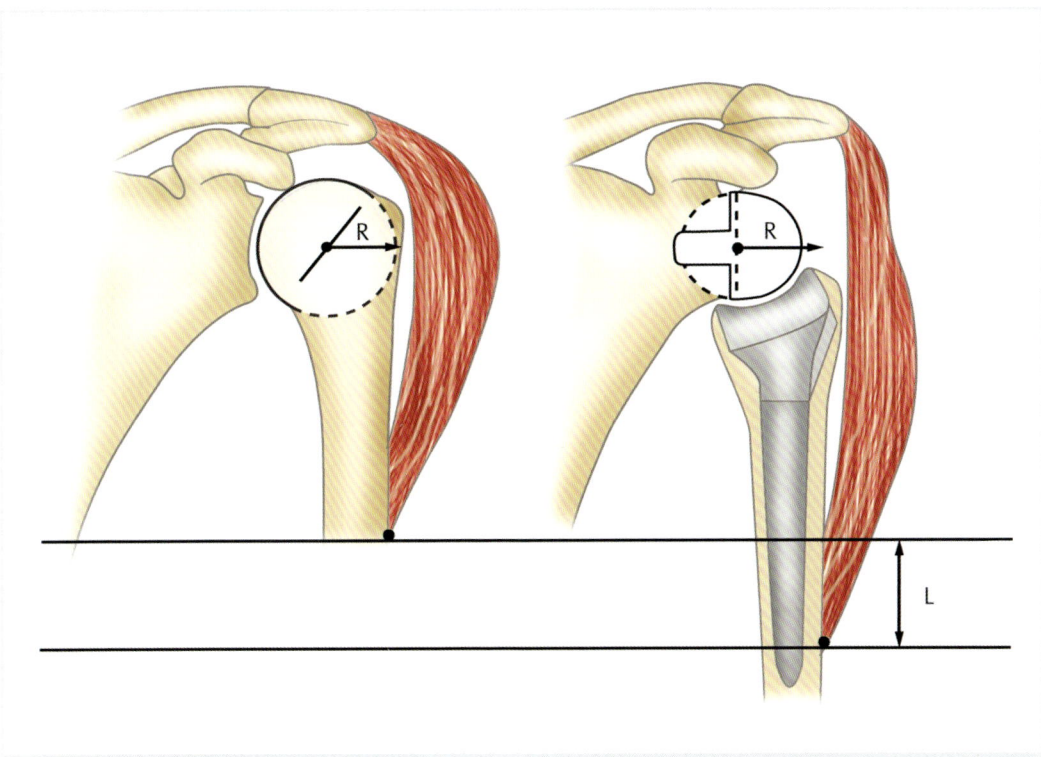

图 17.5 反肩置换的效果与三角肌延长

3. 解决了组件内置的相关问题

4. 肩胛骨撞击更少

5. 软组织张力改善→压力增加→不稳定性减少

6. 更多应力经过关节盂 - 组件界面。

C. 颈干角（NSA）（图 17.6）

1. 常规：30°～55°

2. 反肩关节置换术后颈干角（RSA）：125°～155°

3. 颈干角更加水平：

 a. 可减少肩胛骨撞击

 b. 可增加接触应力→增加磨损

 c. 可增加内收，外旋和后伸[7]。

D. 盂球定位[8-10]

1. 避免上方倾斜

2. 下方放置可以减少肩胛骨撞击

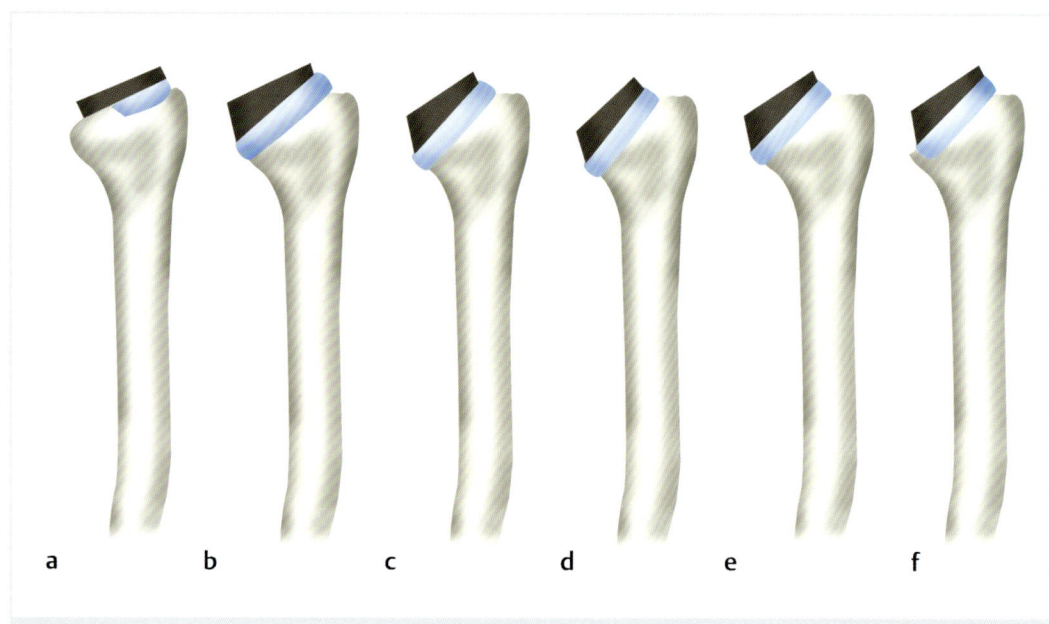

图 17.6(a–f) 反肩关节置换的不同假体柄类型的效果及活动范围

3. 用关节盂中心线作参考
4. 对于不稳定者使用大的盂球。

VI. 结果

A. 取决于适应证选择是否得当

B. 肩袖撕裂关节病的患者效果最好

C. 年轻患者需谨慎使用：

1. 年龄 < 70 岁患者的远期疗效未知，近期疗效可靠

2. 反肩关节置换术在改善疼痛评分与功能评分方面较好，但是在骨折患者中行反肩置换的效果不佳[11]。

D. 假体存活率[12, 13]：

1. 术后 10 年，90%～93% 需要行翻修手术

2. 术后 10 年，90% 的 Constant 评分低于 30，Constant 评分在术后 9 年开始下降（表 17.1）。

E. 并发症[1, 14, 15]：

1. 肩胛骨撞击[16]（分型）（图 17.7）：

表 17.1 肩袖损伤反肩关节置换的结果

研究	病例数	平均年龄（岁）	平均随访时间（月）	Constant-Murely 评分		ASES 评分		并发症率（%）	再手术率（%）
				初始	最终	初始	最终		
Frankle 等[17]	60	71	33（24～68）	NR	NR	34	68	22	13
Seebauer 等[18]	57	70	18（3～44）	NR	67	NR	NR	9	NR
Boileau 等[19]	21	77	40（24～72）	18	66	NR	76	19	5
Wall 等[20]	59	73	40（24～86）	22	65	NR	NR	NR	NR
Cuff 等[21]	94	72	28（24～88）	NR	NR	30	86	9.5	5
Cuff 等[22]	74	70	62（60～79）	NR	NR	32	75	13.5	NR
Ferreira Neto 等[23]	13	62	53（32～74）	NR	NR	23	82	15	NR

缩写：ASES，美国肩肘外科协会；NR，未报道。

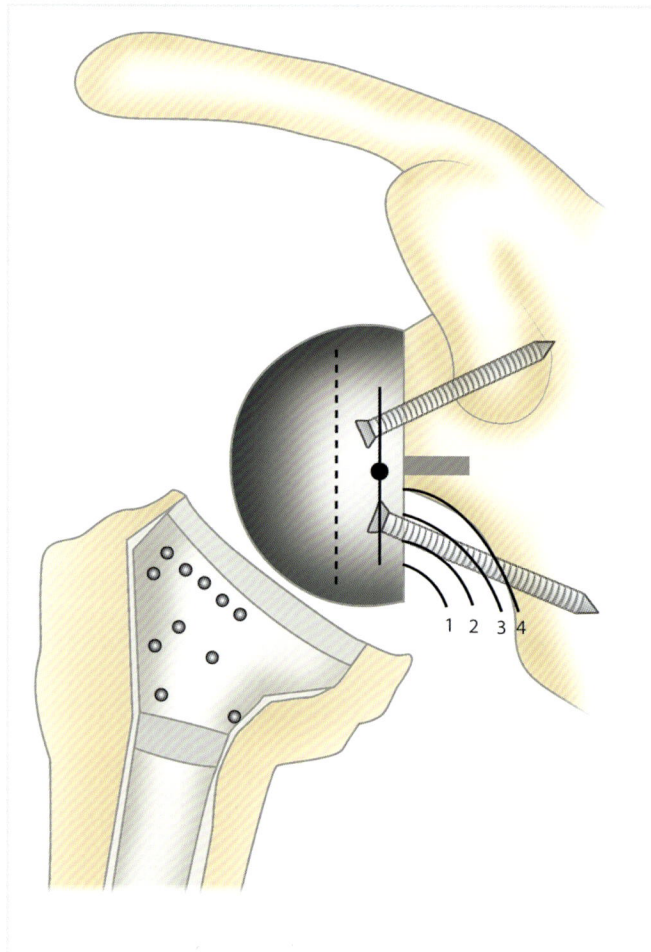

图 17.7　肩胛骨撞击

  a. 报道的发生率为 0 ～ 96%

  b. 是反肩关节置换独特且常见的并发症

  c. 可能与假体放置位置有关→偏心放置组件可以减少撞击吗？

  d. 关于肩胛骨撞击的临床相关性报道仍存在争议。

F. 不稳定[14]：

  1. 报道的发生率为 0 ～ 31%

  2. 与组件放置位置不佳有关

  3. 假体类型→撞击

  4. 软组织不平衡

  5. 组件松动

  6. 感染

第 17 章　反肩关节置换术

7. 患者出现早期创伤性脱位（＜ 3 个月）与肌张力不足
8. 脱位后应复位；复发不稳定者适合翻修手术
9. 底托的无菌性松动：

    a. 发生率为 3.5%～5%

    b. 常见的原因是初始固定不佳。

G. 感染：

1. 发生率为 1%～15%，比肩关节成形术的感染率高[1, 15]
2. Meta 分析：感染率为 3%～5%
3. 很多患者无感染症状
4. 很多有假阴性结果：

    a. 应进行组织培养（Cx），血沉（ESR）、C 反应蛋白（CRP）检查

    b. 痤疮丙酸杆菌需要至少培养 14 天。

5. 急性感染（术后 6 周内）：冲洗与清创（I&D），更换衬垫
6. 慢性感染（术后 6 周以上），需进行一期与二期翻修：

    a. 拆除假体，冲洗与清创，置入抗生素间隔物

    b. 至少 6 周的抗生素注射，根据培养结果选择敏感抗生素，假体再植。

H. 神经损伤：

1. 发生率为 1.5%～24%

    a. 全肩关节置换（TSA）时为 2.2%～20%。

2. 臂丛神经部分损伤最常见
3. 最常见的单根神经损伤是腋神经[15]。

I. 术中骨折：

1. 发生率为 1%～2%。

J. 假体组件分离：

1. 据报道发生率＜ 1%。

K. 翻修手术的并发症发生率比初次反肩关节置换并发症发生率高。

参考文献

1. Familiari F, Rojas J, Nedim Doral M, Huri G, McFarland EG. Reverse total shoulder arthroplasty. EFORT Open Rev 2018;3(2):58–69
2. Hyun YS, Huri G, Garbis NG, McFarland EG. Uncommon indications for reverse total shoulder

arthroplasty.Clin Orthop Surg 2013;5(4):243–255

3. Mulieri P, Dunning P, Klein S, Pupello D, Frankle M.Reverse shoulder arthroplasty for the treatment of irreparable rotator cuff tear without glenohumeral arthritis.J Bone Joint Surg Am 2010;92(15):2544–2556

4. Singhal K, Rammohan R.Going forward with reverse shoulder arthroplasty.J Clin Orthop Trauma 2018;9(1):87–93

5. McFarland EG.Edward Examination of the Shoulder: The Complete Guide.Thieme Medical Publishers Inc; 2006;1–7

6. Molé D, Wein F, Dézaly C, Valenti P, Sirveaux F.Surgical technique: the anterosuperior approach for reverse shoulder arthroplasty.Clin Orthop Relat Res 2011;469(9):2461–2468

7. Lädermann A, Denard PJ, Boileau P, et al.Effect of humeral stem design on humeral position and range of motion in reverse shoulder arthroplasty.Int Orthop 2015;39(11):2205–2213

8. Keener JD, Patterson BM, Orvets N, Aleem AW, Chamberlain AM.Optimizing reverse shoulder arthroplasty component position in the setting of advanced arthritis with posterior glenoid erosion: a computerenhanced range of motion analysis.J Shoulder Elbow Surg 2018;27(2):339–349

9. Li X, Knutson Z, Choi D, et al.Effects of glenosphere positioning on impingement-free internal and external rotation after reverse total shoulder arthroplasty.J Shoulder Elbow Surg 2013;22(6):807–813

10. Ackland DC, Patel M, Knox D.Prosthesis design and placement in reverse total shoulder arthroplasty.J Orthop Surg Res 2015;10:101

11. Nikola C, Hrvoje K, Nenad M.Int Orthop 2015;39:343 (SICOT)

12. Bacle G, Nové-Josserand L, Garaud P, Walch G.Long-term outcomes of reverse total shoulder arthroplasty: a follow-up of a previous study.J Bone Joint Surg Am 2017;99(6):454–461

13. Cuff DJ, Pupello DR, Santoni BG, Clark RE, Frankle MA.Reverse shoulder arthroplasty for the treatment of rotator cuff deficiency: a concise follow-up, at a minimum of 10 years, of previous reports. J Bone Joint Surg Am 2017;99(22):1895–1899

14. Bohsali KI, Bois AJ, Wirth MA.Complications of shoulder arthroplasty.J Bone Joint Surg Am 2017;99(3):256–269

15. Barco R, Savvidou OD, Sperling JW, Sanchez-Sotelo J, Cofield RH.Complications in reverse shoulder arthroplasty.EFORT Open Rev 2017;1(3):72–80

16. Sirveaux F, Favard L, Oudet D, Huquet D, Walch G, Molé D.Grammont inverted total shoulder arthroplasty in the treatment of glenohumeral osteoarthritis with massive rupture of the cuff: results of a multicentre study of 80 shoulders.J Bone Joint Surg Br 2004;86(3):388–395

17. Frankle M, Siegal S, Pupello D, Saleem A, Mighell M, Vasey M.The reverse shoulder prosthesis for glenohumeral arthritis associated with severe rotator cuff deficiency: a minimum two-year follow-up study of sixty patients.J Bone Joint Surg Am 2005;87(8):1697–1705

18. Seebauer L, Walter W, Keyl W.Reverse total shoulder arthroplasty for the treatment of defect arthropathy.Oper Orthop Traumatol 2005;17(1):1–24

19. Boileau P, Watkinson D, Hatzidakis AM, Hovorka I.Neer Award 2005: The Grammont reverse shoulder prosthesis: results in cuff tear arthritis, fracture sequelae, and revision arthroplasty.J Shoulder Elbow Surg 2006;15(5):527–540

20. Wall B, Nové-Josserand L, O'Connor DP, Edwards TB, Walch G.Reverse total shoulder arthroplasty: a review of results according to etiology.J Bone Joint Surg Am 2007;89(7):1476–1485

21. Cuff D, Pupello D, Virani N, Levy J, Frankle M.Reverse shoulder arthroplasty for the treatment of

rotator cuff deficiency.J Bone Joint Surg Am 2008;90(6):1244–1251
22.Cuff D, Clark R, Pupello D, Frankle M.Reverse shoulder arthroplasty for the treatment of rotator cuff deficiency: a concise follow-up, at a minimum of five years, of a previous report.J Bone Joint Surg Am 2012;94(21):1996–2000
23.Ferreira Neto AA, Malavolta EA, Assunção JH, Trindade EM, Gracitelli ME.Reverse shoulder arthroplasty: clinical results and quality of life evaluation.Rev Bras Ortop (English Edition), 2017;52(3);298–302

第 18 章

锁骨骨折

Matthew Baker, Uma Srikumaran

摘要

锁骨骨折约占成人全身骨折的 5%，关于其最佳的治疗方案一直存在争议。

【关键词】锁骨骨折；锁骨；创伤

Ⅰ. 流行病学

A. 多见于年轻活跃的患者

B. 移位：

　1. 内侧：

　　a. 胸锁乳突肌（SCM）：向内后方牵拉内侧骨折块。

　2. 外侧：

　　a. 上肢的重力和胸大肌向内下方牵拉外侧骨折块。

　3. 开放性骨折 → 骨折端刺破颈阔肌。

C. 并发症很少见，包括：

　1. 肩胛胸壁分离

　2. 同侧肩胛骨骨折

　3. 神经血管损伤

　4. 肋骨骨折

　5. 气胸

　6. 外 1/3 骨折伴盂肱关节病变。

Ⅱ. 解剖学

A. 锁骨呈"S"形，有六块肌肉附着

B. 是连接躯干和肩胛带的骨性结构

第 18 章 锁骨骨折

C. 内侧为胸锁关节

D. 外侧为肩锁关节

E. 是最早发生骨化且最迟完全闭合的骨骼。

III. 分型

A. Neer 分型：

1. 中 1/3 骨折（相当于 Allman 分型的 Ⅰ 型）：

    a. 无移位：移位 < 100%

    b. 移位：移位 > 100%。

2. 外 1/3 骨折（相当于 Allman 分型的 Ⅱ 型）：

    a. Ⅰ 型：

        i. 无移位

        ii. 骨折线位于肩锁（AC）和喙锁（CC）韧带之间且韧带完整

        iii. 保守治疗。

    b. Ⅱ 型

        i. 2A：

            • 骨折线位于喙锁韧带内侧。

        ii. 2B：

            • 斜方韧带完整

            • 锥状韧带断裂。

        iii. 骨折不愈合发生率最高

        iv. 考虑切开复位内固定术（ORIF）：

            • 带骨块的韧带重建及锁骨钩钢板固定。

    c. Ⅲ 型：

        i. 关节内骨折

        ii. 通常无移位

        iii. 非手术治疗：

            • 有症状的患者行锁骨远端切除术。

B. Allman 分型：

1. 外 1/3 骨折：

    a. Ⅱ 型

b. 占 15%。

2. 中 1/3 骨折：

a. Ⅰ型

b. 占 80%。

3. 内 1/3 骨折：

a. Ⅲ型

b. 占 5%。

IV. 影像学检查

A. 首选 X 线检查

B. 与对侧锁骨进行比较：

1. 评估短缩情况

2. Zanca 位片：

a. X 线机头倾 15° 投照。

V. 治疗

A. 非手术治疗：

1. 无移位骨折

2. 移位 < 2cm

3. 无神经损伤。

B. 悬吊和 "8" 字绷带

1. 治疗效果无差异

2. 患者对悬吊固定的耐受性较 "8" 字绷带固定好

3. 2～4 周开始活动度锻炼（ROM）

4. 6～10 周开始肌力锻炼。

C. 手术治疗：

1. 开放性骨折

2. 血管损伤

3. 患者不能接受骨折畸形愈合及隆起的外观

4. 浮肩

第 18 章 锁骨骨折

5. 有症状的畸形愈合 / 骨不连。

VI. 预后

A. 保守治疗：

1. 移位骨折的美观问题

2. 骨不愈合：[1,2]

   a. 发生率为 1% ~ 25%

   b. 危险因素：吸烟、移位＞ 100%、短缩＞ 2 cm、女性、高龄、粉碎性骨折和 Ⅱ 型的外 1/3 骨折。

3. 肩部疲劳：

   a. 缩短＞ 2cm。

B. 手术治疗：

1. 可改善功能：

   a. 尤其是骨折缩短＞ 2cm 或移位＞ 100%

   b. 88% 的美国国家橄榄球联盟（NFL）运动员在切开复位内固定后 1 年内继续留在 NFL 打球[3]。

2. 缩短骨愈合时间：

   a. 手术治疗骨愈合时间为 16 周，非手术治疗为 28 周[4]。

3. 降低有症状的畸形愈合率

4. 改善肩关节功能

5. 改善主观肩部功能

6. 更美观

7. 再手术的风险增加

8. 感染风险升高。

C. 髓内（IM）固定与切开复位内固定（ORIF）相比较：

1. 关于两者手术适应证争议较多：

   a. IM 固定：

      i. 更美观

      ii. 锁骨上神经损伤的风险更小

      iii. 但内植物移位风险增加

      iv. 不适用于粉碎性骨折或多段骨折。

b. ORIF：

i. 钢板置于上方：
- 有可能因负荷增加而导致手术失败
- 可减少三角肌剥离
- 神经血管损伤的风险增加
- 需要取出内置物的几率增加。

ii. 钢板置于前方：
- 生物力学不如置于上方的预弯钢板
- 可降低神经血管损伤和内置物相关不适的风险。

VII. 并发症

A. 再次手术（12%）

B. 内固定失败 / 移位：

1. 发生率为 4%。

C. 内固定松动：

1. 发生率为 3.2%。

D. 再骨折：

1. 发生率为 1.6%。

E. 感染

F. 冻结肩。

推荐阅读

Allman FL (1967).Fracture classification of the clavicle.JBJS 49A:774

Altamimi SA, McKee MD; Canadian Orthopaedic Trauma Society.Nonoperative treatment compared with plate fixation of displaced midshaft clavicular fractures: surgical technique.J Bone Joint Surg Am 2008;90(Suppl 2 Pt 1):1–8

Hyland S, Charlick M, Varacallo M.Anatomy, Shoulder and upper limb, clavicle.[Updated 2020 Apr 27]. In: StatPearls [Internet].Treasure island (FL): StatPearls publishing; 2020 (Jan).Available from: https://www.ncbi.nlm.nih.gov/books/NBK525990/

Nourian A, Dhaliwal S, Vangala S, Vezeridis PS; Midshaft Fractures of the Clavicle.Midshaft fractures of the clavicle: a meta-analysis comparing surgical fixation using anteroinferior plating versus superior plating.J Orthop Trauma 2017;31(9):461–467

Naveen BM, Joshi GR, Harikrishnan B.Management of mid-shaft clavicular fractures: comparison between non-operative treatment and plate fixation in 60 patients.Strateg Trauma Limb Reconstr 2017;12(1):11–

Nourian A, Dhaliwal S, Vangala S, Vezeridis PS.Midshaft fractures of the clavicle: a meta-analysis comparing surgical fixation using anteroinferior plating versus superior plating.J Orthop Trauma.2017;31(9):461–467

Nuber GW, Bowen MK.Acromioclavicular joint injuries and distal clavicle fractures.J Am Acad Orthop Surg 1997;5(1):11–18

Paladini P, Pellegrini A, Merolla G, Campi F, Porcellini G.Treatment of clavicle fractures.Transl Med UniSa 2012;2:47–58

Ranalletta M, Rossi LA, Piuzzi NS, Bertona A, Bongiovanni SL, Maignon G.Return to sports after plate fixation of displaced midshaft clavicular fractures in athletes.Am J Sports Med 2015;43(3):565–569

Robinson CM, Court-Brown CM, McQueen MM, Wakefield AE.Estimating the risk of nonunion following nonoperative treatment of a clavicular fracture.J Bone Joint Surg Am 2004;86(7):1359–1365

Robinson CM.Fractures of the clavicle in the adult: epidemiology and classification.J Bone Joint Surg Br 1998;80(3):476–484

Shin SJ, Do NH, Jang KY.Risk factors for postoperative complications of displaced clavicular midshaft fractures.J Trauma Acute Care Surg 2012;72(4):1046–1050

Van der Meijden OA, Gaskill TR, Millett PJ.Treatment of clavicle fractures: current concepts review.J Shoulder Elbow Surg 2012;21(3):423–429

Worhacz K, Nayak AN, Boudreaux RL, et al.Biomechanical analysis of superior and anterior precontoured plate fixation techniques for Neer type II-A clavicle fractures.J Orthop Trauma 2018 32(12):e462–e468

参考文献

1.Robinson CM, Court-Brown CM, McQueen MM, Wakefield AE.Estimating the risk of nonunion following nonoperative treatment of a clavicular fracture.J Bone Joint Surg Am.2004;86(7):1359–1365

2.Liu W, Xiao J, Ji F, Xie Y, Hao Y.Intrinsic and extrinsic risk factors for nonunion after nonoperative treatment of midshaft clavicle fractures.Orthop Traumatol Surg Res.2015;101(2):197–200

3.Jack RA II, et al.Performance and return to sport after clavicle open reduction and internal fixation in national football league players.Orthopedic J Sports Med 2017; 5 (8)

4.Altamimi SA, McKee MD; Canadian Orthopaedic Trauma Society.Nonoperative treatment compared with plate fixation of displaced midshaft claviclar fractures: surgical technique.J Bone Joint Surg Am 2008;90(Suppl 2 Pt 1):1–8

第 19 章

肱骨近端骨折

Diana Zhu, Uma Srikumaran

摘要

肱骨近端骨折是第三常见的骨折，好发于年轻和老年患者。Neer 分型通常用于确定骨折类型，但最近发现其可靠性和可重复性较差。在骨折固定时保护旋肱后动脉可以减少对肱骨头血供的破坏，因为旋肱前动脉的前外侧升支对肱骨头血供的重要性比原先认为的要小。在肱骨近端骨折的手术和非手术治疗方案之间，未观察到患者报告结果和功能在临床上存在显著差异。与半肩关节置换术相比，锁定钢板切开复位内固定具有更好的功能和病例报告结果。在过去的 10 年中，因反肩关节假体可以解决结节并发症等问题，反肩关节置换术已成为治疗肱骨近端骨折的一种值得考虑的方案。总体而言，要成功治疗肱骨近端骨折，必须充分考虑骨强度、骨折类型和可供选择的多种治疗方案。

【关键词】肱骨近端骨折；切开复位内固定；反肩关节置换术

I. 概述

A. 占全身骨折的 5%，是第三常见的骨折

B. 男女比例为（2～4）:1

C. 发病率随着年龄增大而增高

D. 并发症：

    1. 神经：腋神经损伤

    2. 血管：腋动脉损伤（四部分骨折发生率为 5%）

    3. 其他：肋骨骨折、气胸[1]。

E. 年龄分布呈"双峰"型：

    1. 年轻患者的高能量损伤

    2. 老年患者骨质疏松性骨折常伴随低能量创伤。

F. 骨折类型取决于骨结构和造成骨折移位的肌力（或者变形肌力）[2]。

II. 肱骨头骨折 Neer 分型

A. 按骨折块的数量定义骨折类型

B. 肱骨近端骨折分为四部分（图 19.1）：

　1. 肱骨头（HH）

　2. 大结节（GT）

　3. 小结节（LT）

　4. 肱骨干（HS）。

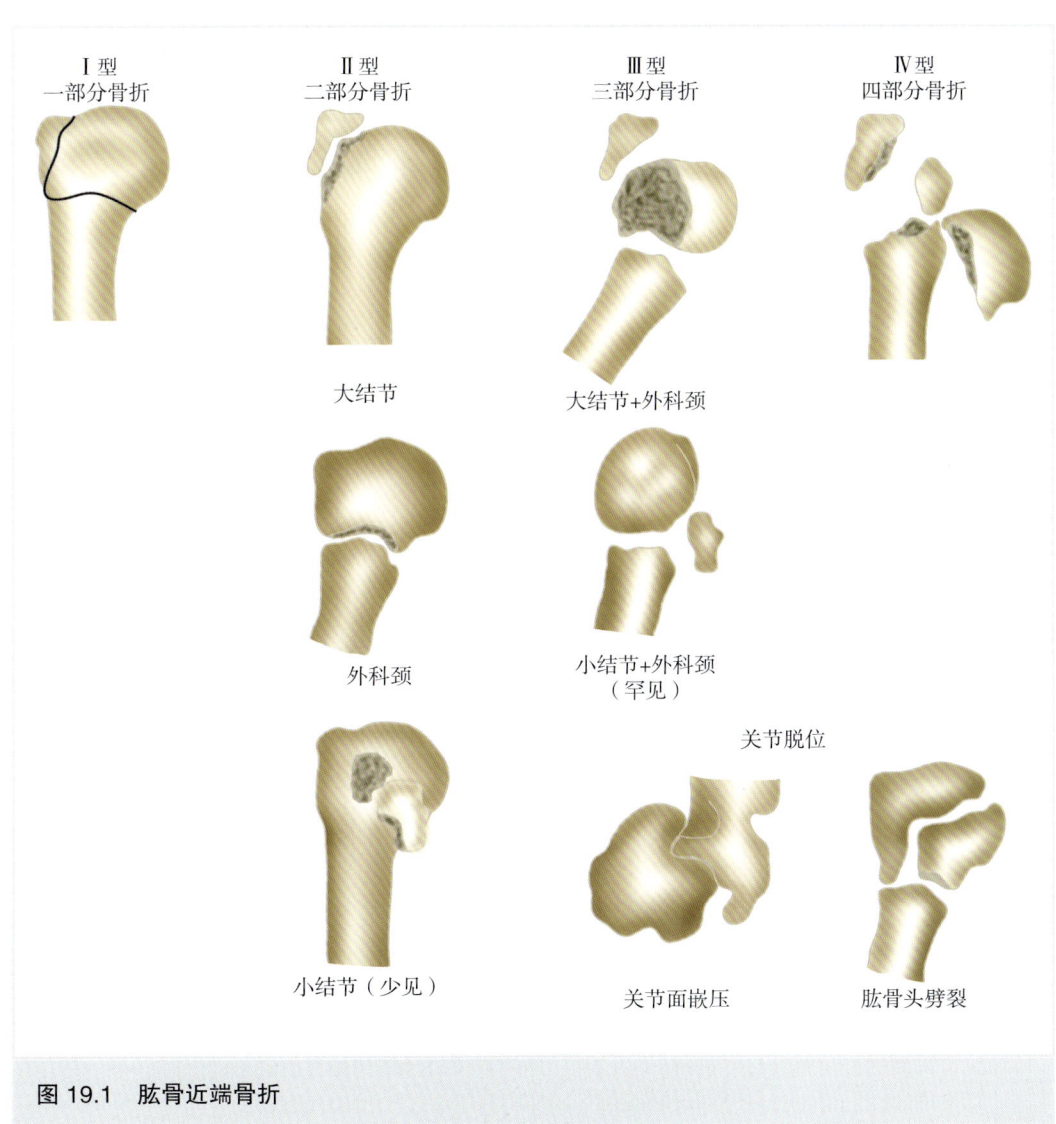

图 19.1　肱骨近端骨折

C. 骨折移位标准：

    1. 移位＞1cm，或

    2. 成角＞45°[3]。

D. 骨折 Neer 分型应基于 CT 检查，因为只靠 X 线片分型不太可靠或可重复性差[4]。

III. 外展嵌插型骨折（图 19.2）

A. 不包括在 Neer 的原始分型中

B. 占四部分骨折的 14%～35%

C. 保留的内侧软组织铰链可为关节段骨块提供血供

D. 三部分骨折：

    1. 大多数接受了非手术治疗的患者可获得良好的效果[5]。

E. 四部分骨折：

    1. 经切开复位内固定术（ORIF）和闭合复位经皮穿针术（CRPP）治疗，大多数患者可获得满意的效果[6]。

IV. 肱骨头的血供

A. 肱骨头动脉血供的量化：

    1. 旋肱前动脉的前外侧升支为肱骨头提供 36% 的血供

    2. 旋肱后动脉供应大结节的后部和肱骨头后内侧的一小部分。

        a. 旋肱后动脉为肱骨头提供 64% 的血供。

    3. 血供丰富可能是肱骨头骨坏死率相对较低的原因

    4. 保护旋肱后动脉的手术入路可以减少对肱骨头血供的破坏[7,8]。

B. 肱骨头缺血和坏死的预测因素：

    1. 如果符合以下标准，则缺血的阳性预测值为 97%：

        a. 解剖颈骨折

        b. 骨折端向干骺端延伸（延伸＜8mm）

        c. 内侧软组织铰链断裂（＞2mm 移位）[9]。

    2. 使用以上标准：

        a. 缺血性坏死（AVN）组：30% 具有所有预测因素

        b. 非缺血性坏死组：4.7% 具有所有预测因素。

第 19 章 肱骨近端骨折

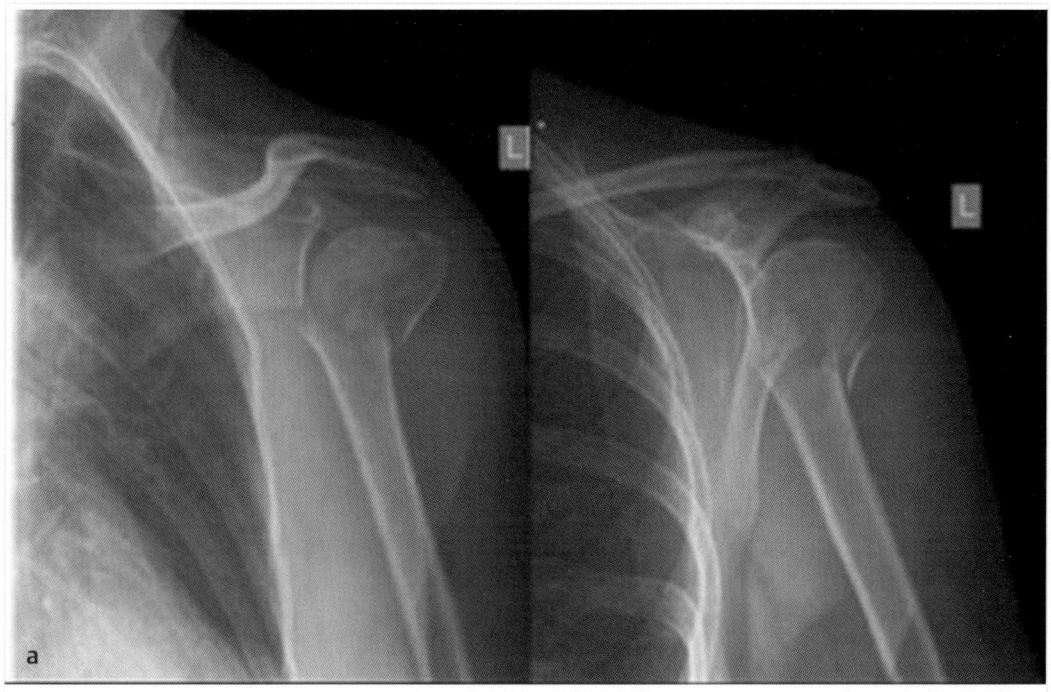

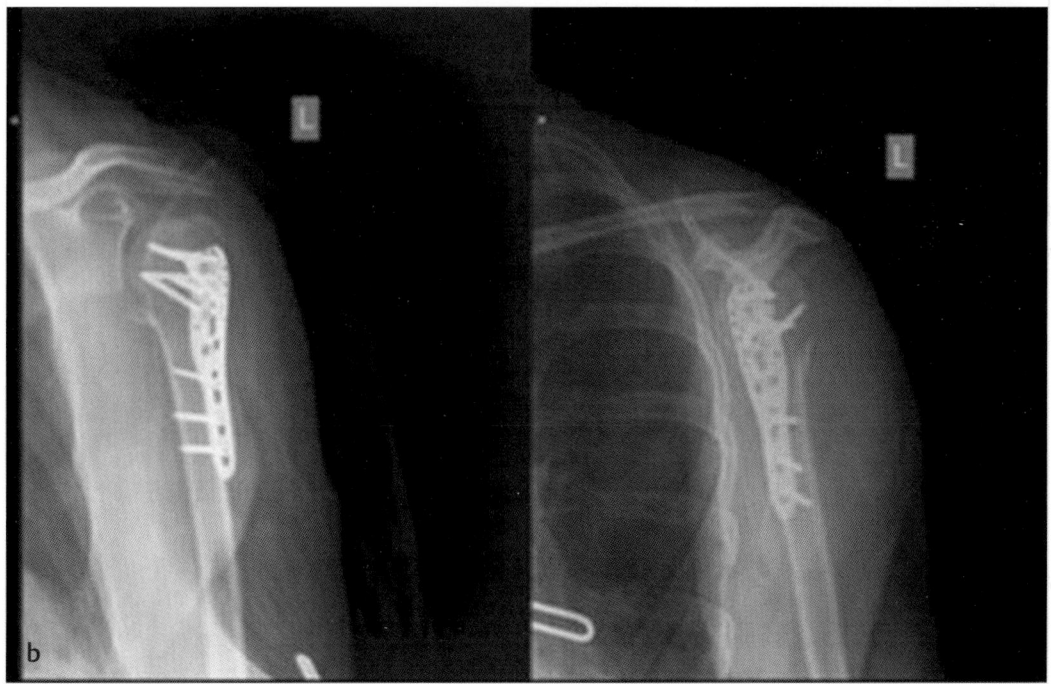

图 19.2 （a,b）外展嵌插型骨折

3. 三个标准不足以判定坏死的可能性时：

   a. 推荐 CT 三维重建以更好地评估肱骨距部分[10]。

V. 肱骨近端骨折的处理

骨折粉碎和移位的严重程度可能比治疗选择对功能结果的影响更显著。三部分和四部分骨折患者的预后有明显差异，但两部分和三部分骨折之间没有明显差异[11,12]。

A. 保守治疗：

  1. 需要使用吊带或领圈和袖口吊带，早期物理治疗[13]

  2. 老年患者肱骨近端骨折的保守治疗可充分缓解疼痛：

     a. 然而，它可以提供的功能改善效果有限[12]。

B. 切开复位内固定：

  1. 最常见，常用于年轻患者，结果取决于骨的质量和复位情况

  2. 微创外侧入路是 Neer Ⅱ 型和 Ⅲ 型肱骨近端骨折的最佳治疗方法：

     a. 对于两个以上的粉碎性骨折块，髓内钉提供的稳定性较差[14, 15]。

  3. 骨折愈合可靠，肩关节残余痛少见[16]：

     a. 如果存在残余痛，常常是由于复位不良而致钢板的力学失败。

  4. 避免内翻可以降低术后失败率[17]：

     a. 使用动态对比增强超声对三角肌灌注进行量化表明，微创钢板接骨术对软组织的益处可能不如预期的那样明显[18]。

  5. 锁定钢板中的内侧支撑（图 19.3）：

     a. 内侧支撑可用于以下方面：

        i. 内侧皮质的解剖复位

        ii. 近端骨折向外侧嵌入到远端骨块中

        iii. 斜锁定螺钉位于近端头部骨折块的内下侧。

     b. 缺乏内侧支撑将导致：

        i. 头部高度的丢失增加

        ii. 螺钉刺入关节面的风险增加

        iii. 螺钉松动风险增加[19]。

C. 半肩关节置换术：

  1. 是严重骨质疏松的 Neer 三部分及四部分骨折，肱骨头劈裂和严重的关节面嵌

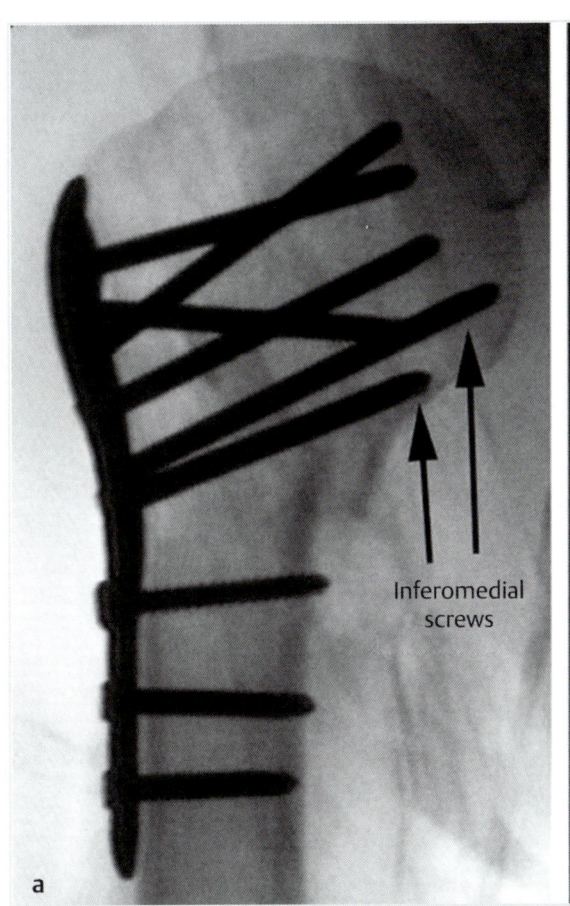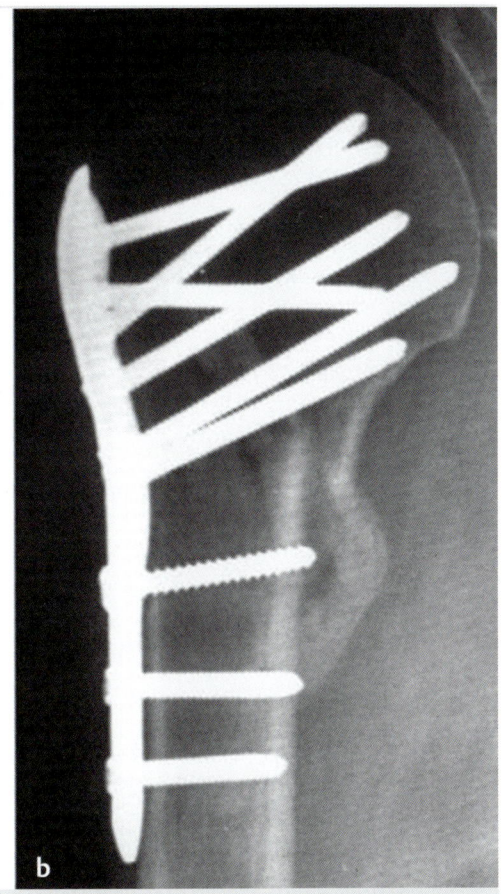

图 19.3 (a,b) 内侧支撑在切开复位内固定术（ORIF）中的应用

压骨折的公认手术方案

2. 在关节活动范围方面的效果令人满意，大多数患者都可以获得预期的疼痛缓解[20]。

D. 闭合复位外固定（CREF）：

1. 外固定架可对移位性肱骨近端骨折提供安全愈合和有效治疗[21]。

2. 从肱骨头的上部外侧通过髓腔经皮插入克氏针可最大限度地减少并发症[22]。

E. 全肩关节置换术（TSA）：

1. 对于急性肱骨近端三、四部分骨折，可以有效缓解肩关节疼痛

2. 当肱骨近端骨折的初次治疗失败后，二期的 TSA 重建是一种令人满意的选择[23]。

F. 反肩关节置换术（rTSA）：

1. 是值得考虑的方案，因为假体可以解决结节并发症问题[24]
2. 使用专用柄是治疗复杂肱骨骨折可行的解决方案，因为能可靠地恢复预期的肩外展[25]
3. 恢复更快，但如果出现并发症，翻修重建选择有限
4. rTSA 在老年肱骨近端三部分和四部分骨折治疗中的使用有所增加
5. 缺乏 rTSA 的长期研究，因此对功能需求高的患者应谨慎使用[26-28]。

VI. 方法比较

A. 手术治疗与非手术治疗：

1. 随机对照研究显示，两组在患者报告结果、上肢功能和生活质量上没有临床显著差异[29,30]：

    a. 因为受"明确的手术指征"的影响，在病人选择时经常会由于医生的主观选择而产生手术和非手术的选择偏差[31]。

2. 非手术治疗的骨不连和并发症更少[29,32]。

B. 半肩关节置换术与反肩关节置换术：

1. 反肩关节置换术在前屈、外展、Constant 肩关节功能评分，臂肩手功能障碍评分（DASH），美国肩肘外科协会评分（ASES）和结节愈合方面，都比半肩关节置换术效果好：

    a. 外旋功能没有区别[33]。

2. 自过去十年以来，肩关节外科医生对肱骨近端骨折采用反肩关节置换术的病例比半肩关节置换术（HSA）多[27]
3. 半肩关节置换术的不良事件明显少于反肩关节置换术
4. 对于三部分和四部分骨折，反肩关节置换术能提供明显优于半肩关节置换术的功能结果[34]。

C. 切开复位内固定与半肩关节置换术：

1. 切开复位内固定对三部分和四部分骨折有更好的治疗效果[2]
2. 切开复位内固定比半肩关节置换术能更好地恢复正常解剖结构：

    a. 然而，切开复位内固定和半肩关节置换术在功能上没有显著差异[35]。

    b. 自 2010 年以来，肩关节外科医生对肱骨近端骨折采用反肩关节置换术的病例比半肩关节置换术多[27]

    c. 关于这些骨折的最佳治疗方法仍值得商榷。

参考文献

1. Mauro CS.Proximal humeral fractures.Curr Rev Musculoskelet Med 2011;4(4):214–220
2. Solberg BD, Moon CN, Franco DP, Paiement GD.Surgical treatment of three and four-part proximal humeral fractures.J Bone Joint Surg Am 2009;91(7):1689–1697
3. Neer CS II.Displaced proximal humeral fractures.I.Classification and evaluation.J Bone Joint Surg Am 1970;52(6):1077–1089
4. Bernstein J, Adler LM, Blank JE, Dalsey RM, Williams GR, Iannotti JP.Evaluation of the Neer system of classification of proximal humeral fractures with computerized tomographic scans and plain radiographs.J Bone Joint Surg Am 1996;78(9):1371–1375
5. Court-Brown CM, Cattermole H, McQueen MM.Impacted valgus fractures (B1.1) of the proximal humerus: the results of non-operative treatment.J Bone Joint Surg Br 2002;84(4):504–508
6. Jakob RP, Miniaci A, Anson PS, Jaberg H, Osterwalder A, Ganz R.Four-part valgus impacted fractures of the proximal humerus.J Bone Joint Surg Br 1991;73(2):295–298
7. Gerber C, Schneeberger AG, Vinh TS.The arterial vascularization of the humeral head: an anatomical study.J Bone Joint Surg Am 1990;72(10):1486–1494
8. Hettrich CM, Neviaser A, Beamer BS, Paul O, Helfet DL, Lorich DG.Locked plating of the proximal humerus using an endosteal implant.J Orthop Trauma 2012;26(4):212–215
9. Hertel R, Hempfing A, Stiehler M, Leunig M.Predictors of humeral head ischemia after intracapsular fracture of the proximal humerus.J Shoulder Elbow Surg 2004;13(4):427–433
10. Campochiaro G, Rebuzzi M, Baudi P, Catani F.Complex proximal humerus fractures: Hertel's criteria reliability to predict head necrosis.Musculoskelet Surg 2015; 99(99, Suppl 1):S9–S15
11. Hanson B, Neidenbach P, de Boer P, Stengel D.Functional outcomes after nonoperative management of fractures of the proximal humerus.J Shoulder Elbow Surg 2009;18(4):612–621
12. Torrens C, Corrales M, Vilà G, Santana F, Cáceres E.Functional and quality-of-life results of displaced and nondisplaced proximal humeral fractures treated conservatively.J Orthop Trauma 2011;25(10):581–587
13. Schumaier A, Grawe B.Proximal humerus fractures: evaluation and management in the elderly patient. Geriatr Orthop Surg Rehabil 2018;9:2151458517750516
14. Liu K, Liu PC, Liu R, Wu X.Advantage of minimally invasive lateral approach relative to conventional deltopectoral approach for treatment of proximal humerus fractures.Med Sci Monit 2015;21:496–504
15. Iacobellis C, Serafini D, Aldegheri R.PHN for treatment of proximal humerus fractures: evaluation of 80 cases.Chir Organi Mov 2009;93(2):47–56
16. Hatzidakis AM, Shevlin MJ, Fenton DL, Curran-Everett D, Nowinski RJ, Fehringer EV.Angular-stable locked intramedullary nailing of two-part surgical neck fractures of the proximal part of the humerus: a multicenter retrospective observational study.J Bone Joint Surg Am 2011;93(23):2172–2179
17. Agudelo J, Schürmann M, Stahel P, et al.Analysis of efficacy and failure in proximal humerus fractures treated with locking plates.J Orthop Trauma 2007;21(10):676–681
18. Fischer C, Frank M, Kunz P, et al.Dynamic contrast-enhanced ultrasound (CEUS) after open and minimally invasive locked plating of proximal humerus fractures.Injury 2016;47(8):1725–1731
19. Gardner MJ, Weil Y, Barker JU, Kelly BT, Helfet DL, Lorich DG.The importance of medial support in locked plating of proximal humerus fractures.J Orthop Trauma 2007;21(3):185–191
20. Hartsock LA, Estes WJ, Murray CA, Friedman RJ.Shoulder hemiarthroplasty for proximal humeral

fractures.Orthop Clin North Am 1998;29(3):467–475

21. Monga P, Verma R, Sharma VK.Closed reduction and external fixation for displaced proximal humeral fractures.J Orthop Surg (Hong Kong) 2009;17(2):142–145

22. Benetos IS, Karampinas PK, Mavrogenis AF, Romoudis P, Pneumaticos SG, Vlamis J.External fixation for displaced 2-part proximal humeral fractures.Orthopedics 2012;35(12):e1732–e1737

23. Norris TR, Green A, McGuigan FX.Late prosthetic shoulder arthroplasty for displaced proximal humerus fractures.J Shoulder Elbow Surg 1995;4(4):271–280

24. Wall B, Walch G.Reverse shoulder arthroplasty for the treatment of proximal humeral fractures.Hand Clin 2007;23(4):425–430, v–vi

25. Garofalo R, Flanagin B, Castagna A, Lo EY, Krishnan SG.Reverse shoulder arthroplasty for proximal humerus fracture using a dedicated stem: radiological outcomes at a minimum 2 years of follow-up-case series.J Orthop Surg Res 2015;10(1):129

26. Gallinet D, Clappaz P, Garbuio P, Tropet Y, Obert L.Three or four parts complex proximal humerus fractures: hemiarthroplasty versus reverse prosthesis: a comparative study of 40 cases.Orthop Traumatol Surg Res 2009;95(1):48–55

27. Acevedo DC, Mann T, Abboud JA, Getz C, Baumhauer JF, Voloshin I.Reverse total shoulder arthroplasty for the treatment of proximal humeral fractures: patterns of use among newly trained orthopedic surgeons.J Shoulder Elbow Surg 2014;23(9):1363–1367

28. Gallinet D, Ohl X, Decroocq L, Dib C, Valenti P, Boileau P; French Society for Orthopaedic Surgery (SOFCOT).Is reverse total shoulder arthroplasty more effective than hemiarthroplasty for treating displaced proximal humerus fractures in older adults? A systematic review and meta-analysis.Orthop Traumatol Surg Res 2018;104(6):759–766

29. Beks RB, Ochen Y, Frima H, et al.Operative versus nonoperative treatment of proximal humeral fractures: a systematic review, meta-analysis, and comparison of observational studies and randomized controlled trials.J Shoulder Elbow Surg 2018;27(8):1526–1534

30. Handoll HH, Brorson S.Interventions for treating proximal humeral fractures in adults.Cochrane Database Syst Rev 2015; (11):CD000434

31. Ghert M, McKee M.To operate or not to operate, that is the question: the proximal humerus fracture. Bone Joint Res 2016;5(10):490–491

32. Launonen AP, Lepola V, FlinkkiLä T, Laitinen M, Paavola M, Malmivaara A.Treatment of proximal humerus fractures in the elderly: a systematic review of 409 patients.Acta Orthop 2015;86(3):280–285

33. Shukla DR, McAnany S, Kim J, Overley S, Parsons BO.Hemiarthroplasty versus reverse shoulder arthroplasty for treatment of proximal humeral fractures: a meta-analysis.J Shoulder Elbow Surg 2016;25(2):330–340

34. Mao F, Zhang DH, Peng XC, Liao Y.Comparison of surgical versus non-surgical treatment of displaced 3- and 4-part fractures of the proximal humerus: a meta-analysis.J Invest Surg 2015;28(4):215–224

35. Misra A, Kapur R, Maffulli N.Complex proximal humeral fractures in adults—a systematic review of management.Injury 2001;32(5):363–372

第 20 章

翼状肩胛

Andrew Schneider, Uma Srikumaran

摘要

本章简要概述了内侧和外侧翼状肩胛的发病率、病因、临床表现和治疗方案。虽然相对罕见，但未确诊的翼状肩胛会产生有害的功能性影响。通过及时和适当的治疗，可获得良好的治疗结果。

【关键词】翼状肩胛；肩部；手术；解剖

I. 概述

A. 罕见；发病率不明，在很大程度上是由于诊断不足

B. 翼状肩胛的两种主要类型（图 20.1）：

1. 内侧翼状肩胛：

   a. 肩胛下角向内后方移位并与胸壁分离。检查时可见肩胛骨明显突出。

2. 外侧翼状肩胛：

   a. 肩胛下角下沉并向外侧移位。

C. 肩胛骨稳定肌功能障碍，造成受力不平衡

D. 胸长神经损伤导致前锯肌麻痹是翼状肩胛的最常见原因

E. 临床症状包括上背部和肩部疼痛，以及做过顶运动困难：

1. 外伤史可能提示急性肌肉撕脱。

F. 治疗：

1. 治疗最终应以产生翼状肩胛的病因为指导。通常，非手术治疗最初用于神经损伤，如果非手术治疗失败，可行手术治疗。急性肌肉撕脱可行早期手术修复。如果有斜方肌麻痹，应尽早进行神经手术，可取得良好的效果。

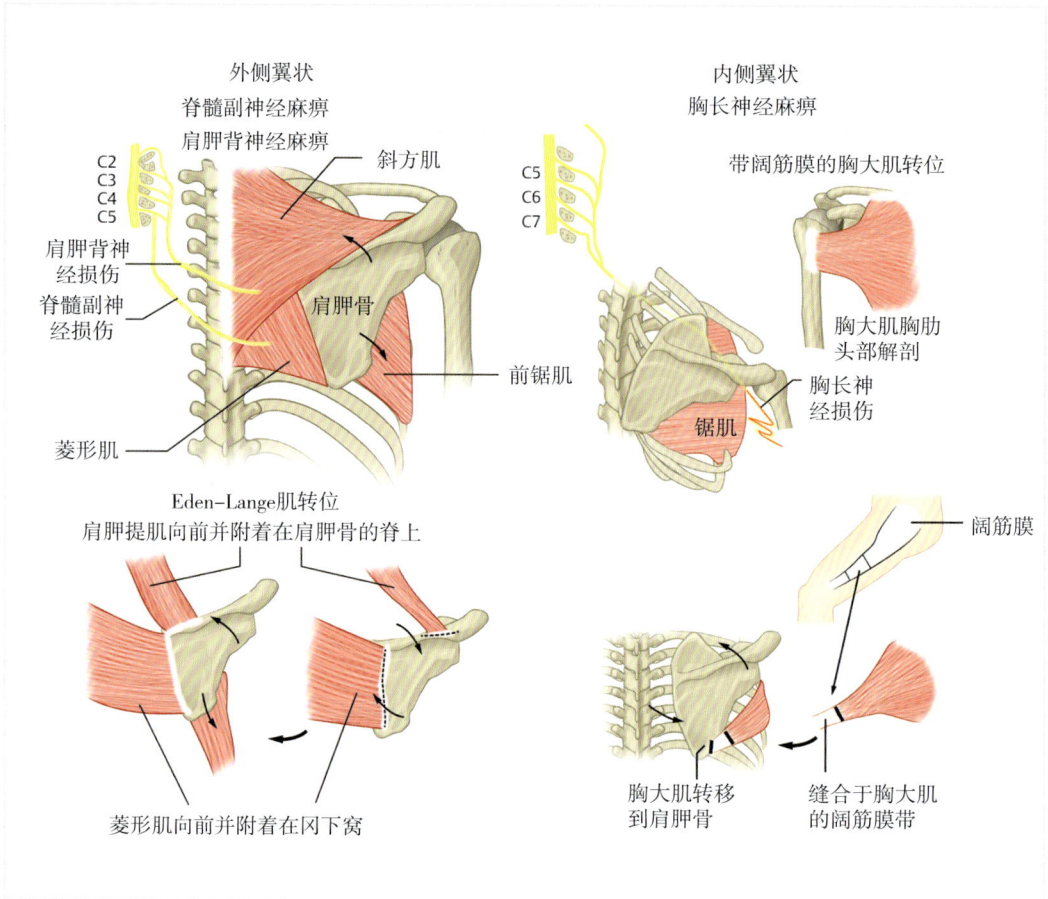

图 20.1 由于支配神经麻痹而引起的外侧和内侧翼状肩胛图示，以及它们各自的手术治疗方案。

II. 解剖学

A. 稳定肌：

1. 前锯肌：

    a. 起自第 1～8 肋骨

    b. 负责前拉肩胛骨，将肩胛骨内侧缘紧贴胸壁

    c. 受胸长神经支配（C5～C7 神经根）：

      i. 该神经损伤会引起前锯肌麻痹并导致内侧翼状肩胛。

2. 斜方肌：

    a. 起自枕骨和 C7～T12 的棘突

    b. 三个功能组成部分：上部、中部、下部

c. 受副神经支配。

3. 大菱形肌和小菱形肌：

   a. 大菱形肌起自 T2～T5，止于肩胛骨内侧缘；小菱形肌起自 C7～T1，止于肩胛骨内侧缘，在大菱形肌止点上方

   b. 菱形肌与斜方肌中部协同作用使肩胛骨内收并上抬肩胛骨内缘

   c. 受肩胛背神经支配。

4. 肩胛提肌：

   a. 起于 C1～C4 横突，在肩胛冈水平附着于肩胛骨内侧缘

   b. 用于上提肩胛骨并内旋肩胛下角

   c. 受 C3～C4 和肩胛背神经支配。

B. 神经：

1. 胸长神经：

   a. 支配前锯肌

   b. 起于 C5～C7 神经根的前支，从臂丛和腋动脉的后面穿过

   c. 由于神经比较表浅，容易因直接外伤或牵拉而损伤，尤其是在参加体育运动时

   d. 在乳腺癌手术切除腋窝淋巴结时可能会伤及。

2. 副神经：

   a. 支配斜方肌和胸锁乳突肌

   b. 颅神经 XI：离开颅骨走行于颈内静脉前外侧，分支继而行至胸锁乳突肌和斜方肌。

III. 内侧翼状肩胛

A. 由于肌肉本身的损伤或胸长神经损伤导致前锯肌功能减退，引起肩胛下角内旋：

  1. 大多数病例是由于神经损伤造成的。

B. 病理生理学：

  1. 机械损伤：

     a. 前锯肌外伤性撕脱

     b. 肩胛下角骨折移位。

  2. 神经系统损伤：

     a. 牵引伤

b. 压缩性损伤

c. 直接损伤。

C. 临床表现：

1. 运动员的神经钝挫伤或拉伤

2. 工人反复手臂过顶运动

3. 穿透伤

4. 麻醉意外损伤

5. 病毒性疾病。

D. 评估：

a. 最初的体格检查应从完全暴露上背部开始，以寻找肩胛骨不对称的位置

b. 患者向前屈曲＞120°会有困难；手臂前屈终末期或抗阻力前屈时会加重翼状肩胛

c. 推墙也会加重翼状肩胛（图20.2）。

E. 影像学检查：

1. 初始检查应包括肩部和肩胛骨的X线检查：

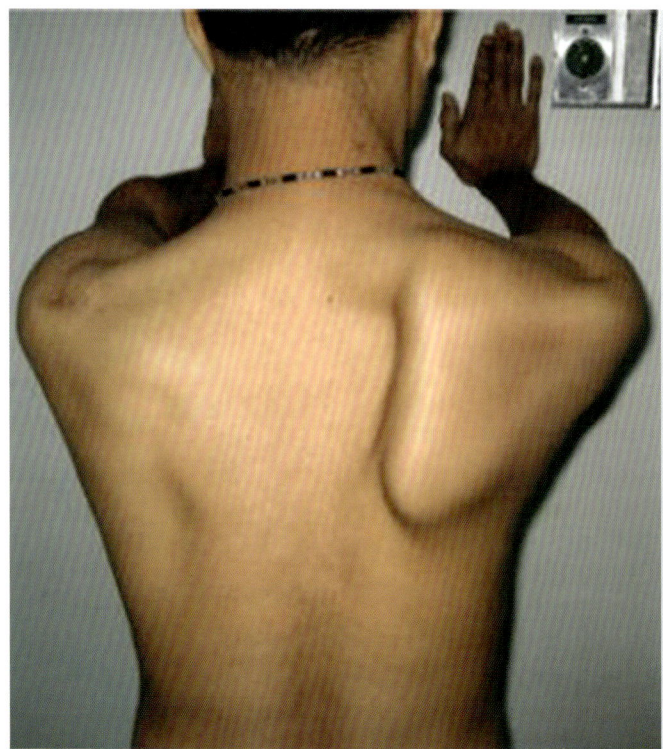

图20.2 通过让患者推墙并观察右肩胛骨的不对称性来评估前锯肌失能情况

a. 也可以拍颈椎和胸部 X 线片

b. X 线片通常不能明确诊断，但可以排除骨折畸形愈合、肩部疾病、骨软骨瘤等可能，从而缩小鉴别诊断的范围

c. 在怀疑肌肉撕脱时，肩胛骨的磁共振成像（MRI）可能会有所帮助。

F. 诊断：

1. 肌电图测试/神经传导检测：

a. 对胸长神经、副神经和肩胛背神经进行特异性检查有助于确诊：

i. 如果仍有症状，在受伤后约 6 周检查

ii. 每 3 个月重复一次肌电图（EMG）检查有助于随访神经功能的恢复情况。

b. 如果肌电图正常，则考虑翼状肩胛的其他病因。

G. 治疗

1. 保守治疗

a. 物理治疗有助于保持盂肱关节运动和预防关节粘连：

i. 加强活动范围锻炼，强化肩胛骨周围肌肉

ii. 大多数病例会在约 1 年的时间内自愈。

2. 手术治疗：如果经保守治疗超过 1 年，症状并无缓解，再继续保守治疗的效果不佳，则应考虑手术治疗：

a. 肌腱转位：

i. 已有许多文献报道通过肌腱转位来替代失能的前锯肌：

- 胸大肌、胸小肌、胸大肌的锁骨或胸肋头、大圆肌转位

- 带阔筋膜的胸大肌胸肋头转位最受欢迎：

  ○ 患者取侧卧位

  ○ 从肱骨侧开始游离胸大肌胸肋头，将阔筋膜连接在游离的胸大肌胸肋头腱上并缝合固定在肩胛骨下角的钻孔中。

b. 肩胛胸壁融合术：

i. 大手术导致的严重运动障碍

ii. 其他手术治疗失败时的补救方案。

IV. 外侧翼状肩胛

A. 肩胛骨凹陷，向外平移

B. 病理生理学：

1. 最常见的病因是医源性副神经损伤导致的斜方肌麻痹：

   a. 颈部肿瘤切除，颈后三角淋巴结活检。

2. 继发于肩胛背神经损伤的菱形肌无力引起的外侧翼状肩胛极为罕见：

   a. 曾有报道因肩胛背神经卡压和直接损伤引起。

C. 临床表现：

1. 肩带肌的过度代偿可能导致间歇性疼痛和肌肉痉挛

2. 通常有涉及颈部区域的既往手术史。

D. 评估：

1. 体格检查：

   a. 斜方肌萎缩

   b. 无法耸肩

   c. 手臂外展、前屈无力。

2. 诊断研究：

   a. 肌电图通常用于诊断。

E. 治疗

1. 保守治疗：

   a. 类似于前面内侧翼状肩胛的治疗；物理治疗有助于保持盂肱关节运动和预防关节粘连：

      i. 加强活动范围锻炼，强化肩胛骨周围肌肉。

   b. 在外伤引起的副神经损伤中，3个月后做连续 EMG 检查有助于监测神经功能恢复情况。

2. 手术治疗：如果经保守治疗超过1年，症状并无缓解，继续保守治疗的效果不佳，应考虑手术：

   a. Eden-Lange 肌转位法：

      i. 患者取俯卧位或侧卧位

      ii. 将肩胛提肌和菱形肌在肩胛骨上止点外移（图20.3）

      iii. 已报道该术式的效果良好，包括疼痛缓解和功能恢复。

   b. 神经手术：

      i. 早期的神经手术，如修复、移植或神经松解术，可能适用于医源性或穿透性副神经损伤。

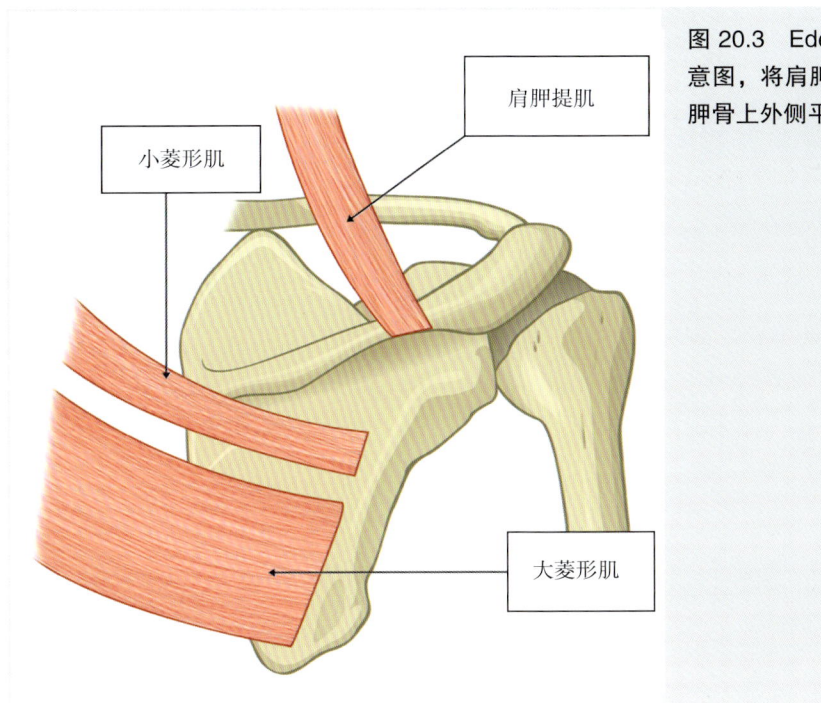

图 20.3　Eden-Lange 肌转位示意图，将肩胛提肌和菱形肌在肩胛骨上外侧平移。

推荐阅读

Gooding BW, Geoghegan JM, Wallace WA, Manning PA.Scapular winging.Shoulder Elbow 2014;6(1):4–11

Galano GJ, Bigliani LU, Ahmad CS, Levine WN.Surgical treatment of winged scapula.Clin Orthop Relat Res 2008;466(3):652–660

Martin RM, Fish DE.Scapular winging: anatomical review, diagnosis, and treatments.Curr Rev Musculoskelet Med 2008;1(1):1–11

Meininger AK, Figuerres BF, Goldberg BA.Scapular winging: an update.J Am Acad Orthop Surg 2011;19(8):453–462

Warner JJ, Navarro RA.Serratus anterior dysfunction: recognition and treatment.Clin Orthop Relat Res 1998; (349):139–148 Didesch JT, Tang P.Anatomy, etiology, and management of scapular winging.J Hand Surg Am 2019;44(4):321–330

第 21 章
胸廓出口综合征

Alexander Bitzer, Uma Srikumaran

摘要

胸廓出口综合征（TOS）是指由于某种病因引起的神经或血管受压而导致的一系列症状。病因包括上肢不同解剖部位的神经或血管结构受压，神经受累更为常见。胸廓出口综合征主要依靠临床诊断，而病史和体格检查结果最为敏感和特异。大多数病例可以通过非手术治疗成功治愈。手术旨在解除解剖部位的压迫，保守治疗效果不佳的患者可选择手术。

【关键词】胸廓出口综合征；血管；神经；手术

I. 概述

A. 根据致病原因分为两型：
   1. 神经型胸廓出口综合征（nTOS）
   2. 血管型胸廓出口综合征（vTOS）。
B. 由神经结构/臂丛神经（nTOS）或肩带血管（vTOS）解剖部位的受压引起
C. 发病率为 1%～2%：
   1. 以 nTOS 更常见（19∶1）。
D. 女性比男性更常见（3.5∶1）：
   1. 理论上的风险因素是长颈和垂肩。
E. 临床症状包括上肢疼痛、感觉异常、麻木、无力、易疲劳、沉重、肿胀、皮肤色泽改变和雷诺现象：
   1. 疼痛和感觉异常最常见。
F. 治疗：
   1. 手术与非手术治疗取决于病因。

第 21 章 胸廓出口综合征

II. 解剖

A. 神经组织：

1. 臂丛神经：

   a. 五根：C5、C6、C7、C8、T1

   b. 三干：上干、中干、下干

   c. 六股：每干又分成前后两股

   d. 三束：后束、外侧束和内侧束

   e. 五支：正中神经、腋神经、桡神经、肌皮神经和尺神经

   f. 下干（C8～T1）引起的 nTOS 比上干（C5～C7）引起的 nTOS 更多见。

B. 血管：

1. 锁骨下静脉：

   a. 近端行于前斜角肌前面

   b. 过第一肋后延续为腋静脉

   c. 在肋锁和胸小肌后间隙处与锁骨下动脉和臂丛神经相毗邻。

2. 锁骨下动脉：

   a. 从头臂干分出

   b. 穿过第一肋后延续为腋动脉。

3. 腋动脉（图 21.1）：

   a. 分为三段：

      i. 第一段：第一肋外侧缘至胸小肌上缘

      ii. 第二段：位于胸小肌深处

      iii. 第三段：从胸小肌下缘延伸至大圆肌下缘。

C. 从近端到远端的受压部位（图 21.2）：

1. 斜角肌三角：

   a. 前斜角肌：前缘

   b. 中斜角肌：后缘

   c. 第一肋：下缘。

2. 肋锁间隙：

   a. 锁骨：前缘

   b. 第一肋：后内侧缘

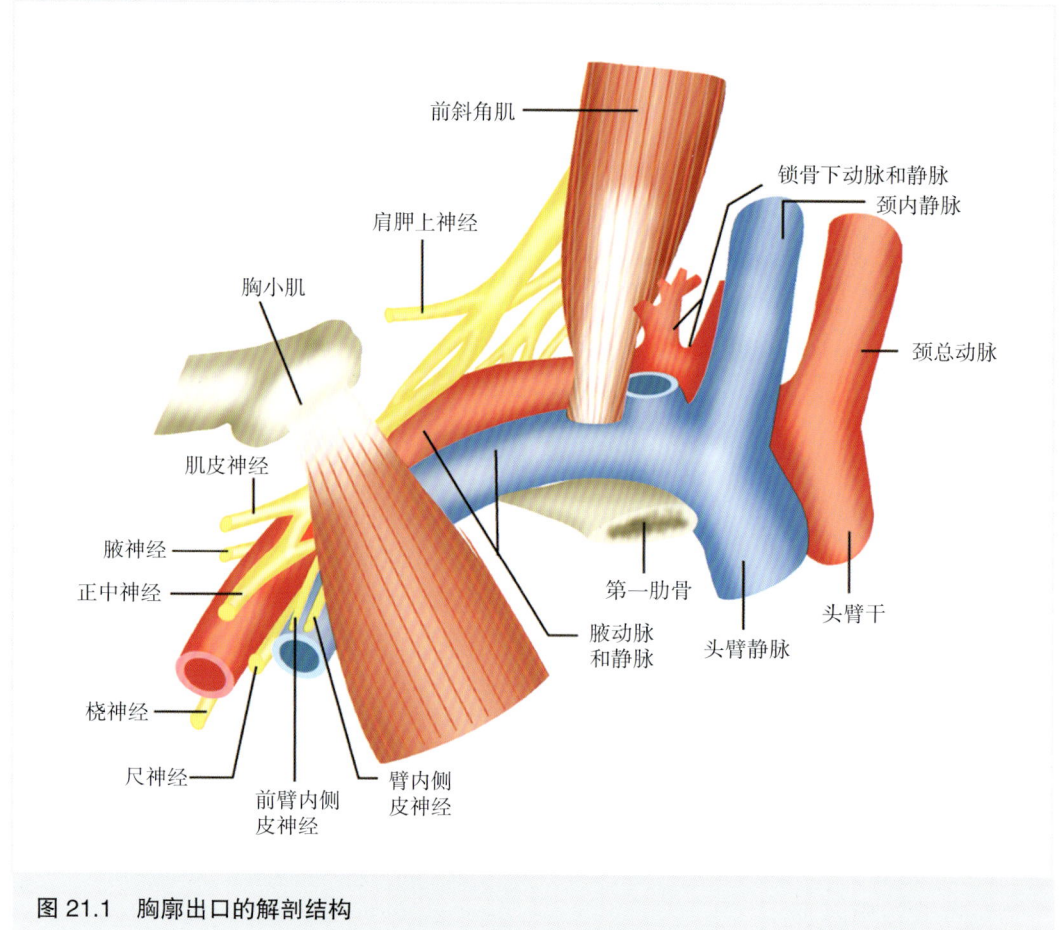

图 21.1　胸廓出口的解剖结构

　　c. 肋锁韧带 / 肩胛骨：后外侧缘。

3. 胸小肌后间隙：

　　a. 胸小肌：前缘

　　b. 第 2～4 肋：后缘

　　c. 喙突：上缘。

D. 导致 TOS 的解剖异常：

1. 先天性的：

　　a. 软组织：

　　　　i. 斜角肌起点或止点的变异

　　　　ii. 存在小斜角肌

　　　　iii. 纤维肌束压迫间隙入口。

第 21 章　胸廓出口综合征

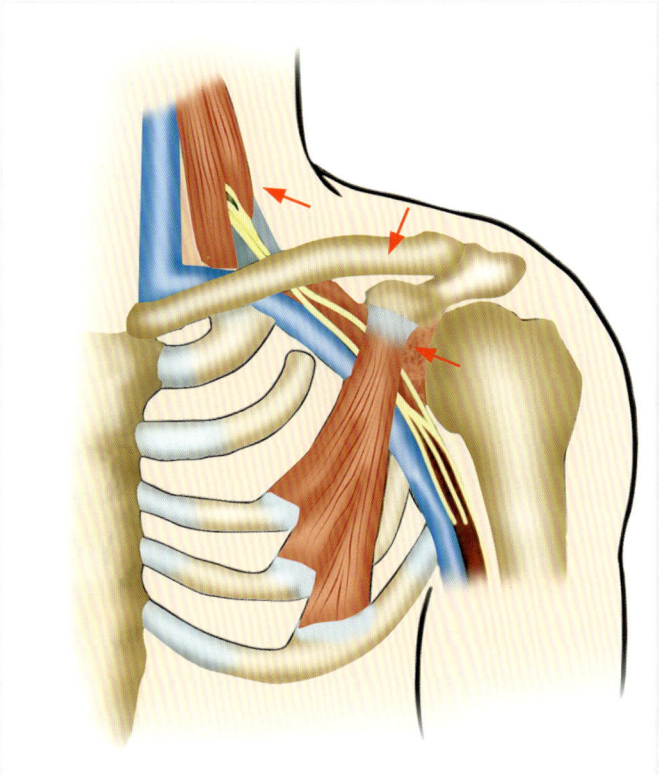

图 21.2　显示了神经或血管压迫的常见部位。从近端到远端，这些包括斜角肌三角、肋锁间隙和胸小肌后间隙

b. 骨结构因素：

　　i. 存在颈肋

　　ii. 颈 7 横突过长

　　iii. 第一肋骨形态异常

　　iv. 脊椎骨性异常。

c. 血管因素：

　　i. 不正常的血管走行和分支。

2. 后天性的：

　a. 骨结构因素：

　　i. 第一肋骨 / 锁骨骨软骨瘤

　　ii. 第一肋骨 / 锁骨骨折畸形愈合

　　iii. 骨质增生

　　iv. 胸锁关节后脱位。

　b. 职业因素：

i. 反复的过顶活动导致慢性损伤的累积。

c. 肥厚

i. 斜角肌肥厚。

III. 神经型胸廓出口综合征（nTOS）

A. 定义：

1. 臂丛神经和/或远端分支受压

2. 下干最常受累（C8～T1）

3. 主要依据临床诊断。

B. 临床表现：

1. 发病年龄通常在 30～50 岁之间

2. 感觉或运动症状多种多样：

   a. 疼痛、感觉异常、感觉迟钝、麻木、肌肉无力、易疲劳、笨拙和沉重

   b. 上干（C5～C7）：

   i. 运动：三角肌、肱二头肌和肱三头肌疲劳和无力

   ii. 感觉：颈部外侧疼痛放射至耳朵和面部；循皮肤分布。

   c. 下干（C8～T1）

   i. 运动：手内在肌的疲劳和无力：

   - 会导致手部功能障碍。

   ii. 感觉：前臂内侧、无名指和小指的感觉异常或感觉迟钝。

3. 最常见的症状是神经压迫引起的疼痛

4. 休息或活动时疼痛：

   a. 症状通常在过顶活动和颈椎旋转时更明显。

C. 评估：

1. 体格检查：

   a. 上肢神经血管末梢检查：

   i. 感觉、力量、反射、血流灌注情况和脉搏。

   b. 激发试验：

   i. 斜角肌挤压试验（Adson 试验）：

   - 患侧：检查者将手放在患者桡动脉搏动处，肩/臂过伸，让患者头转向患侧

- 动脉搏动减弱 + 症状复现 = 阳性
- 与上臂缺血试验一样，是所有试验中敏感性最高的
- 霍夫曼试验在所有试验中敏感性最低。

ii. 抬臂加压试验（Roos 试验）：
- 双臂外展 90° 再外旋，交替缓慢握拳与松开，若一侧 3 分钟内产生疼痛或不适，不能坚持则为阳性
- 症状复现 = 阳性。

iii. 肩外展试验（Wright 试验）：
- 患侧：外展及外旋手臂并让患者深吸气，桡动脉搏动消失或减弱为阳性
- 测试胸小肌后间隙
- 在所有试验中特异性最高。

iv. 肋锁挤压试验：
- 患者双臂侧放，双肩下沉，挺胸，保持姿势，桡动脉搏动减弱或消失为阳性
- 动脉搏动变化伴或不伴有症状复现 = 阳性。

2. 影像学检查
   a. 颈椎 X 线片：
      i. 以排除颈椎病诊断
      ii. 以排除颈肋诊断
      iii. 以排除异常锁骨或第一肋骨诊断。
   b. 胸片：
      i. 以排除肺尖部肿瘤。
   c. 计算机断层扫描（CT）/ 磁共振成像（MRI）：
      i. 如有必要，可以更好地显示骨性异常
      ii. 确认占位性病变。

3. 诊断研究：
   a. 肌电图测试 / 神经传导检测
      i. 很多时候都不能确诊
      ii. 在双重受压的情况下难以解释病因时：
         - 两个不同部位的受压（如，肋锁间隙 + 肘管）。
      iii. 通常在肌肉萎缩出现之前都不够敏感。

D. 治疗：
- 1. 保守治疗：
  - a. 物理治疗：
    - i. 姿势训练：
      - 纠正不良姿势。
    - ii. 加强肩胛带肌肉肌力：
      - 斜方肌、前锯肌、肩胛提肌、菱形肌和竖脊肌。
  - b. 非手术治疗失败的危险因素：
    - i. 肥胖、涉及工伤赔偿以及存在腕管或肘管综合征。
  - c. 与 vTOS 相比，保守治疗可能更适合于 nTOS
  - d. 经理疗 / 锻炼，70% 的患者可获得良好疗效
  - e. 肉毒杆菌素注射并不比安慰剂生理盐水注射效果更好。
- 2. 手术治疗：
  - a. 手术治疗是为了解除解剖结构对神经和血管造成的压迫：
    - i. 斜角肌切断术
    - ii. 斜角肌切除术
    - iii. 颈肋切除术
    - iv. 第一肋切除术
    - v. 胸小肌肌腱切断术
    - vi. 锁骨切除术
    - vii. 锁骨上神经成形术。
  - b. 锁骨上或经腋窝入路
  - c. 可改善功能和结果评分
  - d. 近期的综述报道，并发症发生率为 21.6%
  - e. 与保守治疗相比，手术患者需要更长的休息时间，且能重返工作岗位的人更少
  - f. 最近的一项大型研究表明，手术治疗与保守治疗在改善和稳定症状进展方面没有显著差异。

IV. 血管型胸廓出口综合征（vTOS）

A. 定义：
- 1. 胸廓入口血管结构受损

2. 由原发性机械压迫或重复微小创伤继发血栓形成引起
3. 动脉与静脉：
   a. 动脉：锁骨下动脉、腋动脉：
      i. Wright 于 1945 年首次将 vTOS 描述为是由于手臂高于头顶时胸小肌压迫动脉引起
      ii. 晚期后遗症可能包括内膜损伤和继发性血栓形成
      iii. 比静脉 vTOS（1：4）少见。
   b. 静脉：锁骨下静脉、腋静脉：
      i. 腋-锁骨下静脉血栓形成（Paget-Schroetter 综合征）：
         - 首次被描述为急性自发性静脉血栓事件
         - 最近发现是由于胸廓出口处的静脉慢性异常压迫引起
         - 与重复的上肢过顶运动有关
         - 罕见：占所有静脉血栓事件的 2%
         - 好发于年轻强壮的运动员（如：游泳运动员、举重运动员）。
B. 临床表现：
   1. 动脉因素：
      a. 跛行、疲劳、上肢远端动脉脉搏减弱、紫绀、缺血、夜间疼痛和发冷。
   2. 静脉因素：
      a. 钝痛、静脉充血、皮肤色泽改变/斑点和可触及腋索。
C. 评估：
   1. 体格检查：
      a. 类似于 nTOS，强调运动功能、感觉、血流灌注和脉搏，随后通过检查/激发试验观察这些变化。
   2. 影像学检查：
      a. 动脉造影/静脉造影：
         i. 诊断金标准
         ii. 包括 MRI 血管造影、CT 血管造影和基于导管的直接动脉造影。
      b. 动脉/静脉多普勒超声：
         i. 性价比高
         ii. 容易操作。
      c. 颈椎 X 线片：

i. 评估骨性异常。

　　d. 胸片：

　　　　i. 评估占位病变。

D. 治疗：

1. 与 nTOS 相比，vTOS 通常需要更积极的手术干预

2. 存在颈肋时动脉并发症发生率高

3. 目前的证据表明，与保守治疗相比，手术治疗的预后有所改善

4. 最近的系统性回顾研究显示，90% 的 vTOS 手术治疗患者有极好 / 良好的预后：

　　a. 手术治疗后，93% 的运动员全面恢复竞技运动。

5. 保守治疗：

　　a. 静脉因素：

　　　　i. 抗凝

　　　　ii. 卧床休息。

　　b. 动脉因素：

　　　　i. 因有潜在的并发症，很少被建议保守治疗。

6. 手术治疗：

　　a. 锁骨上或经腋窝入路

　　b. 静脉：

　　　　i. 当保守治疗失败时则需手术干预

　　　　ii. 静脉溶栓、抗凝和第一肋切除术

　　　　iii. 术后静脉造影：

　　　　　　• 有助于确认溶栓情况

　　　　　　• 决定是否需要进一步抗凝。

　　c. 动脉：

　　　　i. 抗凝

　　　　　　• 适用于所有患者，无论是否需要手术干预。

　　　　ii. 溶栓：

　　　　　　• 适用于病情较轻者。

　　　　iii. 血管成形术

　　　　iv. 血栓取出术：

　　　　　　• 适用于病情更严重者

- 随后通常需要进行胸廓出口减压。

v. 旁路搭桥术

vi. 胸廓出口减压和动脉重建后 4.5 年动脉通畅率＞ 90%。

推荐阅读

Köknel Talu G.Thoracic outlet syndrome.Agri 2005;17(2):5–9 Review

Landry GJ, Moneta GL, Taylor LM Jr, Edwards JM, Porter JM.Long-term functional outcome of neurogenic thoracic outlet syndrome in surgically and conservatively treated patients.J Vasc Surg 2001;33(2):312–317, discussion 317–319

Peek J, Vos CG, Ünlü Ç, Schreve MA, van de Mortel RHW, de Vries JPM.Long-term functional outcome of surgical treatment for thoracic outlet syndrome.Diagnostics (Basel) 2018;8(1):E7

Povlsen B, Hansson T, Povlsen SD.Treatment for thoracic outlet syndrome.Cochrane Database Syst Rev 2014; (11):CD007218

Vemuri C, McLaughlin LN, Abuirqeba AA, Thompson RW.Clinical presentation and management of arterial thoracic outlet syndrome.J Vasc Surg 2017;65(5):1429–1439 Rayan GM.Thoracic outlet syndrome.J Shoulder Elbow Surg 1998;7(4):440–451 Review

第 22 章

肩部手术围手术期疼痛管理

Ian S.Patten, Uma Srikumaran

摘要

　　肩部手术后疼痛的充分管理对于术后恢复至关重要。区域麻醉已被证明有助于更好的疼痛控制和恢复。有几种臂丛神经阻滞可采用，其中斜角肌间隙神经阻滞是最常用的。医生需要全面了解解剖学以及与区域麻醉相关的适应证和潜在并发症。

　　【关键词】疼痛管理；周围神经阻滞；前斜角肌间沟；锁骨上

I. 概述

A. 1885 年，William Halsted 用可卡因进行了第一次外周神经阻滞

B. 回顾过去 30 年的治疗史可以发现，使用周围神经阻滞进行术后疼痛管理的趋势在不断增加

C. 通过外周阻滞可以充分控制疼痛：
  1. 缩短住院时间
  2. 允许从传统的住院手术过渡到门诊手术
  3. 减少阿片类药物的使用和相关阿片类药物副作用
  4. 提高了患者康复参与度
  5. 改善功能并提高了患者满意度
  6. 提高了成本效益比。

D. 了解与区域麻醉相关的适应证和潜在并发症至关重要。

II. 解剖

A. 臂丛神经（图 22.1）：
  1. 五根：C5、C6、C7、C8 和 T1
     a. 前斜角肌间沟阻滞平面。

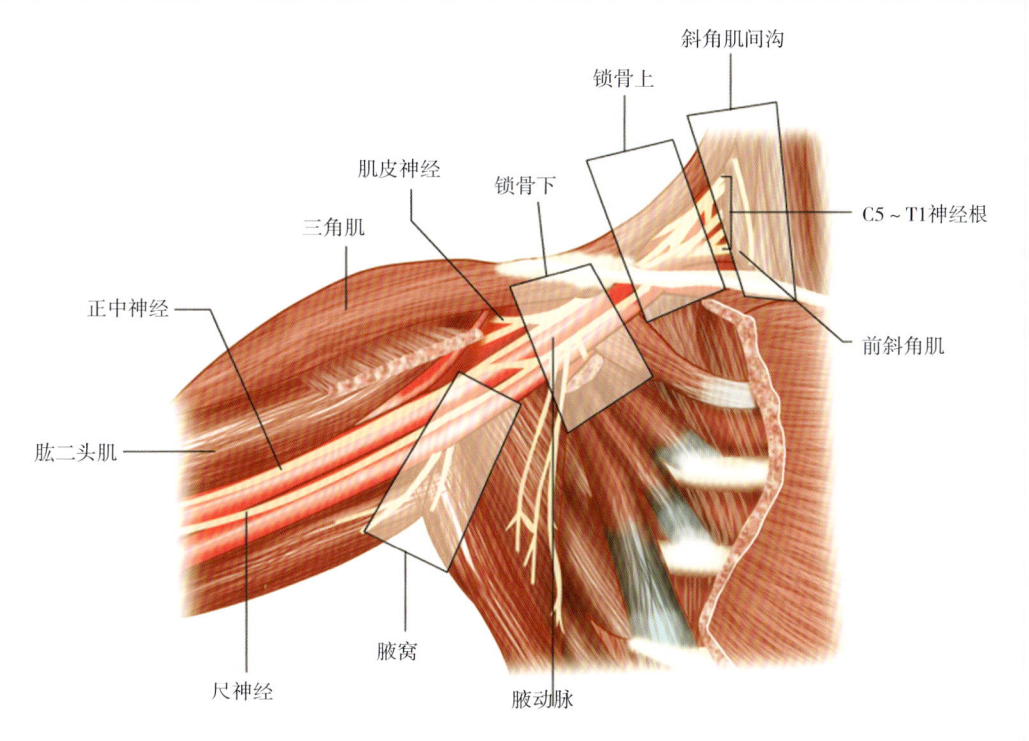

图 22.1 臂丛解剖。边界内的区域代表上肢手术常用阻滞的解剖位置。从近端到远端：肌间沟、锁骨上、锁骨下和腋窝。

2. 三干：上干、中干、下干

   a. 锁骨上阻滞平面。

3. 六股：每干又分成前后两股

4. 三束：后束、外侧束和内侧束

   a. 锁骨内阻滞平面。

5. 五支：正中神经、腋神经、桡神经、肌皮神经和尺神经

   a. 腋窝阻滞平面。

B. 肩部感觉神经支配：

1. 上方区域

   a. 颈浅丛（C3～C4）：

      i. 锁骨上神经。

2. 腋下区域：

a. T2 神经根。

3. 肩关节囊、肩峰下滑囊、肩锁关节、皮肤组织：

    a. 肩胛上神经——主要是 C5、C6 和部分的 C4。

C. 与周围神经阻滞相关的四个解剖区域（图 22.2）：

1. 斜角肌间沟神经阻滞

    a. 前斜角肌和中斜角肌之间的潜在间隙

    b. 可用于臂丛神经根干平面阻滞

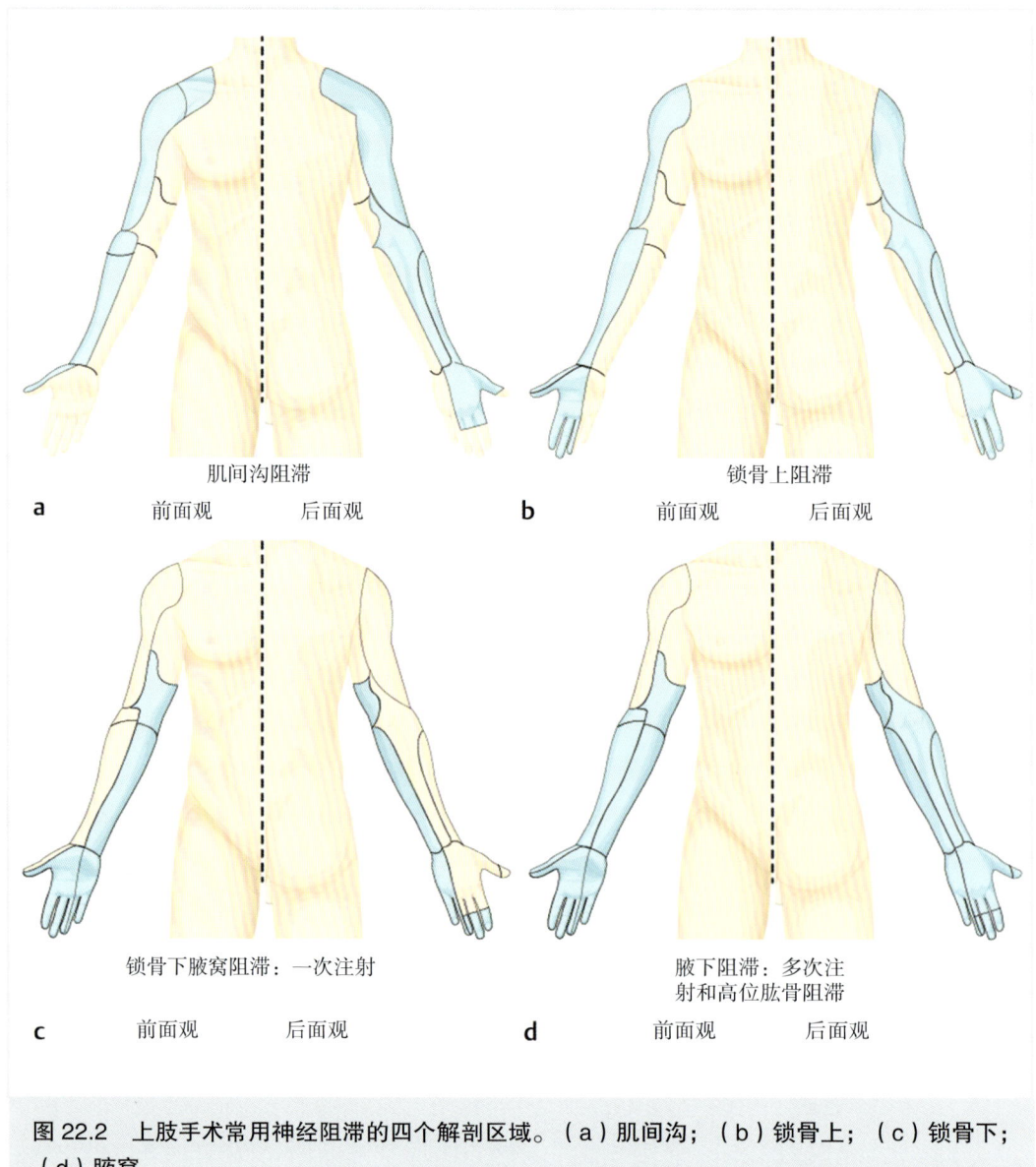

图 22.2 上肢手术常用神经阻滞的四个解剖区域。（a）肌间沟；（b）锁骨上；（c）锁骨下；（d）腋窝。

c. 最常用

d. 对肩部、肱骨近端和锁骨远端有效

e. 少量的尺侧：

　i. C8 经常不能被覆盖

　ii. 如果行肘部周围手术需要追加阻滞。

2. 锁骨上神经阻滞：

a. 锁骨上方的神经丛干平面

b. 第一肋水平前、中斜角肌之间

c. 在此处阻滞时容易伤及肺尖

d. 适合于肩部手术麻醉；理论上不会覆盖肩部上方、臂和肘部；前臂及手会被充分覆盖。

3. 锁骨下神经阻滞：

a. 锁骨下边界构成：

　i. 上——锁骨的后面

　ii. 下——腋窝软组织

　iii. 前——胸小肌

　iv. 后——肩胛下肌。

b. 在神经束发出腋神经和肌皮神经前对其进行阻滞

c. 不会覆盖肩部；手臂、肘部和前臂及手被充分覆盖。

4. 腋下和肩胛上神经阻滞：

a. 联合阻滞与斜角肌间沟区域相比，有相似的肩部覆盖范围

b. 腋窝：

　i. 麻醉部位位于胸壁和上臂内侧之间的盂肱关节下方

　ii. 单部位麻醉可能足以进行肘部手术。

c. 肩胛上：

　i. 肩胛上切迹的平面。

III. 区域麻醉

A. 定义：

1. 局麻药给药至某一区域引起的运动和感觉丧失

2. 对脊髓的麻醉为中枢神经阻滞，离开脊髓的麻醉为外周神经阻滞。

B. 行周围神经阻滞时患者始终处于清醒状态:
  1. 患者可实时反馈,有利于避免发生并发症
  2. 阻滞的效果已得到一级证据支持。
C. 定位技术:
  1. 超声引导:
    a. 与周围神经刺激定位器相比,阻滞起效更快,成功率更高
    b. 刺穿血管的风险较小。
  2. 周围神经刺激定位器引导:
    a. 低强度、短时间的电刺激
    b. 诱发相应的肌肉反应(抽搐或感觉)以定位周围神经。
  3. 针刺引导:
    a. 开始基于解剖标志,当针穿过神经鞘时引起感觉异常。
D. 单次注射阻滞与导管连续阻滞:
  1. 单次注射阻滞:
    a. 持续时间从 2～48 小时不等,平均 12 小时。
  2. 导管连续阻滞:
    a. 导管连续阻滞可提供超过 12 小时的疼痛缓解
    b. 患者可带"泵"出院回家
    c. 研究表明使用导管连续阻滞可以减少阿片类药物的使用量,改善疼痛评分,并改善睡眠状况
    d. 技术上更难操作
    f. 应注意麻醉药的毒性剂量。

IV. 需要考虑的患者因素

A. 肥胖:
  1. 体重指数(BMI)> 30 的患者阻滞失败的可能性是普通患者的 1.62 倍。
B. 使用全身抗凝剂:
  1. 美国区域麻醉和疼痛医学会共识声明——使用小剂量抗凝药的患者接受神经阻滞是安全的
  2. 国际标准化比值(INR)< 3 时,3 个月出血风险为 3%。当 INR 超过 4 时,风险会增加到 7%。

C. 肺部疾病：

1. 是近端阻滞的相对禁忌证
2. 因神经内注射、外伤或中毒引起的长期膈神经损伤而导致的呼吸功能不良也是相对禁忌证
3. 最近研究表明，使用超声引导的低剂量阻滞是安全的：
   a. 一项比较超声引导下注射 20ml 和 5ml 罗哌卡因的随机临床试验发现，接受低剂量阻滞的患者呼吸损害明显减少，术后 24 小时的疼痛评分、阿片类药物用量或睡眠质量没有显著差异。
4. 相较于斜角肌间沟或锁骨上阻滞，使用腋窝和锁骨上阻滞可以避免肺尖或膈神经损伤的风险。

V. 药物

A. 阻滞药物
  1. 给药方式：
     a. 剂量取决于使用的药物、技术和医生的习惯。
  2. 长效剂：
     a. 布比卡因
        i. 局部麻药
        ii. 与危及生命的心脏毒性和继发于受体与特异性配体结合的神经毒性有关。
     b. 罗哌卡因
        i. 左旋异构体
        ii. 与布比卡因相比，神经毒性和心脏毒性更小
        iii. 与布比卡因相比，疗效无显著差异。

B. 辅助用药
  1. 肾上腺素：
     a. 减少全身吸收
     b. 可使神经吸收潜在增加
     c. 可能有心动过缓和低血压的风险
     d. 有过敏可能。
  2. 可乐定
     a. α_2- 肾上腺素激动剂

b. 可提高局麻药的效果

c. 也可独立起镇痛作用

d. 有反跳性低血压的可能。

3. 地塞米松

a. 可增加神经阻滞的持续时间

b. 机制还不清楚

c. 在肩部手术的随机试验中证实，可增加神经阻滞的持续时间并减少阿片类药物的使用量。

VI. 并发症

A. 全身性：

1. 主要并发症：

    a. 心脏骤停

    b. 呼吸衰竭

    c. 癫痫发作

    d. 死亡。

2. 次要并发症：

    a. 躁动、焦虑

    b. 视觉障碍

    c. 口周麻木

    d. 头晕

    e. 肌肉颤动

    f. 耳鸣

3. 报告的发生率低于 1/1000

4. 没有因罗哌卡因或左布比卡因外周阻滞而导致的死亡病例报道

5. 脂肪乳剂输注在控制心脏毒性方面可能有作用

6. 取沙滩椅位的患者可能更容易出现心动过缓和低血压：

    a. 由 Bezold-Jarisch 反射引起：

    i. 坐位引起的静脉血淤滞会增加交感神经张力，导致血容量降低而引起心室过度收缩

    ii. 可能会因使用肾上腺素而恶化。

B. 神经损伤：

1. 比较罕见，发生率约 0.4/1000

2. 阻滞期间的感觉异常与术后出现神经损伤有较高的相关性。

C. 气胸：

1. 常见于锁骨上阻滞

2. 使用超声引导可以降低此风险。

推荐阅读

Bruce BG, Green A, Blaine TA, Wesner LV.Brachial plexus blocks for upper extremity orthopaedic surgery. J Am Acad Orthop Surg 2012;20(1):38–47

Hughes MS, Matava MJ, Wright RW, Brophy RH, Smith MV.Interscalene brachial plexus block for arthroscopic shoulder surgery: a systematic review.J Bone Joint Surg Am 2013;95(14):1318–1324

Hussain N, Goldar G, Ragina N, Banfield L, Laffey JG, Abdallah FW.Suprascapular and interscalene nerve block for shoulder surgery: a systematic review and meta-analysis.Anesthesiology 2017;127(6):998–1013

Mian A, Chaudhry I, Huang R, Rizk E, Tubbs RS, Loukas M.Brachial plexus anesthesia: a review of the relevant anatomy, complications, and anatomical variations.Clin Anat 2014;27(2):210–221 Review

Review Srikumaran U, Stein BE, Tan EW, Freehill MT, Wilckens JH.Upper-extremity peripheral nerve blocks in the perioperative pain management of orthopaedic patients: AAOS exhibit selection.J Bone Joint Surg Am.2013;95(24):e197(1-13)

索 引

Ⅰ期随机对照试验，86
α₂-肾上腺素激动剂，207
1型再撕裂，89
2型再撕裂，89
3D重建，49
45°"沉坠物角"，85

A

ACJ注射，39
Allman分型，171
"凹槽"征，65

B

Bankart损伤，52, 113
Bankart修复+/-关节囊移位，131
Bearhug试验，83
Beighton评分，117
Bezold-Jarisch反射，208
Boss-Holzach-Matter自助复位技术，128
Bristow-Latarjet术，133
Buford复合体，10
Burkhart分型，78
瘢痕体质，22
半肩关节置换术，180, 182
保护性被动活动锻炼（PROM），92
背阔肌，14
背阔肌转位术，102
闭合复位外固定（CREF），181
臂丛，15
臂丛解剖，203
臂丛神经，192, 193, 202
臂内侧皮神经，16
边缘聚合的部分修复术，99

布比卡因，207
部分肩袖撕裂，66

C

ChloraPrep，22
Cofield分型，78
侧方注射，72
侧卧位，18
长轴图像，56, 57
常用注射制剂，70
超声引导，206
尺神经，16
磁共振成像（MRI），51
磁共振关节造影，53
痤疮丙酸杆菌，21, 167

D

DuraPrep，22
drop-arm试验，78
大结节，6
大结节（GT），177
大菱形肌，187
大脑低灌注，19
大圆肌，14
单次注射阻滞，206
单排缝合锚修复，84, 87
导管连续阻滞，206
等回声，56
低回声，55
低能量创伤，176
地塞米松，208
癫痫发作，208
动态载荷和剪切力试验，38

冻结肩，105
短时间反转恢复序列（STIR），53
短轴图像，56, 57

E

Eden-Hybinette 术，134
Eden-Lange 肌转位法，190
Ellman 分型，78

F

翻修，155
反 Hill-Sachs 损伤，49, 125
反肩关节置换术，158, 181, 182
反肩关节置换术后颈干角（RSA），163
副神经，187
富血小板血浆（PRP），98, 100

G

Garth 位，48
Goutallier 分级，78, 80
Grammont 假体，162
Grashey 位，43
改良 Mason-Allen 术，86
改良 McLaughlin 术，138
干细胞，98
感染，21, 130, 154
冈上肌，14
冈上肌出口位，46
冈上肌腱，59
冈上肌腱超声检查，61
冈下肌，14
冈下肌腱，60
冈下肌腱超声检查，62
高回声，55
高能量损伤，176
各向异性，56

肱二头肌，14
肱二头肌长头肌腱，57, 65
肱二头肌肌腱注射位置，75
肱骨，5, 110
肱骨干（HS），177
肱骨近端骨折，176, 177
肱骨头（HH），177
肱骨头动脉血供，178
肱骨头骨折 Neer 分型，177
肱骨头损伤（Hill-Sachs）修复术，135
肱骨头同种异体移植，135, 138
沟槽试验，116
骨关节炎，140
骨性 Bankart 损伤，113
骨性结构缺陷，156
骨折，154
关节镜下 Bankart 修复术，118
关节镜下关节囊松解术（ACR），108
关节镜下肩袖修复术，22
关节镜下 Latarjet 术，20
关节镜下稳定术，20
关节镜下腋神经松解术，20
关节镜下盂唇修补术，23
关节镜术后关节纤维化，22
关节面成形 / 关节置换术，136, 138
关节囊紧缩成形术，20
关节囊切除术，30
关节囊上部重建术，99
关节内注射，71
关节纤维化，22
关节炎，130
关节盂，5, 110
关节盂骨科手术，137
关节盂骨缺损手术，133
关节盂松动，154
关节周围注射，71
冠状位，49
滚筒效应，83

国际标准化比值（INR），206
过度被动外旋试验，78

H

HAGL 修补术，133
Hamada 分型，159
Hawkin 试验，78
Hill-Sachs 损伤，52, 113
Hobbs 投照位，48
Hornblower 试验，78
Hornblower 征，161
号手征，78
后方的 Bankart 损伤，124
后方的骨性 Bankart 损伤，124
后方骨块成形阻挡术，137
后方加压试验，127
后方加载移位试验，126
后方注射，73
后关节盂颈部截骨术，137
后盂唇囊肿，124
后盂肱关节超声检查，64
患者体位，59
回声，55
喙肱肌，4
喙肩韧带，4, 123
喙锁韧带，3, 4, 8
喙突，4
喙突和前盂肱关节超声检查，63
喙突截骨术，30
喙突下撞击，66
喙突正位片，46, 47
活动度（ROM），151
活动度丢失，142
霍夫曼试验，197

J

Jerk 试验，38, 127
Jobe 试验，38, 78, 143
Judet 入路，35

肌电图测试 / 神经传导检测，189
肌间沟阻滞，204
肌腱同种异体移植物延长术，103
肌腱炎，37
肌腱转位术，99, 102, 189
肌皮神经，16
肌肉痉挛，190
肌肉颤动，208
机械强度，86
基因治疗，98
急性创伤性撕脱伤，77
急性脱位，117
脊柱后凸，36
棘突囊肿成像，74
计算机断层扫描，49
计算机断层扫描（CT）关节造影术，49
加载移位试验，116
假体类型，162
假性麻痹，158
尖斜位，48
间充质干细胞（MSC），100
间隙形成，86
间歇性疼痛，190
肩 - 脊柱综合征，36
肩部撞击综合征，36
肩峰，5
肩峰下滑囊炎，37
肩峰下间隙，11
肩峰下囊，66
肩峰下注射，39
肩肱关节，1
肩关节不稳，37
肩关节骨性关节炎，143
肩关节后侧入路，33
肩关节后方不稳定，121
肩关节镜手术，17
肩关节前方不稳定，110
肩关节上盂唇损伤（SLAP），37
肩关节稳定术，131
肩关节正位片，125

肩胛背神经，15
肩胛带，1
肩胛冈，4
肩胛骨，3
肩胛骨 Y 位片，44，125
肩胛骨运动障碍，37
肩胛骨撞击，166
肩胛滑囊，13
肩胛颈，5
肩胛上神经，15
肩胛提肌，14，187
肩胛下滑囊，13
肩胛下肌，14
肩胛下肌剥离，31
肩胛下肌腱，57，66
肩胛下肌腱超声检查，59
肩胛下肌劈开，31
肩胛下肌修复术，90
肩胛下神经，16
肩胛胸壁滑囊，13
肩胛胸壁融合术，189
肩前脱位恐惧试验，116
肩锁关节，1，7，64
肩锁关节（ACJ）炎，145
肩锁关节病变，71
肩锁关节超声检查，65
肩锁关节皮质类固醇注射，148
肩锁关节入路，33
肩锁关节炎，140
肩锁后韧带，7
肩锁前韧带，7
肩锁韧带，3，8
肩锁上韧带，7
肩锁下韧带，7
肩外展试验（Wright 试验），197
肩袖（RTC）撕裂，37
肩袖（RTC）/ 三角肌失能，150
肩袖肌腱炎，66
肩袖疾病，76
肩袖间隙，77

肩袖撕裂关节病，158
肩袖撕裂回缩松解术，21
肩袖索，77
肩袖萎缩，78
肩袖修复，89
肩袖修复后的康复，91
肩袖再撕裂，88
肩袖重建，98
简单缝合，86，91
腱 - 骨接触压力，90
僵硬，22，129
交臂试验，38
结构桥接重建肩袖，99
结构增强修复技术，99
结节内侧肌腱切开术，31
解剖和神经损伤，19
解剖颈骨折，178
解剖足印，84
经骨等效（TOE）修复，85，87
颈干角，163
颈前路椎间盘切除融合术（ACDF），41
颈椎间盘置换术（CDA），41
颈椎 X 线片，197
颈椎椎间孔镜手术，41
静脉丛"三姐妹"，30
静脉血栓栓塞，22
巨大型撕裂，78
聚维酮碘，22

K

Kim 试验，127
Kim 损伤，124
开放性 Bankart 修补术，118
可乐定，207
空罐试验，38
扩展的 Judet 入路，33

L

Lafosse 分类，90

Langer 线，33
Lift-off 试验，83
LHBT 超声检查，58
L 形撕裂，78
L 形下方肌腱切开术，31
肋锁挤压试验，197
肋锁间隙，193
肋锁韧带/肩胛骨，194
类固醇注射，82
联合肌腱切断术，30
菱小肌，14, 187
菱形肌，14
罗哌卡因，207

M

Mayo 支架，27
McLaughlin 术，138
麻醉下复位（MUA），108
慢性退化性撕裂，76
慢性撞击，77

N

Neer 试验，78
Neer 位片，46, 47
Neer/Hawkins 试验，38
桡神经，16
内侧翼状肩胛，185, 187
内旋正位，46
内置物或移植物失败，130

O

O'Brien 试验，38, 146

P

Putti-Platt 手术，136
帕森斯-特纳综合征，40
"偏心"安放假体，162

频率，56

Q

气胸，209
前臂内侧皮神经，16
前方半脱位，130
前方复位试验，117
前方注射，72, 73
前后位（AP），39, 43
前后斜位（Grashey AP），39, 43
前锯肌，14, 186
前下盂唇关节囊内损伤（GREAD），53
前下盂唇韧带骨膜袖撕脱（ALPSA），53
前盂唇韧带环骨膜鞘撕裂损伤（ALPSA），113
切开复位内固定，180
切开复位内固定（ORIF），173
切线征，80
球窝关节，110
区域麻醉，202, 205
全肩关节置换术，150, 181
全身性关节松弛，117, 128

R

人体同种异体皮片移植，102
日常生活活动（ADLs）受限，151
褥式缝合，86, 91
软组织缺陷，155
软组织损伤修补术，131, 137

S

Serendipity 投照位，48
Serendipity/Hobbs 投照位，48
Sharpey 纤维，31
Speed/Yergason 试验，38
Spurling 征，38
Stimson 重力复位法，117
Strength 试验，38
三角肌，14

三角肌劈开入路，32
三角肌起点的上边界，20
三角肌胸大肌入路，152
色素脱失，71
沙滩椅位，18, 25
山羊胡征，143
上臂缺血试验，197
上干，196
上肢交叉内收试验，146
深静脉血栓形成（DVT），22
神经病理性关节病，150
神经手术，190
神经损伤，209
神经血管解剖学，15
神经型胸廓出口综合征，196
肾上腺素，207
生长因子，98
生物增强修复技术，99, 100
矢状位，49
衰减，56
双排缝合锚修复，87
双排修复，85
松动，154
耸肩征，79
髓内（IM）固定，173
锁定钢板中的内侧支撑，180
锁骨，3
锁骨骨折，170
锁骨上神经阻滞，205
锁骨上阻滞，204
锁骨下动脉，16, 193
锁骨下肌，14
锁骨下静脉，193
锁骨下神经阻滞，205
锁骨下腋窝阻滞，204
锁骨远端骨折 Neer 分型，171
锁骨远端切除术，148

T

Trillat 手术，136

T2 加权，52
抬臂加压试验（Roos 试验），197
抬离试验，78
特发性肩关节过度松弛，117, 127
疼痛管理，202
疼痛弧，38
体重指数，206
填充术，135
同种异体移植，98

U

U 形撕裂，78

W

Walch 分型，144, 161
Weber 旋转截骨术，135
外侧翼状肩胛，185, 189
外旋，46
外旋滞后征，78
外展嵌插型骨折，178, 179
外展位，18
稳定肌，186
无回声，55

X

X 线平片，43
西点位，48
细胞外基质（ECM），98
细胞外基质（ECM）增强修复，100
下干，196
下斜方肌转位术，103
小结节，6, 177
小结节骨折，125
小结节截骨术，31, 152
小圆肌，14
斜方肌，14, 186
斜方肌疼痛，37
斜方韧带，11

索 引

斜角肌挤压试验（Adson 试验）， 196
斜角肌间隙神经阻滞， 204
斜角肌三角， 193
血管型胸廓出口综合征（vTOS）， 198
新月形撕裂， 78
胸背神经， 16
胸长神经， 15, 187
胸大肌， 14
胸大肌 - 三角肌间沟入路， 25, 27
胸大肌转位术， 30, 103, 104
胸骨， 2
胸肩峰动脉， 16
胸廓出口的解剖结构， 194
胸廓出口综合征， 40, 192
胸廓外侧动脉， 16
胸内侧神经， 16
胸片， 197
胸上动脉， 16
胸锁关节， 1, 2, 6
胸外侧神经， 16
胸小肌， 4, 14
胸小肌后间隙， 194
胸椎后凸， 36
悬吊和"8"字绷带， 172
选择性神经根阻滞， 39

Y

压腹试验， 78
摇摆木马现象， 158, 160
异体移植， 100
医源性损伤， 77
腋动脉， 16, 193
腋神经， 16, 29
腋位， 43
腋下和肩胛上神经阻滞， 205
腋下阻滞， 204
翼状肩胛， 185
盂唇， 8, 112

盂唇关节面损伤缺损（GLAD）， 113
盂唇修复， 41
盂肱骨关节炎， 37
盂肱关节， 8, 110
盂肱关节囊松解术， 20
盂肱关节炎， 140, 142
盂肱关节注射， 39
盂肱后关节， 63
盂肱韧带肱骨头端撕裂（HAGL）， 53, 113, 124
盂肱上韧带， 10, 112
盂肱下韧带， 9, 112
盂肱中韧带， 9, 112
盂球定位， 163

Z

Zanca 投照位， 48
Zanca 位片， 147, 172
Zanetti 切线征， 80
针刺引导， 206
诊断性注射， 69
正中神经， 16
治疗性注射， 69
周围神经定位器引导， 206
周围神经阻滞， 202
轴位， 49
主动加压试验， 146
注射部位皮肤萎缩， 71
撞击试验， 38
椎旁 / 斜方肌疼痛， 38
锥状韧带， 11
姿势训练， 198
自我被动关节活动， 92
足印区覆盖， 86
组件松动， 156
阻滞药物， 207
佐剂， 207